Hoffnung auf Heilung

ECON Lebenshorizonte

Marie-Luise Stangl
Anton Stangl

Hoffnung auf Heilung

Seelisches Gleichgewicht bei schwerer Krankheit

ECON Taschenbuch Verlag

Die Deutsche Bibliothek – CIP-Einheitsaufnahme

Stangl, Marie-Luise:
Hoffnung auf Heilung : Seelisches Gleichgewicht bei schwerer Krankheit / Marie-Luise ; Anton Stangl. – Orig.-Ausg., 3. Aufl., Neuausg. – Düsseldorf ; Wien : ECON-Taschenbuch-Verlag, 1991
(ETB ; 23105 : ECON-Lebenshorizonte)
Früher als: ETB ; 20035
ISBN 3-612-23105-7
NE: Stangl, Anton:; GT

Neuausgabe 1991

Originalausgabe

3. Auflage
Dezember 1991
Umschlaggestaltung: Molesch/Niedertubbesing

Satz: Formsatz GmbH, Diepholz
Druck und Bindearbeiten: Ebner Ulm
Printed in Germany
ISBN 3-612-23105-7

Gewidmet

allen Schwerkranken, so auch den krebskranken Menschen, die den festen Willen haben, ihre innere Lebenskraft zu wecken und aufs äußerste zu stärken: die sich Hilfe oder Heilung erwarten nicht von einer bloß von außen kommenden Behandlung ihrer Krankheit, sondern zutiefst wissen, daß sie selbst aktiv an ihrer Gesundung mitzuarbeiten haben.

Das Wort des großen Konfuzius (551–479 v. Chr.) hat auch hier seine Gültigkeit: »Der Weise sucht, was in ihm selber ist, der Tor, was außerhalb.« Das Wort mag im Ohr des Kranken hart klingen. Aber es ist die Wahrheit: »Natura sanat, medicus curat.« (»Die Natur heilt, der Arzt versorgt.«) Die Natur, die Lebenskraft ist nirgendwo sonst als in uns selbst.

Inhalt

IM TEXT ENTHALTENE WICHTIGE ÜBERSICHTEN

EINFÜHRUNG

Was will dieses Buch? Es will ganz gewiß nicht den vielen Büchern von heute, die sich mit dem *Problem der schweren Krankheit* auseinandersetzen, so einfach ein weiteres hinzufügen. Dann hätte es kaum eine Berechtigung. Es will dieses Problem von einer ganz anderen Seite beleuchten, die bisher überhaupt nicht oder seit wenigen Jahren sozusagen nur versuchsweise gesehen wird. Denn nach vieljähriger Auseinandersetzung mit diesem Thema und aufgrund vieler Einzelerfahrungen sind wir zu der festen Überzeugung gekommen, daß sich von daher *ein neuer Weg* öffnet, einen wesentlichen Schritt vorwärts *zur Lösung dieses quälenden Problems vieler Menschen* zu tun. Das nicht nur, was die allgemeine Problematik angeht, sondern vielmehr als echte Hilfe für jeden schwer Erkrankten. Deshalb soll auch eine ganze Reihe von konkreten Hilfsmöglichkeiten geboten werden.

Bei der kaum noch überblickbaren Summe von schweren Erkrankungen, darunter solchen, die auch heute noch medizinisch nur bedingt beschreibbar sind, ist es ausgeschlossen, hier auf *die verschiedenen Krankheiten* im besonderen einzugehen. Das ist insofern auch gar nicht notwendig, als doch viele (wenn nicht alle) Erkrankungen welcher Art auch immer *letztlich eine gemeinsame Wurzel haben, die nur im allgemeinen nach außen hin verborgen bleibt.* Das wird in den Ausführungen dieses Buches und im Einklang mit der Ansicht von Medizinern und Psychologen, die sich in allen Ländern finden, aufgezeigt. Um nichts anderes als eben darum geht es in diesem Buch.

Weil es indessen ungleich deutlicher wird, wenn sich der Weg *an einem plastischen Beispiel demonstrieren* läßt, soll er an einer besonderen Krankheit aufgewiesen werden, die den meisten Menschen heute als geradezu unheimlich gilt: *der Krebserkrankung*. Sie macht gewiß nicht ohne Grund seit Jahrzehnten mehr und mehr von sich reden. Wenn sie vor allem im ersten Teil des Buches in den Vordergrund rückt und auch in den folgenden Teilen immer wieder erscheint, so nehmen Sie sie doch bitte nur als ein Beispiel für jegliche schwere, bedrohlich erscheinende Erkrankung. Nur der erste Buchteil widmet sich im besonderen der Krebserkrankung, um durch die präzisen Angaben dazu gerade an diesem Beispiel vieles, was allgemeine Bedeutung hat, in größtmöglicher Klarheit herauszustellen. Alle weiteren Teile dieses Buches haben ihre Gültigkeit für jedwedes Krankheitsgeschehen. Es ist ganz selbstverständlich, daß für die verschiedenartigen Erkrankungen die praktische Verwertung sinngemäß zu erfolgen hat, was dem verständigen Leser kaum Schwierigkeiten wird bereiten können. Dann wird sie dem in Not befindlichen Menschen und in weiten Bereichen auch seinen Angehörigen und Freunden den gleichen Nutzen bringen wie im Fall der Krebskrankheit und wie zuvor schon ungezählten anderen in der gleichen Lage.

Zunächst *einige einleitende Hinweise zu unserem gewählten Beispiel.* Während 1982 in der Bundesrepublik die Zahl der an Herz- und Kreislaufschäden Verstorbenen um rund 2 % gegenüber dem Vorjahr zurückging, stieg die Zahl der an Krebs Gestorbenen trotz aller medizinischen Bemühungen im gleichen Zeitraum noch um 0,3 % an. Wie sehr die Krebsforschung seit Jahrzehnten auf der Stelle tritt und wie wenig wirkungsvoll die heute übliche medizinische Behandlung ist, das wird mehr und mehr von nahezu allen kompetenten Seiten festgestellt. Das zu betonen ist nicht der Sinn dieses Buches.

Wie wir wissen, haben bereits die großen Ärzte des Altertums Hippokrates (460–375 v. Chr.) und Galenus (129–199) den Zusammenhang von Krebsgeschwulst und gestörter Seele erkannt. Über die Jahrhunderte hinweg wurde er von tiefer blickenden Ärzten immer wieder betont. Sie haben alle die vermehrte Neigung der Melancholie (wörtlich »schwarze Galle«: Schwermut) zur Bildung von Geschwülsten hervorgehoben. Erst die einseitig materiell-naturwissenschaftlich orientierte Medizin der neueren Zeit hat diese ganzheitliche Betrachtung verloren. Sie stempelte den Krebs zu einer nur körperlichen Erkrankung. Selbst manche Psychoanalytiker und Psychosomatiker haben sich dieser Betrachtung angeschlossen. Viele Tausende von Beobachtungen machen deutlich: *Wenn ein Mensch von einer gefährlichen Krankheit, vom Krebs, befallen ist, so ist das in aller Regel ein Zeichen dafür, daß in seinem Leben etwas nicht stimmt.* Er sollte diesen Ruf seines Körpers vernehmen und sich fragen: *Was will mir diese Krankheit sagen*? Welche Botschaft will sie mir geben, die für mich offensichtlich von elementarer Bedeutung ist? Wie und warum bin ich aus der Ordnung meines Lebens ausgebrochen? Was ist der Sinn dieser meiner Erkrankung?

Nur wer den Mut hat, diesen Fragen nachzugehen, kann die tiefgreifende Bedeutung seiner gesundheitlichen Schwierigkeiten erkennen: Es wird sein inneres und in der Folge nicht selten auch sein äußeres Leben verwandeln. Wie viele haben später ihrem Schicksal dafür gedankt, daß es ihnen mit der gefährlichen Krankheit die Chance zum tiefen Nachdenken und Erkennen gegeben hatte.

Der schwer Erkrankte ist in seiner seelischen Grundeinstellung gestört. Er ist nicht mehr so wie der Gesunde »bei sich«. Er ist in einem Teil seiner verborgenen Persönlichkeit »außer sich«, wie unsere Sprache so treffend formuliert. Deshalb haben dann auch viele nicht mehr die gesammelte innere Kraft zur Verfügung, die für den erfolgreichen Kampf um das eigene Leben notwendig wäre, wenn sich zum Beispiel beim Krebs der gefährliche Tumor erst einmal hat bilden können. Wie bezeichnend, daß seine Entwicklung bis zu 35 Jahren dauern, sich aber auch schon in weniger als einem Jahr vollziehen kann! Von den unzähligen *Fragen*, die sich aus dieser uns noch so wenig bekannten Krankheit ergeben, ist nach wie vor eine der erregendsten, *auf die niemand eine sichere Antwort weiß*: Warum bekommt der eine von zwei Menschen, die nebeneinander über Jahre hinweg die gleiche krebsgefährdende Arbeit leisten, diese Krankheit und stirbt daran, während der andere bei guter Gesundheit ein hohes Alter erreicht? Warum stirbt der eine Raucher von fünfzig Zigaretten pro Tag als Mittdreißiger, und der andere bleibt bei ansonsten durchaus vergleichbaren Lebensumständen immer gesund? Warum überleben einige hoffnungslos an Krebs Erkrankte, die von den besten Ärzten aufgegeben waren, noch viele Jahre? Ja, warum wird mancher von ihnen völlig wiederhergestellt, worüber es des öfteren unbezweifelbare Berichte gibt? Wenn wir nach Ansicht der Wissenschaft alle miteinander potentielle Krebszellen in unserem Körper haben, warum fällt der eine ihnen zum Opfer und der andere nicht? Der Krebs wird in der breiten Öffentlichkeit schon viel zu lange als eine Krankheit betrachtet, die notwendigerweise demnächst zum Tod führen müsse. Entsprechend wird sie in weitem Umfang tabuisiert. Dabei ist diese enge Betrachtung, die vom Extrem ausgeht, für den, der aufmerksam darüber nachzudenken beginnt, überhaupt nicht haltbar. Sie ist eine maßlose Übertreibung. *Viele Menschen leben jahrelang mit ihrem Krebs. Sie wissen es nur nicht.* Eine ganze Reihe kompetenter Fachleute vertreten aus gutem Grund die Ansicht, daß nahezu jeder Mensch in seinem Leben einmal oder mehrmals Erscheinungen der Krebskrankheit in sich hat, daß er eben nur mit seinen natürlichen Abwehr- und Heilungskräften damit fertig wird!

Natürlich ist es nicht zu verantworten, falsche Hoffnungen zu nähren. Aber ebensowenig ist es zu verantworten, den Krebs von vornherein als eine unheilbare Krankheit zu bezeichnen und den betroffenen Menschen entsprechend zu behandeln. Je sensibler er ist, um so mehr muß es ihn in die Krankheit hineintreiben. Und ebenso muß es mindestens zweifelhaft erscheinen – wie es heute üblich ist –, bei einer Überlebensrate von nur fünf Jahren von einer »Heilung« zu sprechen.

Der Sinn dieses Buches ist es nun, *einen neuen Weg aufzuzeigen, der jedem von schwerer Krankheit Befallenen offensteht.* Denn er öffnet sich aus der emotionalen Tiefe des Menschen, *aus den Wurzeln seiner Lebenskraft*, letztlich aus seinem seelisch-geistigen Kern heraus. Daß das keine Illusion, kein bloßes Wunschdenken ist, weiß jeder, der begriffen hat, warum im Krieg schwerstverwundete Soldaten, warum bei Unfällen schwerstverletzte Personen, warum Schwerstkranke trotz attestierter Hoffnungslosigkeit ihres Falles in nicht wenigen Fällen doch gesunden. Schon die mittelalterlichen Chroniken aller pestbefallenen Städte und Länder sind voll von solchen Berichten! Was ist der »unbändige Lebenswille«, von dem man dann spricht, anderes als die von Seele-Geist her restlos mobilisierte Lebenskraft?

Über den Körper wissen wir seit einigen hundert Jahren immer mehr und mehr, und etwa in gleichem Maß ist uns die Kenntnis der seelischen Vorgänge verlorengegangen. Der modernen Medizin verdanken wir großartige, oft fast phantastisch anmutende Entdekkungen und Hilfseinrichtungen. Sie beschäftigte sich so gut wie ausschließlich mit dem Körper, mit der Materie des Körpers. Es gilt ihr nur das naturwissenschaftlich Erkennbare, das naturwissenschaftlich-statistisch Meßbare. Und was über dieses rational »wissenschaftlich Faßbare«, über die Gesetze der Kausalität und der Logik hinausgeht, wird als »unwissenschaftlich« bezeichnet, und seine Verfechter werden als Scharlatane deklassiert. Der gesunde Körper wird gleichgesetzt mit dem gesunden Menschen. Denn der materielle Körper wird gesehen als der Mensch schlechthin.

Daß *der Mensch* aber in Wahrheit kein rationales, kein Verstandeswesen ist, sondern *ein primär von Gefühlen geleitetes und getriebenes Wesen*, das wird total übersehen. Daß ihn Liebe oder Haß, Hingabe oder Egoismus, Hoffnung und Glaube oder aber Verzweiflung beseelen und beherrschen, sein Denken und Tun von der Wurzel her bestimmen, daran denkt man nicht einmal. Das ist ja alles »unwissenschaftlich«! Welche Perversion des Menschenbildes, der heute sogar viele Psychologen zum Opfer gefallen sind, weshalb Spötter nicht zu Unrecht von der Psychologie ohne Seele sprechen!

Das Leben unterliegt nun einmal anderen Gesetzen als die Materie. Es hat seine eigene Gesetzlichkeit. »Die Dinge des Lebens lassen sich nicht auf den Seziertisch des Verstandes legen«, sagte der große japanische Denker Daisetz Teitaro Suzuki (1870–1966). Wie sollte der Körper gesund sein können, wenn das, was den Körper bewegt und beseelt, krank ist? Können dann alle noch so verzweifelten Bemühungen um die körperliche Gesundheit das erreichen, was sie sollen? Die Abspaltung des menschlichen Körpers von seinem eigentlichen Kern, der belebenden und bewegenden Seele, muß ihn doch von seinem Fundament her erst richtig krank machen. Denn der Mensch ist nicht bloßer Körper, wie er auch nicht bloße Seele ist. Er ist nach der Gesetzlichkeit seines Seins beides zugleich.

Wenn man die Einheit des Menschen auflöst, muß man sich dann darüber wundern, daß alle noch so gut gemeinten Bemühungen am Ende nur bescheidene Teilerfolge bringen können? Wenn schon der Ansatz aller noch so ernsthaften Bemühungen einseitig ist und insoweit falsch? *Keine Krankheit ist ausschließlich körperlicher Art. Immer ist der ganze Mensch von Gesundheit und Krankheit betroffen.* Deshalb geht es um viel, viel mehr als nur um die körperliche Versorgung oder Behandlung. Was das im einzelnen bedeutet, wollen wir in diesem Buch so knapp und doch so konkret wie möglich herausstellen. Eine einfache und jedermann verständliche Sprache soll uns dabei helfen. Daß es dabei auf den Erfahrungen aus über dreißigjähriger Auseinandersetzung mit der Problematik und von zwanzigjähriger spezieller Seminartätigkeit mit der Arbeit an vielen Menschen aufbaut, gibt uns die erforderliche Sicherheit, den Versuch zu wagen.

Marie-Luise und Anton Stangl

Verfasser des grundsätzlichen Teils: Anton Stangl
Verfasserin des praktischen Übungsteils: Marie-Luise Stangl

GRUNDSÄTZLICHES

A.
WIE ENTSTEHT KREBS? (ALS BEISPIEL FÜR SCHWERE KRANKHEIT) – VORAUSSETZUNGEN UND WACHSTUM

Um es gleich vorweg zu sagen: Niemand weiß bis heute genau, was der Krebs eigentlich ist und was ihn eindeutig verursacht. Das ist die große Schwierigkeit, mit der man es auf der ganzen Welt zu tun hat. Während die Bedeutung dieser ständig zunehmenden Krankheit offen zutage liegt, sind ihre Hintergründe bis heute im dunkeln. In den einleitenden Kapiteln sollen die Erkenntnisse kurz zusammengefaßt werden, die aufgrund der Forschungsbemühungen in vielen Ländern vorliegen, soweit sie für die Zwecksetzung dieses Buches von Bedeutung sind.

1. Die klinische, körperbezogene Betrachtung

In der etablierten medizinischen Lehre, die den größten Teil der Lehrstühle besetzt und demgemäß die vorherrschende Ansicht der großen Masse der Ärzte steuert, hält man sich nach wie vor an die *Mutationstheorie*, die von Professor Karl Heinrich Bauer begründet wurde. Sie besagt, daß sich zu Anfang eine aus den Abermilliarden von Körperzellen so verändert (»Mutation«), daß sie sich unkontrolliert teilt. Und jetzt beginnt es: Die kranke Zelle mißachtet in ihrer Funktion das Gesetz des Organs, dem sie zu dienen hat, und verselbständigt sich in der Weise, daß sich ihre Zellen unablässig weiter teilen, also verdoppeln. Am Anfang sieht das noch ganz friedlich aus, wenn aus der ersten Zelle zwei werden, aus den zweien dann vier usw. Bald erreicht die Vermehrung aber phantastisch anmutende Ziffern. Sind bei der zehnten Verdoppelung bereits 1024 Krebszellen entstanden, so bei der dreißigsten schon eine Milliarde[1]. Aus ungeordnet nachwuchernden Zellen entsteht eine Geschwulst, ein Tumor, der gleichsam das Zerrbild eines Organs ist. Denn der innere Sinn im Rahmen des Körperganzen ist ihm verlorengegangen. Aus der Geschwulst wandern Zellen in alle möglichen Teile des Körpers weiter und bilden Tochtergeschwülste, sogenannte Metastasen, die am Ende lebenswichtige Organe funktionsunfähig machen und zerstören.

Die Frage, warum die Zellen beginnen aus ihrer Ordnung herauszufallen und sich in der beschriebenen Weise sinnlos zu vermehren, beantwortet die Mutationstheorie mit dem Hinweis auf äußere Einflüsse, zum Beispiel auf die krebserregenden Stoffe, die uns in der heutigen Welt reichlich umgeben. Sie würden die genetische Substanz der Zelle, die sog. DNS (Desoxyribonukleinsäure) verändern, woraus die Krebszelle, deren unkontrollierte Vermehrung und die Tumorbildung entstehen. Demgemäß richten sich die Forschungsbemühungen darauf, zu erkennen, was aus einer normalen Zelle eine Krebszelle entstehen läßt. Das zu verhindern sei das Wesentliche. Weil eine Hilfe dagegen noch nicht gefunden wurde, entfernt oder zerstört man die krebskranken Gewebe mangels anderer Möglichkeiten mit den radikalen Mitteln der Operation, der Bestrahlung und der Chemotherapie (Zytostatika).

Leider sind wir noch nicht am Ende des Berichts. Wenn wir genauer hinsehen, wird es noch schlimmer: nicht nur, daß sich die Zellen, wie gesagt, lawinenartig vermehren, sondern *die Bildung der Tochtergeschwülste vollzieht sich derart, daß man sie nicht rechtzeitig erkennen kann.* In etwa der Hälfte der gesamten Entwicklungszeit von der Bildung der allerersten Krebszelle bis zum Tod des Patienten wächst die Geschwulst nur bis zu der bescheidenen Größe von reichlich einem Millimeter Durchmesser, bei der sie sich mit dem besten Willen und den modernsten Mitteln bei weitem noch nicht entdecken läßt. Vieles spricht dafür, daß bereits in diesem Stadium kleinste Tochtergeschwülste, Mikrometastasen, gebildet werden. Die Krebszellen wandern über die Blutgefäße und Lymphbahnen schon jetzt in alle Teile und Organe des Körpers aus. Werden die meisten vom Immunsystem, den Abwehrkräften des Körpers, unschädlich gemacht, so genügt es, wenn sich auch nur eine einzige Tochtergeschwulst neu bilden kann, das seinerseits wiederum in der gleichen Weise weiterarbeitet. Natürlich kann auch das noch nicht entdeckt werden. Eine Erstgeschwulst und Metastasen erkennt man erst bei einem Durchmesser von annähernd einem Zentimeter. Dann sind bereits Hunderte von Millionen, ja Milliarden von Krebszellen vorhanden, die je nach Krebsart bis mehr als zehn Jahre alt sein können. Und dann ist das Endstadium der Krankheit schon erreicht. Erst dieser Spätverlauf läßt sich also klar erkennen. Deshalb wird der Wert der Früherkennungskampagnen auch von ärztlicher Seite immer wieder angezweifelt.

Die eben geschilderte Krebsentwicklung wird von der Mutationstheorie, wie schon erwähnt, als eine von außen herbeigeführte Veränderung in der genetischen Zellsubstanz erklärt. *Die Erkrankung wird als ein nur lokal begrenztes Geschehen* gesehen, unabhängig vom Allgemeinbefinden des Kranken; vergleichbar etwa einer Blinddarmentzündung, die von einem Fremdkörper hervorgerufen wurde. Der Tumor wird als die eigentliche Erkrankung betrachtet. Er muß bekämpft z. B. chirurgisch entfernt werden. Gelingt das, dann ist der Mensch wieder gesund. Diese Betrachtung ist die Basis für alle Behandlungsmethoden.

In den letzten Jahren setzt sich auch in weiten Kreisen der Mediziner die Erkenntnis durch, daß *diese engbegrenzte Betrachtung unhaltbar* ist. Sie hat in der jahrzehntelangen vergeblichen Suche nach einer Einzelursache ihre Untauglichkeit zur Verbesserung der Heilungsmöglichkeiten bewiesen. Die schon in der Einführung zu diesem Buch gestellte Frage kann sie nicht beantworten: Was ist es, was den einen Menschen dahin bringt, daß seine Zellen durch krebserregende Stoffe krank werden, während ein anderer unter absolut vergleichbaren Bedingungen des Lebens keinen Schaden nimmt, seine Zellen also gesund erhält? Schon in der Einleitung wurde darauf hingewiesen, daß jedermann potentielle Krebszellen in sich trägt[2].

So bricht sich auch gerade bei den praktisch tätigen Ärzten in zunehmendem Maße die Überzeugung Bahn, daß der Krebs eine Allgemeinerkrankung ist und nicht bloß ein lokal begrenztes Geschehen, ähnlich wie das bei den Kreislaufkrankheiten schon seit langem unbestrittene medizinische Erkenntnis ist. Der Begriff Krebs faßt eine Reihe von verschiedenen Krankheitsgeschehen zusammen. (Zum Beispiel läßt sich rein medizinisch die Ursache für manche klinisch feststellbare Krebserkrankung auf Stoffwechseldefekte zurückführen.) Es muß gewisse Grundbedingungen oder auch längerfristig wirksame Einflüsse geben, die bestimmte Menschen für den Krebs anfällig machen, während sie bei anderen nicht auftreten oder wirkungslos bleiben. Demnach ist die Krebskrankheit im eigentlichen, tieferen Sinne nicht der lokal begrenzte Tumor (bzw. die lokal weniger leicht zu fixierende Leukämie oder die Krebserkrankung des Lymphsystems). Sie ist vielmehr im wesentlichen die Voraussetzung dafür, daß sich die Geschwulst überhaupt bilden kann. Diese selbst ist nur das feststellbare Krankheitssymptom, nicht mehr.

2. Weitergehende Erklärungen

Der Onkologe, der klinische Krebsforscher, unterscheidet mehrere hundert Tumorarten nach einer ganzen Reihe von Kriterien wie Größe, Form, Herkunft, Geschwindigkeit des Wachsens und dergleichen. Auch wenn der Krebs insoweit nicht als eine – medizinisch bislang erkennbare – einheitliche Krankheit gesehen werden kann, muß er doch eine allen Verschiedenheiten gemeinsame Ursache haben. Denn allen seinen Erscheinungsformen liegt die fundamentale Tatsache zugrunde, daß *die Wachstumsregulierung des Körpers in der gleichen Weise tiefgreifend gestört* ist. Den ungeordnet wachsenden Zellen ist der innere Sinn im Rahmen des Organganzen und des Körperganzen verlorengegangen. Krebst ist, wo immer und wie immer er auftritt, unkontrolliertes Wachstum, freier formuliert: gleichsam wild wucherndes Leben. Deshalb ist es sehr verständlich, daß viele Forscher ebenso wie die am krebsbefallenen Menschen arbeitenden Praktiker nach dem Moment suchen, das das Wachstum entgleisen, das Leben zum wilden wuchern ausufern läßt.

So stellte Professor Peter Vogt vom Institut für Mikrobiologie der Universität von Südkalifornien bei der Tagung der »Gesellschaft Deutscher Krebsforscher und -ärzte« im September 1982 in Mannheim fest, man könne das Krebsproblem in einer Einheit sehen: nämlich als Aktivierung eines zellulären Gens (Onkogens). Dieselben Gene, die man in Viren als Krebserzeuger ausmache, würden in spontanen oder chemisch induzierten Tumoren bei Menschen aktiviert. Nach seiner Ansicht läßt sich das Krebsproblem auf das Problem eines einzigen Gens reduzieren[3]. Dabei bleibt freilich auch hier die Frage offen: Warum tritt in dem betreffenden Gen gerade bei dem einen Menschen die Veränderung ein und beim anderen nicht?

Sinngemäß stellt sich diese Frage nicht nur hier, sondern immer wieder von neuem, wenn man die Antwort nur im naturwissenschaftlich-physiologischen Bereich des Menschen sucht:

- wenn Fritz A. Popp die Ursache in der Verfälschung der Biosignale sieht, welche die Kommunikation zwischen den Zellen besorgen und das Zellwachstum regulieren[4];
- wenn Paul Gerhard Seeger sein Leben lang den letzten biochemischen Ursachen nachforscht[5];
- wenn Dr. Josef Oberbach die Lösung des Problems in der ungehemmten Teilung speziell der Zellkerne erkennt[6],
- wenn Ernst van Aaken mehrfach betont, daß es eine einzige Ursache für die verschiedenen Erscheinungsformen des Krebs ge-

ben müsse und sie in der gestörten Sauerstoffversorgung des Organismus sieht[7];
- wenn . . . – die Liste könnte um ein Vielfaches verlängert werden.

Immer bleibt die Frage offen: Warum spielt sich der echte oder vermutete letztlich verantwortliche biochemische, physikalische oder sonstig naturwissenschaftlich nachweisbare Prozeß *beim einen Menschen* ab, der damit dem Krebs verfällt, *und beim anderen nicht*, der trotz der gleichen Belastung oder Situation gesund bleibt? Diese Frage bleibt immer unbeantwortet. Sie ist aber die entscheidende, die schicksalsbestimmende. Ihr soll im folgenden von einer Seite nachgegangen werden, die bisher in ihrer ganzen fundamentalen Bedeutung kaum gesehen wurde. *Es müssen Ursachen gegeben sein, die im Wesenskern des einzelnen Menschen selbst begründet liegen.* Daß dabei seelische Momente eine ganz beachtliche Rolle spielen, das zu verneinen wird immer schwieriger, wie sich bald zeigen wird.

Doch zuvor muß an dieser Stelle im Interesse der Sache noch auf einen ganz wesentlichen Punkt hingewiesen werden, dessen Mißachtung schon so viele fruchtbare Ansätze zur Klärung von schwerwiegenden Problemen zunichte gemacht hat. In der täglichen Praxis können 85% aller menschlichen Krebse ursächlich nicht geklärt werden[8]. Überall wird nach Ursachen geforscht und gesucht. Dabei wird immer wieder *die wissenschaftlich objektive Methode* gefordert. Als ob es die sogenannte wissenschaftliche Objektivität überhaupt geben könnte! Sie ist nichts anderes als Wunschdenken, als Fiktion. Denn die Eigenschaften der zu beurteilenden Realität werden von vornherein aus der Betrachtungsweise des Beurteilers, d. h. von seinen Eigenschaften her gesehen und beurteilt. Die erstrebte Trennung von Objekt und Subjekt ist nicht möglich. Und zum anderen werden vom Beurteiler diejenigen Beurteilungspunkte ausgewählt, die er aufgrund seiner persönlichen Einstellung für bedeutungsvoll hält. Das bewirkt zwar die oft unerläßliche Vereinfachung, aber zugleich die Reduzierung von Teil-Wesentlichem. Es trägt also einseitige Beurteilung und damit Vergewaltigung des Gegenstandes in sich. Das notwendigerweise um so mehr, je komplizierter der Zusammenhang ist. Die Brille, durch die wir blicken, gibt uns eben nur einen Ausschnitt der Realität zu sehen, und der ist verzerrt.

Und zum dritten: Je mehr wir fixiert sind auf den Beurteilungsgegenstand, desto mehr *rückt die Frage nach dem hintergründigen Sinn aus unserem Blickpunkt*. Deshalb sind zwar manche rationale Überlegungen und Beweise sehr wohl richtig, nützen uns im Leben aber wenig oder nichts, weil sie am Leben vorbeigehen. So hat auch die enge naturwissenschaftlich-mechanistische Ausrichtung der Medizin gar manche Fehlentwicklung bewirkt: Der Mensch ist nicht mehr ein Lebensganzes aus Körper und Seele-Geist, sondern nur noch materieller Körper, eine Art biologische Maschine, die so wie jede aus Teilen zusammengesetzte Maschine behandelt werden kann und muß. Die Folgen dieser Fehlentwicklung sehen wir auf Schritt und Tritt: von der »Symptomatologie«, der Überschätzung der Apparate und der Chemie bis zur un- »menschlichen« Behandlung des Patienten-»Guts«, der Unterschätzung der Gesundheitsvorsorge und der Blockierung der psychischen Heilungsansätze mit der diskriminierenden »Außenseiter«-Methode. So unglaublich es zunächst erscheinen mag, es ist eine traurige Tatsache: Wer ganz in dem rein körperlichen Organdenken befangen ist, dem kommt es am Schluß oft weniger auf die vom Kranken erstrebte Heilung an – wie auch immer sie bewirkt werden mag – als darauf, mit der von ihm als einzig richtig erachteten Methode recht zu behalten. Ist das nicht schon hundertfach unter Beweis gestellt worden?

3. Die Vorgeschichte von Krebskranken aller Art

Aufmerksame Ärzte, Psychologen, Familienangehörige und Freunde beobachten seit eh und je, daß *Menschen nach Ereignissen, die sie stark bedrücken, eine beträchtlich gesteigerte Anfälligkeit für Krankheiten* zeigen, und zwar nicht nur für Krankheiten, die heute fast allgemein als psychosomatisch (seelisch bedingt) bezeichnet werden, wie Magengeschwüre, Kopfschmerzen, Bluthochdruck, gewisse Kreislaufschwierigkeiten u. ä., sondern auch für Rückenschmerzen, Infektionen und darüber hinaus für Unfälle. Eine Mediziner-Arbeitsgruppe der Universität von Washington hat diese Beobachtungen wissenschaftlich erhärtet[9]. Das Wesentliche bei den belastenden Ereignissen ist immer der Zwang, sich an eine Veränderung im Leben, sei es tatsächlicher oder erwartungsmäßiger Art, anzupassen. Offensichtlich macht das den Kern der Belastung aus. Diese eben berichtete Beobachtung trifft nicht nur für alle möglichen sonstigen Krankheiten zu, sondern im besonderen auch für Krebs. Das wurde in vielen Studien in vollem Umfang bestätigt. Hier einige Beispiele:

– Der amerikanische Arzt Lawrence Le Shan geht seit vielen Jahren in gründlichen Untersuchungen an Krebspatienten der Frage nach, wie Krebs und Störungen im Gefühlsleben zusammenhängen. Er stellte fest, daß Krebskranke meist schon vor dem Ausbruch ihrer Erkrankung unter dem Gefühl der Resignation und der Verlassenheit leiden[10].

– Die beiden Forscher A. H. Schmale und H. Iker beobachteten an ihren weiblichen Krebspatienten, daß es bei ihnen oft etwa sechs Monate vor der Krebsdiagnose zu einem schweren inneren Konflikt gekommen war, der durch das Gefühl von hoffnungsloser Frustration gekennzeichnet war. Sie konnten aufgrund dieser Erkenntnis und recht präziser psychologischer Meßwerte in nahezu drei von vier Fällen sogar die Krebserkrankung voraussagen[10].

– Dr. W. A. Greene untersuchte fünfzehn Jahre lang an Leukämie (»Blutkrebs«) und Lymphomen (Lymphknotengeschwülste) erkrankte Patienten und fand stets, daß der Verlust einer wichtigen Bezugsperson (z. B. Ehepartner, Mutter oder »Mutterfigur«) oder ein anderes bedrückendes emotionales Erlebnis vorausgegangen war[10].

– Dr. Caroline Thomas fand in den Krankengeschichten von vielen erkrankten Studenten der John-Hopkins-Universität, daß später an Krebs erkrankte Studenten äußerten, es habe ihnen an einer engen Verbindung zu ihren Eltern gefehlt[10].

– Das heute weltweit bekanntgewordene Krebsforscher-Ehepaar Simonton (er Arzt, sie Psychologin) ermittelte bei seinen Patienten – von denen die meisten es offen eingestanden –, daß sie sich schon geraume Zeit vor Ausbruch ihrer Krankheit außerstande gesehen hatten, mit ihren Lebensproblemen fertigzuwerden. Sie fühlten sich den Ereignissen hilflos ausgeliefert und gaben es auf, sie aktiv von sich aus anzugehen[11].

– Ein britisches Team von Medizinern und Biochemikern unter Leitung von Dr. Mick Bulbrook hat über zwanzig Jahre lang 13 000 Frauen beobachtet und ermittelt, daß sich der Hormonhaushalt von Frauen, die an Brust- oder Eierstockkrebs erkrankten, schon bis zu zehn Jahren zuvor abnormal entwickelt hatte[12].

Woher kommt die abnorme Entwicklung im Hormonhaushalt des Körpers? Sein ganz enger Zusammenhang mit der wechselnden Gefühlslage des Menschen ist ja seit langem einwandfrei bewiesen:

– Der tragisch ums Leben gekommene Baseler Professor Dr. Dieter Beck, Leiter der psychosomatischen Abteilung der Universitätsklinik Basel, verwies darauf, daß der lebensgeschichtliche Zeitpunkt des auftretenden Leidens eine individuelle Bedeutung hat und daß gerade die Lebensmitte (etwa vierzig bis fünfzig Lebensjahre) eine solche Phase ist, die zu konflikthafter Reaktion geradezu disponiert. Unersetzliche Verluste an Jugend, Schönheit und Lebensfrische, die Erkenntnis nichterfüllter Träume, verpaßte Chancen, sinkende Leistungskraft, Trennung von Kindern, heraufkommendes Alter und sich nähernder Tod kennzeichnen diesen Lebensabschnitt. Ergebnis: Identitätskrise, Krise im Selbstverständnis[13]. Ist diese Lebensphase laut Statistik in der ganzen Welt nicht die Zeitspanne, in der der Krebs in allen seinen Formen besonders stark aufzutreten beginnt?

– Wir selbst (die beiden Autoren) beobachten seit Jahrzehnten bei krebsbefallenen Menschen, und zwar in jedem Einzelfall, daß sie unter einer stark bedrückenden Lebenssituation leiden, die nach außen hin geschickt vertuscht oder überspielt wird, mindestens für das unkritische Auge. Sie können aber mit ihr nicht fertig werden. Sie finden sich ihr hilflos ausgeliefert. Dann – so erschien es uns immer – schießt die Lebenskraft statt in die erfolgreiche Bewältigung des Lebens in krankhafter Weise in das sinnlos ungesteuert aufwuchernde Gewebe der Krebsgeschwulst mit ihren rasch folgenden, den Körper zerstörenden Tochtergeschwülsten.

Störungen im Befinden gehen also schon monate-, ja jahrelang Krebserkrankungen voraus. Daß das vor allem auch bei Leukämie und Lymphomen der Fall ist, darauf machte auch Professor H. Heimpel (Ulm) bei einer Tagung des Tumorzentrums Heidelberg/Mannheim im April 1983 aufmerksam[14].

Diese kurze Übersicht über die Vorgeschichte von Menschen, die von Krebs befallen werden, könnte fast beliebig verlängert werden. Die hier aufgeführten Beispiele sollen an dieser Stelle genügen. Sie sprechen eine deutliche Sprache und sollen uns aufhorchen lassen. Im jetzt folgenden Kapitel werden sich die Zusammenhänge noch präziser darstellen.

4. Vielfältige Untersuchungen: Krebs, eine primär seelisch-geistige Erkrankung. Oder: Die Krebspersönlichkeit

Schon seit Jahren hat man in der ganzen Welt durch systematische Beobachtungen und wissenschaftlich saubere Untersuchungen geradezu eine Fülle von einschlägigen Erkenntnissen gewonnen, die die wenigen im vorigen Kapitel aufgeführten Berichte durch viele, viele Einzelheiten ergänzen und vervollständigen. Wenn man sie als Ganzes betrachtet und richtig auswertet, ergeben sich nahezu zwingend Schlußfolgerungen für *die Persönlichkeit dessen, der an Krebs erkrankt ist bzw. in Zukunft daran erkranken kann.* Das Bild dieses

Menschen ist im wesentlichen gekennzeichnet durch das, was sich überschlägig und doch recht treffend als »seelischer Schmerz« bezeichnen läßt.

So hat z. B. der deutsch-ungarische Medizinsoziologe Dr. Ronald Grossarth-Maticek in einer über fünfzehn Jahre anhaltenden Forschungsarbeit an über 8 000 Personen zuerst in Jugoslawien, dann in Westdeutschland bei Krebspatienten typische Persönlichkeitsfaktoren ermittelt. Sie ließen ihn mit über 90 % Wahrscheinlichkeit voraussagen, ob eine bestimmte Person an Krebs erkranken würde. Voraussetzung war das Vorliegen einer hinreichend großen Zahl von »Krebsfaktoren«[15]. Diese für die Krebspersönlichkeit im einzelnen wesentlichen Faktoren sollen nun genauer betrachtet werden.

Da bietet sich für jeden aufmerksamen Beobachter zunächst die Feststellung an, daß vor dem erkennbaren Ausbruch dieser Krankheit in vielen Fällen *eine zentral wichtige menschliche Beziehung verlorengeht.* Auf das diesbezügliche Ergebnis der fünfzehnjährigen Untersuchungen von Dr. W. A. Greene wurde schon im vorigen Kapital hingewiesen: ein Eheteil, die Mutter oder eine »Mutterfigur« ist gestorben. Auch der amerikanische Krebsforscher Lawrence Le Shan erkannte frühzeitig die mögliche katastrophale Auswirkung eines so entscheidenden menschlichen Verlustes mit der nachfolgenden tiefen Einsamkeit, den 72 % seiner Patienten erlitten hatten[16]. Der ebenfalls schon erwähnte Baseler Professor Beck verweist dabei auf die besondere Bedeutung, die gegeben ist, wenn dadurch frühkindliche Trennungsschmerzen wieder lebendig werden: elf von fünfundzwanzig Frauen hatten kurz vor Ausbruch ihres Brustkrebses die für sie wichtigste nahestehende Person, meist die Mutter, verloren. Dadurch wird eine in früher Kindheit erstmals erlebte Verlassenheit und Hoffnungslosigkeit wieder aktiviert[17]. Ergebnis eines solchen Verlustes einer wichtigen Bezugsperson: Die eigene Identität steht in Frage. Die Persönlichkeit ist im Begriff, den Boden unter den Füßen zu verlieren, auf dem sie seither ausreichend fest gestanden hat.

Nicht nur der Verlust einer besonders bedeutungsvollen menschlichen Beziehung kann sich so auswirken, sondern *jedes emotionale Erlebnis von stark bedrückendem Charakter*. Das wurde schon beim ersten Hinweis auf den soeben nochmals zitierten Dr. Greene gesagt. Es mag sich dabei vor allem bei empfindsamen Frauen z. B. um die seelische Belastung durch wiederholte Umzüge handeln oder um die Umstellung in den Wechseljahren, bei Männern mehr um Belastungen am Arbeitsplatz, die als schwer empfunden werden, oder gar um dessen Gefährdung oder drohenden Verlust[18]. *Al-*

les, was in den weitgezogenen Begriff des Streß (im nur negativen Sinn) *fällt*, kann die Ursache sein. Bezeichnenderweise sind das nicht nur durchweg als negativ angesehene Erfahrungen, sondern auch solche, die wir im allgemeinen als positiv empfinden, wie eine hervorragende Leistung, eine aufsehenerregende Rede oder sogar Verheiratung oder ersehnte Schwangerschaft. Wesentlich ist weniger das Ereignis an sich als die Notwendigkeit oder gar der unausweichliche Zwang, sich innerlich umzustellen, sich an eine von außen kommende Veränderung anzupassen, ob sie einem gefällt oder nicht. Die persönliche Reaktion darauf ist das Entscheidende. Der Krebspersönlichkeit fehlt es offensichtlich an der Fähigkeit, das im positiven Sinn zu tun, mittels der richtigen Einstellung und der daraus von selbst kommenden Maßnahmen. Dr. Thomas H. Holmes und seine Mitarbeiter an der Universität von Washington haben das in einer sehr gründlichen Untersuchung nachgewiesen[19]. Es ist eine gewisse Erstarrung, die das Scheitern der Bemühungen mit sich bringt, mit dem Leben fertigzuwerden.

Es ist nicht der vielzitierte Streß als solcher, der mit der Krebserkrankung die Steuerungsmechanismen des Körpers radikal vom rechten Weg abweichen läßt. Es sind bei den psychosomatischen Krankheiten allgemein *die Zwangsläufigkeit des fortdauernden seelischen Drucks und seine Unbeherrschbarkeit*. Darauf hat beim Internistenkongreß im April 1983 auch der Diplompsychologe H. J. Hönmann in einem bedeutungsvollen Referat nachdrücklich hingewiesen[20]. Als die schlimmsten und gefährlichsten Streßsituationen bezeichnet neben anderen Ärzten auch Ernst van Aaken Krebsoperation und Biopsie (Entnahme lebenden Gewebes aus dem Körper zur mikroskopischen Schnelldiagnose). Sie sind mit hoher Risikoquote belastet, wobei die schwere Schädigung der umgebenden gesunden Zellen nach vielen Urteilen eine beachtliche Rolle spielt[21]. Übrigens ist der Zusammenhang von Streß mit Krebs an Tierversuchen schon weit über Gebühr einwandfrei nachgewiesen. Deshalb wurde schon vor Jahren auf einem Symposium der New York Academy of Science vorgeschlagen, weitere Tierversuche auf diesem Gebiet zu unterlassen[22].

Wer sich unfähig fühlt und weiß, fortlaufenden seelischen Druck auch nur einigermaßen zu beherrschen, ist diesem Druck tagaus, tagein ausgeliefert. So kann es nicht ausbleiben, daß er *seine eigenen Wünsche und Gefühle ständig unterdrücken* muß. Das ist weiter ein charakteristisches Kennzeichen der Krebspersönlichkeit. Die eigenen Impulse und die damit verbundene Hoffnung und Aktivität ersticken gleichsam unter diesem Druck. Es leuchtet ein, daß sich die solcherart ständig an ihrer natürlichen Entfaltung gehinderte Lebenskraft als notwendige Ersatzentfaltung in die wild wuchernde Krebsgeschwulst hinein ergießt. Niemand kann die elementare Lebensenergie aus sich herauszaubern. Es fehlt dem Betreffenden also an der Fähigkeit, sich ganz selbstverständlich für seine eigenen Interessen hinreichend einzusetzen und schon gar, das etwa in aktiver, geschweige denn aggressiver Weise zu tun. Der amerikanische Forscher Le Shan stellte oft fest, daß seine Patienten auf die Frage, was sie selber mit ihrem Leben anfangen möchten, ganz erstaunt und verständnislos reagierten. Denn diese Frage war ihnen selbst nie gekommen[23]. Das ist ganz typisch. Von außen kommende Forderungen, in erster Linie berufliche Pflichten, sind demgemäß viel wichtiger als die Befriedigung der eigenen Bedürfnisse. Geforderten Normen ist perfekt zu genügen, aber es fehlt dabei der gefühlsmäßige Inhalt, die echte Verankerung in der menschlichen Tiefe.

Was sich bei dieser Grundeinstellung an *Problematischem* aufbaut, *wird verdrängt*. So wirkt es im Unbewußten weiter. Ist es da verwunderlich, daß die Menschen sehr oft sexuell gehemmt sind[24]? Weit wichtiger als Sex ist ihnen doch die Erfüllung dessen, was sie als Pflicht auffassen. Der Sex ist nur Teil der ordentlichen Beziehung zum Partner, die – typisch für die Verdrängung – idealistisch überhöht wird. Bricht sie zusammen, ist der Fall um so tiefer. So paßt auch die gewisse vielfältig beobachtete *Überaktivität* ganz ins Bild. Die natürliche innere Stimme mit ihrer Betonung von persönlichen Gefühlen und Wünschen muß durch ständiges Arbeiten und Schaffen nach außen hin erstickt werden: Die Fähigkeit zu echter Ruhe und Muße geht verloren. Dazu gehört auch, daß körperliche Beschwerden störender Art mit allen Folgen dieser Nichtbeachtung gern übergangen werden.

Soeben wurde die Unfähigkeit betont, sich für seine eigenen Interessen entsprechend einzusetzen. Das ist schon gar nicht in aktiver oder gar aggressiver Weise möglich. Wohlgemerkt: Es handelt sich nicht um fehlende Aktivität schlechthin, denn für andere Menschen oder für ideale Zwecke ist oft ein starker Einsatz zu beobachten; nicht aber für die eigenen Wünsche und Bedürfnisse. *Ärger oder Wut können nicht ausgedrückt, nicht ausgelebt werden*. Man muß sie hinunterschlucken, in sich hineinfressen. Deshalb leidet auch die Selbstverteidigung von der Wurzel her, denn die dazu nötige Aggressivität wird im Keim erstickt. Die inneren Gefühlsantriebe sind wohl da, sie können sich aber nicht entfalten. So werden eigene Aggressionen nicht gezeigt.

Demgemäß entwickelt der Krebspatient und -kandidat eine *äu-*

ßere Fassade der Liebenswürdigkeit und Güte. Sein unbewußtes Ziel ist, die Zuneigung und Liebe anderer dadurch zu gewinnen, daß er sich fast um jeden Preis anpaßt, auch um den Preis der Selbstaufgabe. Er glaubt, er könne das Wohlwollen der anderen Menschen, besonders der ihm wichtigen, nur erreichen, wenn er sich nach deren Wünschen und Erwartungen richtet. Deshalb muß er ja auch, wie schon gesagt, so sehr auf seine eigenen verzichten, daß er sogar dagegen ankämpft. Ob er das weiß oder nicht, ist ganz unwesentlich. Von verschiedenen Krebsforschern wird darauf hingewiesen, daß etwa Frauen, die »ganz lieb« sind, jeden Streit vermeiden und jeden ausgebrochenen Streit schlichten wollen, mit einem hohen Brustkrebsrisiko behaftet seien. Liebenswürdiges Auftreten, großzügige Hilfsbereitschaft, rasche Anpassung an Forderungen der Umwelt, immer auf Ausgleich bedacht sein, sich ausgesprochen »überlegt« und »vernünftig« geben – das sind die wesentlichen Erscheinungsformen dieses Grundwesenszuges.

Ergebnis ist das Bild schönster Harmonie, die *in Wahrheit nur Scheinharmonie* ist, weil sie nur mit Mühe, nur mit ständiger unbewußter Selbstvergewaltigung erreicht wurde und aufrechterhalten wird. Ereignisse, die den Kern dieses Menschen treffen, etwa der Tod oder schwere Erkrankung eines Nahestehenden, kann das ganze mühsam errichtete Gebäude zusammenbrechen lassen: Tiefe Hoffnungslosigkeit macht sich breit, und dann kann Krebs ausbrechen. Dazu genügen oft verhältnismäßig geringfügige Anlässe, zum Beispiel eine an sich gar nicht schwerwiegende menschliche Enttäuschung, die das unechte idealistisch überhöhte Weltbild ruckartig zusammenbrechen läßt.

In eben dieses Bild der Anpassung um des lieben Friedens willen paßt *die Situation des Krebspatienten im durchschnittlichen Krankenhaus*. Je »vernünftiger« er sich verhält und je mehr er sich den ihm oft nicht verständlichen Maßnahmen des Krankenhauses (vom Wecken aus tiefem Schlaf zu ganz früher Morgenstunde angefangen, das ihm sinnlos erscheinen muß) ein- und unterordnet, um so eher wird er vom gesamten Personal akzeptiert.

Nach einer Untersuchung von Grossarth-Maticek an 146 Krebspatienten beeinflussen im wesentlichen die Faktoren der Krebspersönlichkeit auch die *Überlebensdauer nach der Krebsdiagnose*. Dabei erwies sich, daß die Wahrscheinlichkeit des Todes im ersten Jahr danach bei den stark ausgeprägten Merkmalen der Krebspersönlichkeit zwanzigmal größer ist als bei den nur wenig ausgeprägten[25].

Ebenso bezeichnend ist die Zahl der Rückbildungen der Krebserkrankung. *Findet der Patient zu seiner eigenen Persönlichkeit zurück*, zu seinen eigenen Impulsen, Hoffnungen und Aktivitäten, und läßt er ihnen ihren Lauf, dann überwindet er seine angeblich unheilbare Krankheit. Der Krebs bildet sich zurück, er verschwindet. Dafür gibt es heute schon viele Zeugnisse[26]. Mit anderen Worten: Es kommt wesentlich darauf an zu tun, was man selber tun möchte, und nicht nur das zu tun, was andere möchten.

Worauf laufen nun die seitherigen Berichte hinaus? Wenn wir sie auf einen der fundamentalen Wesenszüge des Menschen beziehen, dann dürfen wir getrost feststellen, daß es *der typischen Krebspersönlichkeit in ihrer Wurzel entschieden an echtem Selbstbewußtsein mangelt*. Wohlgemerkt: an echtem Selbstbewußtsein, das sich auf einem gesunden Selbstvertrauen aufbaut. Es soll von Kind auf höchstens in nur oberflächlicher Weise gestört, im Kern aber im richtig verstandenen Sinn des Urvertrauens ungetrübt sein. Eben daran mangelt es so gut wie allen Krebspatienten. Ein erhebliches Maß an Abneigung und Mißtrauen sich selbst gegenüber kennzeichnet sie. Sie mögen sich selbst oder gewisse Eigenschaften an sich selbst nicht. Sie achten ihre eigene Leistung gering[27]. Viele Krebsforscher sprechen von der Selbstentfremdung. Wie vor kurzem beschrieben, werden die eigenen Gefühle verleugnet. Als Kind konnten die Patienten ein echtes Selbstgefühl nicht entwickeln: Das Kind lernte nicht, seine Bedürfnisse frei zu äußern. Das blieb ihm bei sonst vielleicht noch so guter Erziehung verwehrt. Es hebt die Eltern in einer falschen Idealisierung auf einen Thron und bleibt von diesem Bild seelisch abhängig. Und so geht es ihm später als Erwachsenem im tätigen Leben bei anderen Menschen ebenso.

Der Mangel an innerer Sicherheit wird in hervorragender Weise erhärtet durch die Untersuchung von Grossarth-Maticek über den *Zusammenhang zwischen religiöser Einstellung und Krebs*[28]. Der Forscher unterscheidet:

1. die gesetzlich-religiösen Menschen, die formal-religiösen,
2. die gesetzlichen Atheisten, d. h. jene, die eine Existenz Gottes rundweg ablehnen,
3. die toleranten Atheisten, die eine Existenz Gottes für möglich halten, und
4. die spontan-religiösen, die mit sich selbst und ihrer Umwelt in Harmonie leben, die ihre Kraft aus dem Unterbewußtsein schöpfen.

Es ist sehr bezeichnend, daß die erste Gruppe am häufigsten, die vierte Gruppe am wenigsten von Krebs befallen wird. In der vierten Gruppe am ausgeprägtesten und noch in der dritten Gruppe haben wir die ihrer selbst recht sicheren, von Urvertrauen geprägten Menschen, die sich in der Tiefe ihres Herzens auch im Tod geborgen wissen. Und in der ersten Gruppe am ausgeprägtesten und noch in der zweiten Gruppe sind die – letzten Endes doch aus fehlender innerer Sicherheit – streng an Gesetze, Vorschriften, Normen gebundene Menschen, denen – im Extrem – die Einhaltung der Form wichtiger ist als der Inhalt. Und wie bezeichnend, daß der gleiche Forscher in einer weiteren Untersuchung zu dem einwandfreien Ergebnis kam, daß die Länge der noch verbliebenen Lebensdauer nach der ersten Krebsdiagnose ebenso von dieser religiösen Grundeinstellung abhängt: Die ihrer selbst sicheren, in ihrem Selbstvertrauen festbegründeten Menschen der vierten Gruppe leben noch am längsten.

Dieser wesentliche Mangel an echtem Selbstbewußtsein tritt auch deutlich in dem *grundlegenden emotionalen Muster des Krebspatienten* auf, das Le Shan aufzeigt[29]. Es hat drei Aspekte der Entwicklung:

1. Störung in der Kindheit oder Jugendzeit: Meist sind die ersten sieben Lebensjahre von Gefühlen der Einsamkeit gekennzeichnet. Die unbewußte Überzeugung verwurzelt sich: »Engere gefühlsmäßige Beziehungen sind gefährlich, denn aus ihnen erwachsen oft Bedrohungen.« Dahinter steht die gewonnene persönliche Erfahrung, man würde abgelehnt, wenn man sich nicht anpaßte: Geliebt zu werden verlangt, sich selbst untreu zu sein. Es liegt auf der Hand, daß die empfindsam-empfindlichen, also *die sensiblen Naturen hier besonders gefährdet* sind. Ihnen tut jeder »Schlag« besonders weh. Daß die ständige Angst, abgelehnt zu werden, mit ihrem notwendigen Verlust an Natürlichkeit, an Spontaneität die Zurückweisung mit bewirkt, kann nicht verstanden werden. Als Selbstschutz baut sich die pubeszentenhafte Überidealisierung der eigenen Persönlichkeit mit überzogenen und wirklichkeitsfremden Forderungen an sich selbst auf. Sie kann Zuneigung und Anerkennung durch andere von ihrer falschen Überhöhung her mehr negativ als positiv erscheinen lassen. So entsteht die tatsächlich falsche »psychologische Wirklichkeit«.

2. Periode einer glücklichen und bedeutsamen menschlichen Beziehung von intensivem gefühlsmäßigen Engagement: Das Gefühl, von anderen tatsächlich menschlich angenommen zu sein, wirkt wie eine beglückende Entdeckung mit ihrem ganzen Überschwang. Das Leben bekommt auf einmal einen zuvor nicht gekannten echten Sinn. Diese Periode stellte Le Shan wenigstens zeitweise ausnahmslos bei allen seinen Krebspatienten als typisch fest.

3. Verlust dieser zentralen Beziehung: Um so verheerender muß es sich nun auswirken, wenn diese alles bedeutende Beziehung, hinter der die gesammelte innere Kraft stand, sich verändert, verschlechtert oder gar verlorengeht. Jetzt bricht die ganze Welt zusammen. Alles scheint verloren und sinnlos. Die vergangene glückliche Beziehung wird als bloßer Zufall empfunden, aber nicht als etwas, was man sich auch selbst erarbeitet hat. So steht die frühere Einsamkeit der Kindheit von neuem und noch viel stärker als je zuvor im Herzen. Schiere Verzweiflung entwickelt sich. Das Leben scheint keinerlei Hoffnung mehr in sich zu tragen. Aber: Nach außen hin geht der Alltag der so tief Getroffenen weiter, sie passen sich an die neue Lage an. Daß das Leben leer und sinnlos geworden ist, bleibt im Inneren verborgen. Ergebnis: Einige Zeit nach Beginn dieser dritten Phase zeigen sich die ersten Krebssymptome.

Das Drei-Phasen-Muster der Krebspersönlichkeit fand Le Shan bei 76 % aller von ihm untersuchten Patienten und sogar bei 95 % der Krebspatienten, die bei ihm freiwillig eine intensive Psychotherapie durchmachten. Die letzteren hatten ausnahmslos von medizinischer Seite aus keinerlei Hoffnung auf Heilung und eine verbleibende Lebenserwartung von nur höchstens einigen Monaten. Daraus schließt Le Shan wohl nicht zu Unrecht, daß der *Grad der Gefühlsentfremdung Einfluß auf Schwere und Bösartigkeit der Krebserkrankung* hat[30]. Die Ergebnisse seiner Untersuchungen über die Krebspersönlichkeit wurden von anderen bestätigt, so von Dr. Gotthard Booth, einem New Yorker Psychiater, der bei 135 Patienten ähnliche Verhaltensmuster feststellte[31].

Das Drei-Phasen-Muster endet, wie wir eben gesehen haben, in *Verzweiflung und Hoffnungslosigkeit*, in tiefster innerer Einsamkeit. Damit ist ein weiterer und höchst bedeutungsvoller Wesenszug der typischen Krebspersönlichkeit berührt, der sich aus den vielen vorliegenden Untersuchungen und Beobachtungen deutlich herauskristallisiert. Betrachten Sie die Verzweiflung nicht etwa als Ergebnis der Krebserkrankung – da wird sie allenfalls nur deutlich erkennbar –, sondern mit als entscheidende Ursache dafür! Denn sie ist charakteristisch für den gefühlsmäßigen Zustand des Menschen über das ganze oder über weite Strecken seines Lebens überhaupt. Lange vor dem ersten Anzeichen eines Tumors ist sie schon da. Sie ist das Gefühl, das mehr oder weniger tief eingefressen ist, gleichsam in einem ausweglosen Gefängnis leben zu müssen. Sein Kern ist schiere Hoffnungslosigkeit: Das Leben erscheint ohne Sinn und Wert. Denn die Individualität aufzugeben, bedeutet den Verlust seiner selbst; sie aufrechtzuerhalten, bedeutet einsam zu sein. Le

Shan ermittelte *drei sich besonders heraushebende Aspekte der inneren Verzweiflung:* nämlich die Unfähigkeit zu glauben,

1. daß man von der Außenwelt her Befriedigung finden könne; wenn überhaupt, dann doch nur vorübergehend,
2. daß man sich weiterentwickeln könne durch positive Änderung der Dinge,
3. daß irgend etwas, was man auch immer tun kann, die Einsamkeit mindern könne. Die Vergeblichkeit aller seitherigen Bemühungen beweise, daß man eben zur ewigen Ablehnung durch andere verurteilt sei[32].

Es ist bemerkenswert, daß schon in der ersten systematischen Untersuchung an zweihundertfünfzig Krebspatienten über die Verbindung zwischen Krebs und Gefühl der Londoner Krebsarzt H. Snow 1893 feststellte, daß »*seelischer Schmerz* die häufigste unter den vorherrschenden Ursachen« sei, gefolgt von Erschöpfung und Entbehrung, die ja auch immer ihre stark ausgeprägte seelische Seite haben[33]. Und schließlich bleibe nicht unerwähnt, daß der schon einige Male zitierte Forscher Grossarth-Maticek nachgewiesen hat, daß in der Stimmung niedergeschlagene und hoffnungslose starke Raucher (mehr als fünfzig Zigaretten täglich) ungefähr zehnmal so häufig an Lungenkrebs erkranken als eher heitere und optimistische mit gleichem Zigarettenkonsum[34].

Dieses Buch soll die wesentlichen Zusammenhänge klar und übersichtlich herausstellen. Deshalb hätte es wenig Sinn, weitere systematische Untersuchungen aufzuführen, die immer auf das gleiche Ergebnis hinauslaufen, das dargelegt ist. So möchten wir hier nur summarisch auf nicht weniger als vierzehn weitere Arbeiten von anerkannten Wissenschaftlern und Fachleuten aus verschiedenen Ländern hinweisen, die Le Shan relativ ausführlich aufführt und in ihren Ergebnissen bespricht[35]. Sie behandeln verschiedenartige Zusammenhänge in verschiedenen Lebensbereichen zu verschiedenen Zeiten. Dabei laufen sie ausnahmslos auf die Bestätigung der seitherigen Darlegungen in diesem Buch hinaus. Sie lassen sich so zusammenfassen: *Je unbefriedigender der Familienstand bzw. die Lebensumstände, die mit innerer Belastung* (weit mehr als mit äußerer!) *verbunden sind, desto früher entwickelt der Patient Krebs und stirbt daran.* Diese Formulierung ist in enger Anlehnung an die des englischen Forschers S. Peller gewählt[36]. Übrigens hielt schon 1926 Dr. Elida Evans, eine Psychologin aus der Schule von C. G. Jung, nach einer umfangreichen Untersuchung an hundert Patienten, Krebs für eine Erkrankung, die die Frage nach einem schweren ungelösten Problem im Leben des Patienten aufwirft[37]. Die innere Belastung,

Persönlichkeitspsychologisch gesehen:
DIE CHARAKTERISTISCHEN WESENSZÜGE DER KREBSPERSÖNLICHKEIT

Innerhalb der Persönlichkeit liegende Faktoren				Zusätzlich von außen einwirkende Faktoren		
Sensibilität	*Beträchtliches Maß an Selbstbeherrschung*	*Gestörtes Selbstgefühl*	*Gewisse Überaktivität*	*Äußerer Lebensstreß*	*Als schwer empfundener Verlust*	
Besondere Empfindsamkeit/ Empfindlichkeit. Gesteigerte Störbarkeit	Ausgeprägtes Pflichtbewußtsein. Unterdrückung eigener Wünsche und Gefühlsantriebe. Lähmung von Aggressivität	Mangel an Selbstsicherheit. Gewisse Abhängigkeit von anerkannten Normen und Leitfiguren	Dauerndes Arbeiten und Tun. Mangel an innerer Ruhe → Übertönung der inneren Stimme	Echte oder vermeintliche Überforderung	einer wichtigen Bezugs-Person	einer wichtigen Lebenschance
	Selbstentfremdung					

Bei äußerem Bild der Liebenswürdigkeit, Güte und rascher Hilfsbereitschaft mit ständiger Bemühung um Ausgleich und friedliche Atmosphäre
In Wahrheit ständige aus der Wesensart kommende seelische Belastung

Zusätzliche starke Belastung aus äußeren Lebensumständen über längere Zeit hinweg

Aus schwerer innerer Belastung tiefer seelischer Schmerz
Hoffnungslosigkeit, innere Verzweiflung, Verlieren des Lebenssins

↓

Schwächung der Lebens- und Abwehrkraft: Krebsgeschwulst

die jedes schwere ungelöste Problem mit sich bringt und die den Sinn des Lebens in Frage stellt, erscheint immer und immer wieder als das entscheidende Moment.

Die Schlußfolgerung aus all dem: Es zeigt sich eindeutig, was für eine herausragende Bedeutung die seelisch-geistige Einstellung eines Menschen für seine Gesundheit hat. Und es zeigt sich, wie insbesondere das in der Tiefe eingefressene *Gefühl, das Leben habe seinen Sinn verloren*, die Krankheit allgemein und vor allem die Krebserkrankung fördert. Das in einem so hohen Maß, daß man dabei von einer *ganz wesentlichen Voraussetzung der sog. Krebspersönlichkeit* sprechen muß. Es gibt kaum eine Krebserkrankung, der dieses Moment nicht zugrunde läge. Zusammenfassend darf also getrost festgestellt werden, daß der Krebs mindestens in der großen Mehrzahl der Fälle primär eine seelisch-geistige Erkrankung ist. Es liegt auf der Hand, daß die tiefe innere Verzweiflung und Hoffnungslosigkeit die Lebens- und Abwehrkräfte des Organismus in ganz entscheidender Weise treffen und schwächen muß, so daß sich dann das körperliche Krebsgeschwür entfalten kann. Darüber wird später noch alles Notwendige ausgeführt werden.

Auf der nebenstehenden Seite finden Sie ein *Schema*, in dem das Ergebnis der Betrachtungen *von der persönlichkeitspsychologischen Seite her* übersichtlich zusammengefaßt ist.

Natürlich dürfen diese Überlegungen und Erkenntnisse *nicht so einseitig gesehen und gewertet* werden, wie das leider vielfach geschieht. Der Vergleich zum Herzinfarkt liegt nahe. Mag er selten genug auf einen einzigen Faktor zurückzuführen sein, so löst ihn in aller Regel das Zusammentreffen einer ganzen Reihe der dafür typischen Faktoren aus wie starker Streß, zu viel Rauchen, zu hohes Körpergewicht, zu hoher Blutdruck, ausgeprägter Bewegungsmangel und andere, die erst in der Summe das Unglück herbeiführen. So ist es gewiß auch bei der Krebskrankheit: Möge im Einzelfall auch allein zu viel Zucker oder sonstig falsche Ernährung oder zu viel Rauchen oder Bewegungs- und Sauerstoffmangel oder ein geobiologisches Störfeld (Erdstrahlen) oder tiefinnere Verzweiflung dafür verantwortlich sein – normalerweise ist es *das Zusammentreffen mehrerer oder gar aller dieser einzelnen Faktoren.*

Aber eines dürfte als Ergebnis der vielen Beobachtungen und systematischen, wissenschaftlich sauberen Untersuchungen feststehen: der zuletzt genannte Faktor, nämlich *Verzweiflung und Hoffnungslosigkeit*, spielen dabei so gut wie immer mit, und sie *sind einer der wichtigsten, wenn nicht der wichtigste von allen diesen Momenten* überhaupt. Und das rechtfertigt nicht nur, es legt uns die Pflicht auf, diesen seit eh und je vernachlässigten Faktor sehr ernst zu nehmen. Es kann gut sein, daß hier sogar der Schlüssel für die entscheidende Wende zur Erkenntnis in unserer Hand liegt nach Jahrzehnten von aufwendigster und wenig ergiebiger Forschung im nur körperlichen Bereich.

Der wahre Grund für das ständige Ansteigen dieser Krankheit in unserer Zeit ist die Überzivilisierung unseres Lebens im Zeichen der sprichwörtlichen Wohlstandsgesellschaft: der fortlaufende Verstoß gegen die Naturgesetze, gegen die naturgewollte göttliche Ordnung, von der wir uns immer weiter entfernen. So ist der Mensch von der Natur als Bewegungswesen konstruiert: Wer bewegt seinen Körper tagtäglich noch so intensiv, daß er nicht verrotten muß und dabei innere Spannungen ausleben könnte? Der Mensch hat nur eine begrenzte Aufnahmefähigkeit für Eindrücke, die verarbeitet sein wollen: Wer könnte die heutige Eindrucksüberfütterung und Reizüberflutung von frühmorgens bis in die späte Nacht unbeschadet über sich ergehen lassen?

Und die für unseren Zusammenhang vielleicht wichtigste Frage: In der langen, langen Geschichte des Menschen standen *die Steuerungsmechanismen unseres Körpers* (Sinne, Nerven, Hormone) in erster Linie immer unter der Forderung, eine Gefahr sehr rasch zu erkennen und auf der Stelle zu reagieren im Sinne von Sichstellen oder Fliehen. Darauf ist unser Körper eingerichtet. Streß dieser Art kann er ohne Schaden bewältigen. Denn die Spannungen, die sich da in ihm bilden, werden sofort abreagiert, abgebaut, ausgelebt. Und heute? Heute dürfen wir das im engen Zusammenleben und Zusammenarbeiten, im ungleich stärkeren wechselweisen Aufeinanderangewiesensein unter keinen Umständen tun. Wir würden uns in der Gesellschaft sofort unmöglich machen und unsere Lebensbasis selber zerstören. Also dürfen wir Energiespannungen auf keinen Fall abreagieren. Wir müssen sie in uns »hineinfressen« und immerzu stauen, mit all den zersetzenden Wirkungen in unserem Innern, im Unbewußten, in Seele-Geist.

Der Mensch kann sich in seiner Wesensart in so kurzer Zeit unmöglich ändern. Er kann sich diesem tiefgreifenden Belastungswechsel nicht von heute auf morgen anpassen. *Also muß sein Organismus dagegen revoltieren.* Und er tut es, indem seine blockierte Lebensenergie mit der ganzen aufgestauten Kraft dahin strömt, wo sie sich befreien kann: in das wild aufwuchernde Krebsgeschwür, das der Pervertierung unseres Lebens gemäß erst dann zu wuchern aufhört, wenn sich die ganze Lebenskraft des Organismus in immer neuen und neuen Wucherungen selbst aufgezehrt hat – mit seinem

Ende, dem Tod. Das wird sich im nächsten Teil dieses Buches ebenso deutlich zeigen, wie sich der Weg auftun wird, der uns hinführt zu einem neuen sinn- und kraftvollen Leben.

B.
DER ENTSCHEIDENDE ANSATZ FÜR DIE BEHANDLUNG: DER MENSCH ALS GANZHEIT

Aus den recht ausführlichen Berichten und Überlegungen des letzten Kapitels dürfte jedem unvoreingenommenen Betrachter ganz klar geworden sein, wie kraß einseitig und wie verfehlt die Betrachtung und Beurteilung der Krebserkrankung ausschließlich von der körperlichen Seite her doch ist. Auch in der Allgemeinmedizin wird der *Gegensatz von organischen und funktionellen Störungen* mehr und mehr erkannt und immer wichtiger genommen. So kann beim Krebs ein rein körperliches Geschehen die Krankheit nicht wirklich herbeiführen. Was auch immer die physiologische Ursache dafür sein mag, daß die Zellen des Organismus verkrebsen, der letzte Grund dazu kann nur aus der unteilbaren Ganzheit des Menschen kommen, die sich in diesem zweiten Buchteil in ihrer ganzen Bedeutung und in ihrer Hintergründigkeit auftun wird. Ganz anders als die gesundheitlichen Störungen, die sich nur im Körper vollziehen, müssen alle Krebsprozesse aus einem anderen Blickwinkel gesehen werden. Hier sind Grundzusammenhänge psychologisch-biologischer Art im Spiel, die in feinsten inneren Steuerungsvorgängen den gesamten Organismus erfassen und durchdringen. Es geht hier viel weniger um nur unmittelbare Ursachen als um diese in der Tiefe der Persönlichkeit verankerten Grundzüge.

Der prinzipiell richtige Ansatz für die Behandlung dieser Krankheit, die den Menschen tiefgreifend verändert, kann also nur aus der Ganzheit des Organismus kommen, in dem alles mit allem zusammenhängt. Der ebenso gefeierte wie aus durchsichtigen Gründen seinerzeit verteufelte Wilhelm Reich – auf den die heute vielgelehrte und vielgeübte Bioenergetik (sie ist mit der Eutonie eng verwandt) zurückgeht – erkannte schon vor reichlich sechzig Jahren, daß seine Krebspatienten in ihrer Ganzheit geschädigt waren[38]: daß dem seelischen Charakterpanzer ein körperlicher Muskelpanzer entsprach, also Spannungszustände und Verkrampfungen. Und er stellte fest, daß mit dem erfolgreichen Lösen dieses Muskelpanzers durch seine besondere Therapie die ursprünglichen Gefühle wieder frei fließen und sich entfalten konnten. Der richtige Ansatz kann demnach nicht lokal sein, er muß den Menschen als Ganzes erfassen: seine Lebensweise, seine Vitalkraft in der besonderen Ausprägung von Stärke und Spannungszustand, seine Abwehrkraft (Immunsystem), seine Ernährung (Diät), überhaupt seine grundsätzliche Lebenseinstellung als Basis seiner Gefühlswelt und seines Denkens.

Denn wir dürfen getrost davon ausgehen, daß ein wirklich gesunder Organismus trotz aller schädigenden Einflüsse, denen er überall ausgesetzt ist und denen er gewachsen sein muß, keinen Krebs bekommt. Ist das jedoch der Fall, dann müssen die natürlichen Abwehrkräfte zusammengebrochen sein. Und dann erst kann die Tumorbildung in ihren Anfängen beginnen. Der Tumor kann also nicht *die* Krebserkrankung sein, sondern nur ihre erkennbare Folge. *Wer von einer so schweren Krankheit befallen wurde, muß etwas Wesentliches falsch gemacht haben.* Dann darf er auch sein Leben nicht in der alten Weise weiterführen. Dann muß er etwas Wesentliches in seiner Lebensführung und in sich selber ändern.

Wie alles, was da lebt in unserer Welt, das Ergebnis vielfältiger Wechselwirkungen ist, die erst in ihrer Summe das uns sichtbare Ergebnis bewirken, so kann auch der Krebs nur bei solchen Menschen auftreten, die eine ganze Reihe dafür günstiger Faktoren in sich vereinigen. Um es ganz schlicht und treffend auszudrücken: Krebs in Gestalt der 469 registrierten einzelnen Tumorarten[39] ist keine originäre, in sich selbst begründete Krankheit. Er ist eine »*Folgekrankheit*«, nämlich die Folge der ausreichenden Disposition dazu durch entsprechend viele Krebsfaktoren. Natürlich ist das Zusammenwirken von verschiedenen Ursachen oder Faktoren, die sich in ihren Wirkungen überlagern, im Ergebnis nur relativ schwer präzise zu erfassen. Aber: Gibt es einen anderen Weg als den, die im Fundament der Persönlichkeit liegenden Momente so klar wie nur möglich zu erkennen? Kann es für den Unvoreingenommenen, dem es nur um die Sache zu tun ist, einen anderen Weg geben?

1. Ich bin ein energetisches Wesen: Lebenskraft

Beginnen wir unsere Überlegungen bei der fundamentalen Tatsache unserer Existenz: Wir leben. Da erhebt sich sofort die Frage: *Was gibt uns die Fähigkeit und die Kraft zum Leben*? Was ist das Leben eigentlich? Die Kraft zum Leben beziehen wir, wie der Name sagt, aus der Lebenskraft. Dafür können wir auch Lebensenergie oder Vitalkraft oder Vitalenergie oder mit Wilhelm Reich Orgonenergie oder mit den Indern Prana sagen. Die Namen, die wir dafür gebrauchen, sind unwesentlich. Das Entscheidende: Es ist die Kraft, die uns das Leben gab und die uns am Leben hält. Was ist sie dann anders als Energie, allenfalls als eine besondere Art von Energie – der Begriff, der uns in unserer naturwissenschaftlich geprägten Zeit von klein auf vertraut ist? Wir erleben sie in ihrer körperlichen Seite (»Muskelenergie«) und in ihrer seelisch-geistigen (»Nervenenergie«): Das ist die ihrem Wesen gemäße Doppelnatur in uns Menschen.

Diese Lebenskraft ist die Erscheinungsform der Energie, die für uns – da sie uns das Leben gibt – die wichtigste aller Energiearten und -formen darstellt, und die zugleich paradoxerweise *vor allem in der westlichen Welt durchweg am wenigsten verstanden* wird. Der große amerikanische Psychologe William James hat darauf hingewiesen, daß die meisten Menschen dazu neigen, innerhalb von Grenzen zu leben, die sie sich selbst auferlegen. Unsere Betrachtung der Lebenskraft ist ein treffendes und geradezu schon tragisches Beispiel dafür. Was verdankt die Menschheit nicht alles den großartigen Entdeckungen der modernen Medizin! Weil sie aber in ihrer materiell gebundenen naturwissenschaftlichen Ausrichtung – die sich erst heute aufzulockern beginnt – die Energie weder sehen noch bis vor relativ kurzer Zeit sonstwie feststellen oder messen konnte, hat die Medizin die Lebenskraft in ihrer fundamentalen Bedeutung ganz einfach übersehen. Und damit hat sie sich, wie William James sagte, selbst ihre Grenzen auferlegt, die uns heute alle unnötigerweise einengen.

Denn *das Leben ist Energie*. Der Mensch ist ein hundertfach von Energieströmen durchpulstes und von allerfeinsten Energieströmen gesteuertes Wesen. Unser Leben ist vielfältigstes energetisches Geschehen. Ist viel, ungewöhnlich viel Energie, also Lebenskraft, vorhanden, dann ist die Fähigkeit des Organismus zur Wiederherstellung einer erträglichen Gesundheit oft über alles Erwarten groß, auch wenn die Dinge zunächst noch so schlecht und hoffnungslos aussehen. Dafür gibt es unzählige Beispiele aus allen Kriegen, Notzeiten, Katastrophensituationen und aus dem normalen Leben.

Dabei *kann niemand sagen, was die Lebenskraft eigentlich ist*, und kein Kardiograph auf der ganzen Welt kann so gescheit sein zu wissen, was das Herz schlagen läßt. Es ist genauso wie mit der elektrischen Energie: Niemand weiß, was sie eigentlich ist. Wir haben nur die Gesetzlichkeiten, denen sie unterliegt, bis heute in beachtlichem Maß erkannt und können deshalb mit ihr arbeiten und am Maßstab früherer Zeiten gemessen Zauberwerke damit schaffen. Aber wir sind noch weit davon entfernt, die Gesetze der Lebenskraft in ähnlichem Maß zu kennen und mit ihnen arbeiten zu können. Das Schlimmste dabei: Viele, sehr viele dazu eigentlich berufene »Fachleute« sehen das Problem überhaupt nicht. Ja, nicht wenige weisen, im Gefängnis ihres an die Materie gebundenen Intellekts sitzend, eine Beschäftigung damit als unwesentlich, als unwissenschaftlich, ja als Scharlatanerie weit von sich! »Der spottet seiner selbst und weiß nicht wie!« läßt Goethe seinen Faust sagen. In Wahrheit aber kann jeder Arzt und jeder Psychologe und jeder Mensch mit dieser Lebenskraft und den ihr innewohnenden Energien arbeiten, wenn er sich sein Gefühl und seinen Blick dafür nur nicht selber verschüttet hat, und er kann damit oft Erstaunliches, für den Intellekt Unergründliches bewirken.

Was die Lebenskraft am Ende wirklich ist und wo sie herkommt, das darzulegen ist hier nicht der Ort. Das ist, soweit das überhaupt möglich ist, an anderer Stelle bereits in einem größeren Rahmen geschehen in dem Buch des Autors »Heilen aus geistiger Kraft – Aktivierung innerer Energien«[40]. Hier findet sich die Erklärung der Lebenskraft als der Quelle für Hilfe bei körperlichen Schwierigkeiten oder in seelischer Not. Im gegebenen Rahmen dieses Buches sollen die wesentlichen Erscheinungsformen der Lebenskraft dargestellt werden, mit denen wir zum eigenen und zum Nutzen anderer arbeiten können, wenn wir sie nur richtig verstehen. Dabei wird sich ihre unmittelbare Beziehung zu Gesundheit und Krankheit, u. a. auch zum Krebs, rasch zeigen.

An erster Stelle muß auf die große Bedeutung hingewiesen werden, die *das Maß an Lebenskraft*, an Energie hat. Leider sind sich nur wenige Menschen darüber klar, daß nachhaltige Aktivität, besondere Belastbarkeit, starkes Durchhaltevermögen, große Widerstandskraft, ausdauernde Zähigkeit und dgl. im wesentlichen von nichts anderem abhängen als vom individuellen Maß an Lebenskraft, über das der einzelne verfügt. Der seelischen Seite steht parallel die körperliche: die Disposition zur Gesundheit. Der Vitalstarke mit viel Abwehr- und Selbstheilungskräften in sich wird relativ leicht auch mit gefährlichen Infekten fertig, denen der Vitalschwache rasch zum Opfer fällt.

Sehr viel spricht dafür, daß das persönliche Maß an Lebenskraft *jedem von uns in die Wiege gelegt* ist wie alle Begabungen oder Fähigkeiten oder Talente. Die Frage ist nur immer, ob wir sie entwikkeln und was wir daraus machen. Goethe sagt so treffend: »Fähigkeiten werden vorausgesetzt, sie müssen zu Fertigkeiten werden.« Mit anderen Worten: Sie müssen ausgebildet werden. So auch hier.

Es ist nicht ganz leicht, *die Stärke der Vitalkraft eines Menschen richtig einzuschätzen.* Letztlich kann sie sich nur im tätigen Leben erweisen, was besonders in schwierigen Zeiten oft zu großen Überraschungen vorschnell urteilender Beobachter führt. Nur ein gehöriges Maß an instinktiver Menschenkenntnis und eine gewisse Beherrschung der Körpersprache[41], die nicht lügen kann, sichert eine einigermaßen treffsichere Einschätzung dieser Gottesgabe. – Übrigens: Muskel- und Nervenenergie müssen durchaus nicht gleichsinnig gegeben sein. Schwache Muskel- und starke seelische Kraft verbinden sich gar nicht selten miteinander, wofür der schwäbische Begriff des »Zärtele« schönes Zeugnis ablegt: Wie viele liebende Männer haben sich eines Tages schon erstaunt und peinlich überrascht darüber verwundert, was ihr zartes, kleines, so hilfsbedürftig erscheinendes süßes Frauchen für eine fast grenzenlose Energie an den Tag legen kann, sei es z. B. in Notzeiten zum gemeinsamen Besten oder auch zum verbissenen Durchsetzen eines höchstpersönlichen Ziels!

Das individuelle Maß an Lebenskraft legt uns eine fundamentale Grundbedingung unserer Existenz auf: *das Gesetz von der begrenzten Energie.* Es gibt uns die Grenze unseres Tuns in jeglicher Hinsicht. Niemand kann mehr zuwegebringen, weder körperlich noch gefühlsmäßig oder seelisch-geistig, als die Energie ihm zu tun erlaubt, die ihm immer nur begrenzt zur Verfügung steht. In dieser schlichten Feststellung liegt das »gute« und das »böse« Schicksal so vieler Menschen begründet!

Bezogen auf den Krebs können wir aus dieser ersten Betrachtung über das Maß an Lebenskraft und ihre Bedeutung *folgende Schlüsse ziehen:*

a) Das Maß an Lebenskraft ist ein wesentlicher Faktor für die Widerstands- oder Abwehrkraft gegen die überall wirksamen Krebsfaktoren und für die Selbstheilungskräfte eines gefährdeten Menschen. Je stärker die Lebenskraft, um so geringer ist normalerweise die Gefahr der Krebserkrankung, und umgekehrt. Aber die zwei wichtigen Ausnahmen (b und c):

b) Ein hohes Maß an Lebenskraft, das selbstverständlich auch intensive Gefühle einschließt, kann zur großen Gefahr werden, wenn sich die intensive Gefühlskraft im Leben nicht ausreichend ausleben kann und ständig unterdrückt werden muß (z. B. bei stärker gestörter Kontaktfähigkeit). Denn die Kraft der Gefühlsstauung muß dann besonders stark sein mit allen ihren Folgen. Besonders gefährdet sind sehr sensible Naturen.

c) Je mehr Lebenskraft (stark oder schwach) in die Selbstschutzaktivität der verzweifelt gewordenen Seele einfließt, um so weniger steht dem Körper zur Abwehr der Krebsgefahr zur Verfügung und um so eher muß er ihr zum Opfer fallen.

Das zu dieser ersten so wichtigen Erscheinungsform der Vitalkraft. Nun zu einer *zweiten* von ebenfalls großer Bedeutung: dem *Spannungszustand der Lebensenergie*. Von ihm hängt die Wirkungskraft der Persönlichkeit in hohem Maß ab. Denn er entscheidet darüber, ob die innere Kraft frei fließen kann oder ob sie gehemmt, gestaut, blockiert ist. Man muß *das ständige rhythmische Schwingen der Lebenskraft zwischen den beiden Polen der Spannung* (z. B. Tag, Aktivität, Muskelspannung) *und der Lösung* (z. B. Nacht, Passivität, Muskelentspannung) in ihrer Polarität zwischen Yang und Yin – wie sie die alten Chinesen schon sahen – verstanden, es gar an vielen Menschen über die Jahre hinweg beobachtet und miterlebt haben. Dann weiß man von der außerordentlichen Bedeutung dieses Zusammenhangs, der jede Lebensäußerung entscheidend beeinflußt. Er ist an anderer Stelle vom Verfasser in recht ausführlicher Form entwickelt und dargestellt worden[42], so daß sich hier eine genauere Abhandlung erübrigt. In knappster Form ist die Spannungslehre dargestellt in der Übersicht auf der folgenden Seite[43]. Bei aufmerksamer Durchsicht werden Sie sogleich eine Reihe von Menschen vor Ihrem geistigen Auge erstehen sehen!

Hegel sagt: »Lebendig ist etwas nur soweit, als es den Widerspruch in sich trägt.« Alles was lebt, lebt nur solange, als es sich im ständigen rhythmischen Wechsel von Energieaufnahme und Energieverbrauch befindet. Mit seinem Ende ist das Ende des körperlichen Lebens da. So wie Geburt und Tod unserem Leben die Grenzen setzen, so sind die Bausteine des Körpers, seine Zellen, eingebunden in das ewige Werden und Vergehen. Unsere roten Blutkörperchen leben zum Beispiel nur vier Monate. Das bedeutet, daß in unserem Körper jede Sekunde rund zweieinhalb Millionen rote Blutkörperchen neu gebildet werden[44]. Ludwig Klages hat den *Unterschied zwischen Rhythmus und Takt* vor etwa fünfzig Jahren hervorragend herausgearbeitet[45]: In der lebendigen Natur finden wir ausschließlich den Rhythmus, d. h. die stete Wiederholung des Ähnlichen in ähnlichen Abständen, im Gegensatz zum maschinenhaften Takt, der exakt dasselbe in exakt demselben Abstand bewirkt. Ihn erzeugt der menschliche Geist. Das Ordnungsprinzip des Geistes wird, wenn überzogen, für die belebte Natur tödlich. Ein Blick in die allzu sehr durchorganisierte Landschaft zeigt es ebenso wie ein Blick auf die aufgezeichneten Gehirnströme des gesunden Menschen mit ihren unregelmäßigen Linien, während die z. B. des Epileptikers in absoluter Exaktheit verlaufen[44]. *Das Leben unter*

Spannungszustand der Lebenskraft:
Wirkungskraft der Persönlichkeit

Spannung i. w. S. (Yang)		Lösung i. w. S. (Yin)	
–	+	+	–
überspannt, verkrampft,	*gespannt, gebunden,*	*gelöst, entspannt*	*aufgelöst, zerlöst ungehemmt*
GESTAUTE KRAFT	*VERHALT. SPANNKRAFT*	FREI GELÖSTE KRAFT	AUFGELÖSTE KRAFT
Verspannungen verzwungen, krampfhaft	aktiv immer auf dem Sprung	sicher eher dem Geschehen hingeben	sich gehen lassen
forcierte Selbstdisziplin	Wille, sich der Welt zu bemächtigen	eher Schicksalsgläubigkeit	haltlos
Selbstüberwindung	Selbstbeherrschung Disziplin Festigkeit	locker, natürlich ursprünglich, echt,	Mangel an Selbstbeherrschung
Eigenwille, Trotz, Starrsinn	Konzentration	aus sich herausgehend	undiszipliniert
Mangel an Unmittelbarkeit	(Geduld)	beweglich	träge, weich, lasch
			schlapp

befangen, verschlossen	Widerstandskraft	genießen können	verführbar, unbekümmert,
unnatürlich, gemacht	Zurückhaltung	unmittelbar, ungezwungen	– flegelhaft, wurstig
	gemessen, formell		

Spannungsausgleich
(Sattwa, Hara)
ausgeglichen: im Ausgleich, im Gleichgewicht,
im Lot sein.
Alles zur rechten Zeit: einmal voll gespannter
Aktivität und dann voll entspannt und frei
ausgewogen, geschlossen, harmonisch, stabil, gereift

Bei viel Lebenskraft »dynamisch« sich auslebender Mensch:
Die Dynamik ist

gestaunt	beherrscht	freifließend	hemmungslos

Im Spannungsausgleich die echte und starke Persönlichkeit

Bei wenig Lebenskraft auf sich selbst zurückgeworfener Mensch

Mangel an Ursprünglichkeit	an sich haltend	beeinflußbar	ohne Saft und Kraft

Im Spannungsausgleich »braver Bürger« ohne besondere Trieb- und Leistungskraft *liegt nun einmal anderen Gesetzen als der menschliche Intellekt und die von ihm geborene »Wissenschaft«.* Darin liegt ihre Begrenztheit allen Phänomenen des Lebens gegenüber. Je weniger die Wissenschaft das erkennt, weil es für sie schmerzlich ist, desto weniger kann sie für den lebendigen Menschen leisten. Das kann einem gerade bei den Bemühungen um den Krebs wiederum so deutlich werden. Nun können wir aus dieser Lehre vom ständigen rhythmischen Wechsel von Spannung und Lösung zwei weitere gesicherte Schlüsse ziehen:

d) Verzweiflung und Hoffnungslosigkeit sind naturgemäß immer verbunden mit Verlust an Spannung der Lebenskraft und dadurch mit übermäßiger Lösung bis zur Auflösung der inneren Energie. Das wiederum muß die natürlichen Abwehrkräfte des Körpers (sein Immunsystem) entschieden schwächen und somit die Entstehung des Krebsgeschwürs erheblich begünstigen.

e) Alles was lebt entwickelt sich im ständigen rhythmischen Wechsel von Auf und Ab, von Spannung und Lösung zwar langsam, aber unaufhaltsam weiter. Daher muß jede hinreichend lange seelisch-geistige Einwirkung auf die feinen Steuerungsprozesse in unserem Organismus die körperliche Weiterentwicklung der Krebserkrankung stark beeinflussen, sei es zum Guten oder zum Schlechten. (Über die Leib-Seele-Einheit Genaueres im folgenden Kapitel!)

Es bleibt noch auf *eine dritte Erscheinungsform der Vitalkraft* hinzuweisen, die für unsere Überlegungen recht bedeutsam ist: die Frage, *in welche Richtung sich die Lebenskraft*, die vitale Energie des einzelnen, *vorwiegend wendet, ob mehr nach außen oder mehr nach innen*. Diese Betrachtung verdanken wir dem Schweizer Psychologen C. G. Jung. Wir haben die Überzeugung gewonnen, daß sie gerade für die Entstehung und Ausbildung des Krebses von großer Bedeutung ist. Richtet sich die Lebenskraft eines bestimmten Menschen nämlich vorwiegend nach außen, an die äußere Welt, dann kann sie sich leicht ausleben und abreagieren. Wirkt sie jedoch hauptsächlich nach innen, in die Gefühlsschichten hinein, wo sie sich in dieser Weise niemals ausleben und abreagieren kann, dann bildet sie geradezu den idealen Nährboden für das wuchernde und in den Tochtergeschwülsten immer wieder von neuem aufwuchernde Krebsgeschwür. Dem schenkt sie dann die ganze Energie zum üppigsten Wachstum. Die Übersicht auf der folgenden Seite macht diesen im Kern einfachen Zusammenhang prinzipiell hinreichend deutlich.

Normalerweise braucht der hochbelastete Mensch unserer Zeit ein Korrektiv seines fortlaufendes Wirkens nach außen im richtigen

Wirkungsrichtung der Lebenskraft

nach außen: EXTRAVERSION		nach innen: INTROVERSION	
–	+	+	–
Inhaltsarme Geschäftigkeit	*Aktivität nach außen hin*	*Sammlung, Verinnerlichung*	*Abkehr von der äußeren Welt*
Eindrucksabhängigkeit	Aufgeschlossenh. für die äuß. Welt,	Besinnlichkeit, Nachdenklichkeit,	Verschlossenheit
Mangel an Besinnlichkeit, Ständige Unruhe	Starker Tätigkeitsdrang, Gesundes Abreagieren der Energie	Innerer Reichtum, Innere Ruhe	Verbohrtheit, Grübelei, »In-sich-hinein-Fressen« von Spannungen
↓			↓
Ständiger Kraftverbrauch ohne entsprechendes Ergebnis	Der in sich gefestigte im Leben stehende Mensch: Verbindung von äußerer Aktivität mit innerer Ruhe		Ständiger Kräftestau bis zu gefährlicher Energieblockade

Wirken nach innen. Denn die tödliche Gefahr für ihn liegt darin, daß er immer nur von außen her gefordert wird. Bei der Krebspersönlichkeit jedoch bewirkt die – nach außen hin oft geschickt kaschierte – innere Hoffnungslosigkeit und Vereinsamung, daß ein mehr oder weniger großer Teil der *Lebenskraft mit der ihr innewohnenden Energie sich weder nach außen noch in fruchtbarer Weise nach innen hin abreagieren kann.* Das führt dann zu dem »In-sich-hinein-Fressen« der Lebensproblematik mit ihrem am Ende lebensbedrohenden Kräftestau. Das wollen wir in zwei weiteren gesicherten Schlüssen zum Krebsgeschehen festhalten:

f) Je mehr sich die Lebensenergie eines Menschen mangels ausreichender Fähigkeit und Möglichkeit der Ausarbeitung in der äußeren Welt nach innen hin konzentriert, desto leichter baut sich eine gefährliche Energieblockade in den Gefühlsunterschichten auf, die

Entstehen und Wachsen des Krebses in fast idealer Weise begünstigt. – Oder andere Formulierung:
g) Wenn die Lebenskraft viel stärker ist als die real gegebenen Möglichkeiten, sie ausdrücken oder ausleben zu können, ist akute Krebsgefährdung gegeben, bzw. Krebsrückbildung oder Heilung ist wesentlich erschwert.

Zur Verdeutlichung dessen sei das allgemeine Schema kurz aufgeführt, welches *im Sinn der Psychodynamik den Aufbau von inneren Konflikten* in seinen verschiedenen Stufen übersichtlich aufzeigt:

ENTSTEHUNG VON INNEREN KONFLIKTEN

1. Alle Materie und Lebewesen sind fließende, schwingende *Energie*, ebenso jedes Gefühl und jeder Gedanke.
2. *Unterdrückung* von bedrohlich erscheinenden Gefühlen.
3. *Stauung* von Energie oder Antriebskraft.
4. *Verhärtung* (Unterdrückung oder Schwächung) des Energieflusses, d. h. der natürlichen, ausgewogenen Energieschwingung.

↓

Seelische Störung/Körperliche Krankheit

Konflikte sind: Überspannung
Gestaute Antriebskraft
Gestörter Energiefluß

Auch dieses einfache Schema macht deutlich, wie verheerend es sich auswirkt, wenn die natürlichen Lebensäußerungen und damit die in ihnen schwingende Energie blockiert werden. Da sind wir wieder bei Wilhelm Reich, der schon in den einleitenden Hinweisen zu diesem zweiten Buchteil erwähnt wurde. Er ging, angeregt durch die Erkenntnisse und Lehren von Sigmund Freud, wie viele andere Forscher jener Zeit *zunächst von der Sexualkraft aus* und bezeichnete den Krebs als »eine Fäulnis der Gewebe bei lebendigem Leib infolge Lusthunger des Organismus«.[46] Denn bei seinen vielen Krebspatienten fiel ihm immer wieder die Verkrampfung und sexuelle Blockierung auf, und daß er niemals Krebskranke mit lautstarken Gefühls- oder Wutausbrüchen sah. Verständlich, daß Freud in seinem Kampf gegen die Verteufelung der Sexualkraft durch die Gesellschaft jener Zeit, in seinem Kampf um die Befreiung dieser so natürlichen Antriebskraft jeglichen Lebens und so auch des Menschen die sexuelle Triebkraft so sehr überschätzte, daß er sie verabsolutierte. Seine bedeutenden Nachfolger, so auch Wilhelm Reich, haben es nahezu alle gelernt, sie aus ihrer für den Menschen überhöhten Position *wieder einzuordnen in die Lebenskraft schlechthin*, die neben der sexuellen Entfaltung ja viele andere nicht minder wichtige Aspekte hat wie die Abwehrkraft des Körpers, seine selbstheilenden, die Lebensenergie mobilisierenden Mechanismen, die geistige Energieentfaltung, die jede höhere Entwicklung erst ermöglicht, um nur diese zu nennen.

So ist es ganz gewiß nicht falsch, wenn wir auch die von Wilhelm Reich zunächst so starke Betonung des sexuellen Aspekts – übrigens im Sinne seiner eigenen persönlichen Weiterentwicklung – einbinden in den größeren allumfassenden Zusammenhang der Lebenskraft. *Der seelische Charakterpanzer und der ihm zugeordnete Muskelpanzer*, den er in seiner großen Bedeutung so überzeugend herausarbeitete: sie *sind doch nichts anderes als blockierte Lebensenergie.* Ganz in dieser Linie liegt das Ergebnis einer Untersuchung am John-Hopkins-Krankenhaus in Baltimore an Frauen mit metastasiertem Brustkrebs: Die aufsässigen Patientinnen, die bei Ärzten und Personal als »schwierig« gelten, die sich häufig wütend und widersetzlich benehmen, lebten im Durchschnitt noch dreimal länger als die duldsamen, die sich schicksalsergeben allem fügen, auch den unangenehmen Anordnungen und deren Begleiterscheinungen[47]!

Zurück zum gestörten Energiefluß, zur blockierten Lebenskraft. Jetzt zeigt sich deutlich, daß sie sich im Sinn der aufgewiesenen Erscheinungsformen der *Lebenskraft* (Stärke, Spannungszustand, Wirkungsrichtung) *in zweifachem Sinn beim Krebskranken nicht in natürlicher Weise entfalten und ausleben kann*: Im Sinn der Überspannung, der Stauung und Verkrampfung der Energie *und* im Sinn der übermäßigen Nachinnenwendung mit ihrer auch von hier aus verursachten Unfähigkeit des Abreagierens, des Auslebens nach außen hin. Erinnern Sie sich an das früher aufgewiesene Drei-Phasen-Muster der Krebspersönlichkeit von Le Shan: Was macht die Lebenskraft dieser Menschen, die durch den Verlust der für sie wesentlichen zentralen Beziehung so schwer getroffen sind, daß ihr Leben sinnlos geworden ist? Zum einen hat sich ihre ganze Energie im Groll über das Geschick, vielleicht in den feindseligen Gefühlen gegen den echten oder vermeintlichen Verursacher dieses bösen Geschicks aufgestaut: die Überspannung ist perfekt. Und zum anderen kann sich die gestaute Kraft nicht mehr nach außen hin ausleben. Die Möglichkeiten und Wege des gefühlsmäßigen Ausdrucks und Abreagierens in die äußere Welt sind in der totalen Sinn- und Hoffnungslosigkeit verloren-, gewissermaßen untergegangen: Die Überspannung wird in sich »hineingefressen«, auch die Energieblockade im Inneren ist perfekt. *Wo anders könnte sich dieser emi-*

nente zweifache Gefühlsstau, die höchstgradig gestaute Lebenskraft austoben als im wildwuchernden Krebsgeschwür? Die natürliche positive Entfaltung ist ihr ständig verwehrt, und so ergießt sie sich, wenn der sie gewaltsam zurückhaltende Damm bricht, in das sich stürmisch entwickelnde Geschwür und seine Tochtergeschwüre. Das ist der Ausweg für die notwenige, unvermeidliche Entfaltung ihrer Energie. Denn die elementare Lebensenergie ist da, sie kann sich nicht in nichts auflösen.

Wie wichtig die freie, ungehemmte Äußerung von innerer Spannung gerade auch für den krebsgefährdeten Menschen ist, hat der Arzt Dr. David Kissen aus Glasgow in einer untersuchung an dreihundert Lungenkranken nachgewiesen. Die Patienten, die ihre emotionalen Spannungen nur in geringem Maß abführen konnten, erkrankten weit häufiger an Krebs als die Patienten mit einem guten Ventil dafür. Und die Sterblichkeitsrate bei Lungenkrebs pro Jahr war in der erstgenannten Gruppe viereinhalbmal höher als in der zweiten, und das unabhängig vom Zigarettenkonsum[48].

An dieser Stelle muß, um möglichen Fehlschlüssen vorzubeugen, noch einmal auf den *rhythmischen Wechsel von Spannung und Lösung unserer Lebenskraft*, auf Yang und Yin eingegangen werden. Auf der einen Seite wurde festgestellt, daß die Auflösung der inneren Energie die natürlichen Abwehrkräfte des Körpers schwächt und somit die Entstehung des Krebsgeschwürs begünstigt. Krebs ist in der Tat eine »Yin-Krankheit«, weil der Organismus mangels Spannkraft das Wuchern des Tumors nicht verhindern, nicht bremsen kann. Und auf der anderen Seite wurde immer wieder auf die Überspannung verwiesen, die von der seelischen Seite her den Krebs erst ermöglicht. *Dieser vermeintliche Widerspruch löst sich sofort auf*, wenn Sie sich an die menschheitsalte Weisheit erinnern: die Extreme berühren sich (ein gängiges französisches Sprichwort!), die Extreme ziehen sich an. In unserem Buch »Lebenskraft« bzw. »Das Entspannungsprogramm« haben wir diese so wichtige Gesetzlichkeit schon deutlich herausgestellt[49]. Gerät der Mensch zu sehr auf die Seite der übermäßigen Spannung – wie das für den Krebs ja typisch ist – dann kommt unabwendbar der auslösende Punkt der buchstäblichen Überspanntheit, da die Spannung nicht weiter erträglich wäre. Es ist eben keine Spann- oder Widerstandskraft mehr da, die sie auch weiterhin »im Zaum halten« und erfolgreich bändigen könnte. So bricht die Überdisziplin rettungslos zusammen, und die übermäßig gestaute Energie bricht sich hemmungslos ihre Bahn. Das andere Extrem der übermäßig gelösten oder aufgelösten Kraft beherrscht jetzt den Organismus und schießt in das gleichsam explosionsartig sich aufblähende Krebsgeschwür. Das wurde im vorletzten Absatz schon beschrieben. Der scheinbare Gegensatz ist also in Wahrheit nur eine Erscheinungsform der Einheit im Sinne des nochmals zitierten Hegelschen Wortes: »Lebendig ist etwas nur soweit, als es den Widerspruch in sich trägt.«

Die Unterdrückung der Gefühle, die für die Krebserkrankung wesentlich ist, zeigt sich auch in dem sehr *oft auffallenden Verantwortungsgefühl für das, was man tut, und die Folgen davon* für die betroffenen Menschen: Kinder, sonstige Familienangehörige, Arbeitskollegen usw. Sie zeigt sich in erheblicher Selbstdisziplin, in dem Verzicht auf die Befriedigung der eigenen Wünsche und Interessen zugunsten der anderen Leute. So wertvoll diese Eigenschaften auch sind, und so sehr verantwortungsbewußte Eltern sich bemühen, sie den Kindern zu vermitteln: Wenn die Selbstdisziplin allzusehr darauf beruht, daß die natürlichen Gefühlsantriebe ständig kurzgehalten, gezähmt und beherrscht werden, dann ist das des Guten zuviel. Dann haben wir zu viel Lenkung der Energie nach innen: die innere Spannung und Überspannung können sich nicht mehr nach außen hin abreagieren. Die ganze Kraft dieser gestauten Energie muß sich dann wie besprochen nach innen und damit gegen den Menschen selber wenden. Die Stelle, wo sich dann das Krebsgeschwür breit macht, dürfte der vielzitierte locus minoris resistentiae (der Ort des geringsten Widerstandes) im Körper bestimmen. Wo anders sollte es sich entwickeln?

Bemerkenswert ist in diesem Zusammenhang eine Beobachtung über Jahre hinweg, die allerdings statistisch noch zu untermauern wäre. Danach werden *geschiedene Frauen*, die sich für total unschuldig an ihrer Scheidung halten, kaum je von Krebs befallen, wenn sie ihren Groll ungeniert nach außen abreagieren. Dafür gibt es viele Möglichkeiten: unausgesetzte Betonung der eigenen Unschuld, weites Verbreiten der Schlechtigkeiten des geschiedenen Mannes, Aufbringen der gemeinsamen Kinder gegen ihn als den Bösewicht schlechthin, Heraufbeschwören ständiger Auseinandersetzungen mit ihm über Unterhaltsfragen, Besuchsrecht der Kinder usw. Mindestens unbewußt bereitet das Frauen dieser Art innere Befriedigung; sie reagieren ihren energiegeladenen Groll, ihre Spannung aktiv nach außen ab. Ganz im Gegensatz zu denen, die dazu aufgrund entsprechender Kulturstufe nicht in der Lage sind und ihr Leid so wie viele verheiratete, aber in ihrer Ehe unglückliche Frauen in sich hineinfressen: sie sind hochgradig krebsgefährdet.

Für die Heilung ist das Wesentliche die Freisetzung der Gefühle. Von den drei fundamentalen Antriebskräften des Menschen: dem

Selbsterhaltungstrieb (Selbstbehauptungs-, Selbstdurchsetzungsdrang), dem Selbstentfaltungsdrang (Selbstentwicklungs-, Selbstverwirklichungsstreben) und dem Selbstbestätigungsverlangen (Selbstschätzungstrieb, Anerkennungsbedürfnis) wird der Selbstentfaltungsdrang meist nur in einer relativ oberflächlichen Bedeutung gesehen. Wer sich jahrzehntelang als kritischer Beobachter mit dem Geheimnis des Lebens beschäftigt hat, der kommt um die sich ständig vertiefende Einsicht nicht herum, daß *der innere Kern von allem, was da lebt in dieser Welt, positiver Natur ist:* sinnvoll, vernünftig, auf andere Lebewesen hin orientiert, in die Zukunft gerichtet, und durchaus realistisch eingestellt (anders gäbe es kaum eine Überlebenschance!). So auch der Mensch in seinem körperlichen und seelischen Aufbau. So wie er sich in seinem Innern weiterentwickelt, so wächst im besonderen sein Selbstentfaltungsdrang weiter. Und dieser wirkt sich von der Wurzel her durchweg in positiver Richtung aus. Jetzt sammelt sich die Lebenskraft, und die ganze Fülle der Energie schießt von allein in die positive Richtung ein und verleiht ihr dann die starke Stoßkraft. Es ist bezeichnend, daß anomale krankhafte Tendenzen immer dann auftreten, wenn die Bemühungen zur positiven Selbstentfaltung vergeblich sind. Erst dann wendet sich die Kraft dem Negativen, dem Zerstörerischen zu. Vorrangig ist und bleibt der Drang zum Positiven.

So ist es auch beim Krebs. Die Lebenskraft ist da. Die Frage ist nur, wohin sie sich im wesentlichen wendet, wohin sie im wesentlichen einschießt. *Gerade beim Krebs ist viel Energie am Werk.* Es ist nur zu sehr gelöste Energie, die der richtigen Steuerung entflohen ist. Schon zu Beginn der Erkrankung, nach der ersten unbezweifelbaren Diagnose wird sie in den meisten Fällen im Negativen, im seelischen Konflikt, in der Angst gebunden. Diese vitale Energie, die sich in der übermäßigen und ungesteuerten Neubildung von Zellen auslebt, gilt es, wieder ins Fruchtbare, in den positiven Körperaufbau zu lenken. *Sie muß wieder eingeordnet werden in die richtige Körperfunktion,* in die sinnvolle Ordnung der Organe. Deshalb muß man dem Kranken helfen, die Wurzeln seines Übels und die Chance seiner Gesundung, mindestens einer wesentlichen Besserung zu erkennen. Krebst ist ein Energieproblem der Zellen, ist Krise im Strömen der Energie. Krebs in allen seinen Arten und Formen ist – wie jede bedrohliche Erkrankung – immer Energiekrise und deshalb offen für die Beeinflussung durch die Energie von Seele-Geist. Erfolgt sie im richtigen Sinn, dann kann sich die Lebenskraft von der gigantischen Energievergeudung der sinnlosen Krebsentwicklung weg wandeln zur positiven Abwehr- und Heilungskraft zugunsten der neuen sinnvollen Weiterentwicklung des Lebens. Die Pervertierung der Lebenskraft, die auf die eigene Selbstzerstörung hinwirkt, kann ein Ende haben. Aus dem Feind des Lebens kann sie wieder der große Verbündete, der kraftvolle Helfer, ja der eigentliche Träger des wiederhergestellten Lebens werden. Aber der ganze Mensch muß dahinterstehen. Sonst kann sich dieser Wandel nicht vollziehen, wie sich im nächsten Kapitel sogleich zeigen wird. – So können wir auch hier wieder einige gesicherte Schlüsse anfügen:

h) Die Lebenskraft, die sich nicht im Positiven hat ausleben dürfen und können, schießt ins Negative: Innere Überspannung durch ständige Unterdrückung der Gefühle führt zum Ausbrechen der Lebenskraft in die wild aufwuchernde Zellenbildung der Krebsgeschwulst.

i) Weil die Unterdrückung der Gefühlsantriebe mit ihrer Energiestauung wesentliche Voraussetzung ist für die Entstehung und Weiterentwicklung des Krebses, ist für Stillstand, Rückbildung oder Heilung die Freisetzung der Gefühle ganz entscheidend. Sie zu bewirken, ist mit die erste (selbst-)therapeutische Aufgabe.

Schwere Krankheit und Lebenskraft (Energie): Zusammenfassung der grundlegenden Erkenntnisse

Zum Schluß dieses Kapitels seien die Erkenntnisse, die sich aus den bisherigen Überlegungen gewinnen lassen, übersichtlich zusammengefaßt. Wenn sich die bisher gezogenen Schlüsse so, wie sie sich an den verschiedenen Stellen ergaben, teilweise wiederholten oder einander überschnitten, so können sie nun in diesen sechs Sätzen klar herausgestellt werden. Dabei darf Krebs in weitem Umfang nur als Beispiel für jede gefährliche Erkrankung auch sonstiger Art genommen werden:

1. Das Maß an Lebenskraft bestimmt in hohem Maß die Widerstands- oder Abwehrkraft gegen die physisch allgegenwärtigen Krebs-(krankheitserregenden) Faktoren und die Selbstheilungskräfte eines gefährdeten Menschen. Je stärker die Triebkraft, um so geringer ist normalerweise die Gefahr der Erkrankung und umgekehrt. (a)

2. Je mehr die persönliche Lebenskraft in die Selbstschutzaktivität einer verzweifelt-hoffnungslosen Seele einfließt, desto weniger steht dem Körper zur Abwehr der Krebsgefahr (Erkrankung) zur Verfügung und desto eher muß er ihr zum Opfer fallen. (c)

3. Verzweiflung und Hoffnungslosigkeit lösen die Spannung der Lebenskraft und führen zur Auflösung der Energie, was die natürlichen Abwehrkräfte des Organismus (sein Immunsystem) entschieden schwächt und somit dem Krebs (der Krankheit) erheblichen Vorschub leistet. (d)
4. Wenn die Lebenskraft stärker ist als die tatsächlichen Möglichkeiten, sie in der Außenwelt ausarbeiten, ausleben zu können, dann muß sie sich nach innen hin zu einer Energieblockade in den Gefühlsunterschichten aufbauen, die Entstehen und Wachsen des Krebses (der Krankheit) stark begünstigt und (Krebs-)Rückbildung oder Heilung wesentlich erschwert. (f, g)
5. Wenn intensive Gefühle (Gefühlsantriebe) ständig unterdrückt werden, weil sie sich im Leben nicht ausarbeiten, ausleben dürfen (z. B. bei ausgeprägter Kontaktschwäche oder/und bei recht sensiblen Naturen), dann führt besonders die starke Lebenskraft wegen dieser intensiven Gefühlsstauung zu erheblicher Krebs-(Krankheits-)Gefährdung. (b, h)
6. Alles was lebt entwickelt sich langsam, aber unaufhaltsam weiter: daher muß die positive Freisetzung der Gefühle aus ihrer Blokkade mit ihrer ständigen positiven Einwirkung auf die feinen Steuerungsprozesse in unserem Organismus Stillstand, Rückbildung oder Heilung der (Krebs-)Erkrankung bewirken. Das ist die wichtigste (selbst-)therapeutische Aufgabe. (e, i)

2. Ich lebe in meinen drei Ebenen: Körper, Seele und Geist

Im Zusammenhang mit schweren Erkrankungen wird nicht zu Unrecht oft vom »*Lebenswillen*« gesprochen, etwa daß einem vermeintlich unrettbar dem Tod Geweihten durch seinen starken und zähen Lebenswillen doch trotz allem die Gesundheit wiedergeschenkt worden sei. Und nicht selten wird gleichzeitig darauf hingewiesen, daß der betreffende Mensch noch eine Aufgabe vor sich sah, die er unter allen Umständen vor seinem Tod noch zu erfüllen hätte. Zum Beispiel eine junge Mutter, die ihre kleinen Kinder noch »aus dem Gröbsten herausbringen« müßte oder ein Mensch, der verbissen auf ein Ziel hinarbeitet und es noch unbedingt erreichen muß. Was ist dieser Lebenswille und worin liegt seine Durchhalte- und seine Stoßkraft eigentlich?

Es kann kaum ein Zweifel sein, daß der Lebenswille in dieser Form letztlich nichts anderes ist als *die äußerst konzentrierte Lebens-*

kraft oder Lebensenergie. Sie nährt ihn aus ihrer uns unergründlich scheinenden Wurzel bis zu ihren alleräußersten Möglichkeiten. Natürlich ist der Lebenswille Schwankungen unterworfen wie alles, was lebt. Die Frage ist immer, ob die äußerste Kraft und Stärke mobilisiert werden und damit voll zur Verfügung stehen kann, oder ob sie in ihrer Entfaltung blockiert wird. Was anders kann diesen Lebenswillen zum Maximum steigern oder ihn total schwächen als das, was ihn aus der Tiefe der Persönlichkeit heraus lenkt und steuert: was wir üblicherweise als »Seele« oder »Seele-Geist« bezeichnen? Wer »beseelt« ist von zähestem Lebenswillen, kann allerübelste Strapazen und größte Schwächezustände seines Körpers überstehen, und wer ihn verloren hat, der ist dem Tod geweiht. In der Geschichte der Menschheit ist das millionenfach bewiesen, und in jedem Krankenhaus ist es fast täglich zu beobachten. Der »Lebenswille« muß ganz offensichtlich einen starken Einfluß auf die natürlichen Abwehr- und Heilungskräfte des Organismus haben.

Der schwächliche »Lebenswille« ist eng gebunden an die Unfähigkeit der eigenen Persönlichkeitsentfaltung, an den fehlenden Sinn, dessentwegen sich eine Anstregung lohnen würde, wie das für Verzweiflung und Hoffnungslosigkeit so typisch ist. *Wenn die belebende Seele den Körper nicht motivieren kann, wer oder was könnte es dann jemals tun*? Die Schwierigkeit der positiven Beeinflussung von Menschen war zu allen Zeiten, sie von außen her so anzupakken, daß der zündende Funke im Innern ankommt. Kommt er an, zündet er im Inneren, dann regen sich die vorher schlaffen Kräfte von neuem, oft in erstaunlicher Form. Hier liegt letztlich die große Schwierigkeit, wie jeder halbwegs erfahrene Therapeut weiß. Wenn die unbewußten Gefühlskräfte während einer Krise – welcher Art auch immer – geweckt werden können, wenn sie sich dadurch gleichsam von neuem zusammenfinden, dann erwacht der »Lebenswille« von neuem. Und das entscheidet dann darüber, ob und wieweit die Lebenskraft, die Lebensenergie für den neuen Anlauf zum Leben bereitsteht. Das ist im Grunde nicht selten die entscheidende Frage über Leben und Tod. Und ob es dem Therapeuten gelingt, eben diesen zündenden Funken überspringen zu lassen, das ist auch die Kernfrage, deren Beantwortung über sein Können entscheidet.

Der erfahrene und einfühlsame Arzt Dr. Dieter Beck geht der Frage nach, warum Ärzte in seelischen Problemen oft hilflos sind, und was *die eigentliche Leistung des Arztes* sei. Dabei weist er darauf hin, daß die Funktion der ärztlichen Beziehung zum Patienten, die die Gesundheit wiederherstellen soll, dynamisch gesehen in nichts unterschieden ist von gewissen paramedizinischen Methoden, die der Arzt bisher abgelehnt und verachtet hat. Praktiken wie Handauflegen, Wahrsagen und dergleichen hätten ihre Stärke oft in der viel besser ausgebildeten Einfühlsamkeit in diese hier wesentlichen Schichten des Patienten, die nach dem Gesetz des »natura sanat, medicus curat« (»die Natur heilt, der Arzt versorgt«) die Heilung in Wahrheit bewirken. Und diese Fähigkeit sei dem Arzt durch die nur intellektuelle Universitätsausbildung und die Geringschätzung der Gefühlswelt verlorengegangen. »Die Einäugigkeit des Spezialisten . . . verhindert das Zustandekommen einer . . . tieferen Arzt-Patienten-Beziehung. Damit fehlt die Grundlage für einen wirklichen Heilungsprozeß«[50]. Und damit bestätigt dieser hervorragende medizinische Fachmann das, worum es hier geht, Wort für Wort. Und in genau der gleichen Richtung liegen die Ausführungen des weithin bekanntgewordenen amerikanischen Krebsarztes Lawrence Le Shan, der die Betrachtung des Menschen als einen körperlichen Mechanismus, als eine Art Maschine, die sich seit dem 17. Jahrhundert immer stärker durchgesetzt hat, als unhaltbar beklagt. Der Patient habe innerhalb gewisser Grenzen dieselbe innere Freiheit der Entscheidung wie der Therapeut, und da liege der wesentliche Ansatzpunkt[51]. Diese nur zwei Stimmen aus vielen anderen, die in den letzten Jahren aus Kreisen nachdenklicher Ärzte immer zahlreicher werden, mögen hier genügen.

Nach diesem notwendigen Seitenblick, der für Wohl und Wehe von Millionen kranker Menschen so viel bedeutet, zurück zum Ausgangspunkt: *Nur wenn die unbewußten seelischen Gefühlskräfte geweckt werden*, wenn sie freigesetzt werden und den Körper durchströmen, kann auch dieser seine allerletzten Kräfte noch zu neu aufblühendem Leben aktivieren. Immer wird in diesem Zusammenhang der *Einklang* von Körper und Seele, *von Körper und Seele-Geist* betont. Weil diese Begriffe häufig unklar und in verschiedenem Sinn gebraucht werden, sollen sie für unsere Zwecke zunächst so eindeutig wie möglich geklärt werden. Was der *Körper* ist, das wissen wir alle: Er ist materieller Natur, unsere Sinne nehmen ihn wahr. Er wird geboren, und er stirbt. Schon stehen die Fragen vor uns: Wo kommt das Leben her? Was ist das Leben überhaupt? Und wo geht es allenfalls nach dem Tod, nach der Auflösung des Körpers hin? Es ist hier nicht der Ort, diesen letzten Fragen im einzelnen nachzugehen. Der Verfasser hat das schon an anderer Stelle getan, soweit es uns Menschen mit unserem kleinen Horizont überhaupt möglich erscheint[52]. Im folgenden soll die Antwort in der hier gebotenen Kürze erfolgen.

Die moderne Kernphysik hat unwiderleglich bewiesen, was intuitive, medial begabte Menschen schon seit Jahrtausenden wußten und erklärt haben: *Alles ist schwingende, fließende Energie.* Der große Naturwissenschaftler Max Planck: »Es gibt keine Materie an sich. Alle Materie entsteht und besteht nur durch eine Kraft, welche die Atomteilchen in Schwingungen versetzt und sie zum winzigsten Sonnensystem des Atoms zusammenhält.« Er hat wie andere große Naturwissenschaftler nie aufgehört zu fragen: Was ist das für eine geheimnisvolle, gewaltige Kraft, welche die Elektronen mit der uns unausdenkbaren Geschwindigkeit bis zu zweitausend Kilometer pro Sekunde um den Atomkern herumwirbeln läßt? So sagt Max Planck an anderer Stelle: »Materie an sich gibt es nicht, es gibt nur den belebenden, unsichtbaren, unsterblichen Geist als Urgrund der Materie . . ., den ich mich nicht scheue, Gott zu nennen.« Nennen wir diese uns geheimnisvolle Kraft, die alles geschaffen hat, was geschaffen ist, sei es vermeintlich tote Materie oder lebende Substanz (die ja in den tragenden Zellen ebenso nach dem atomaren Prinzip aufgebaut ist), wie immer wir wollen: *Geist oder Gott oder Bewußtsein oder kosmische oder Urenergie* oder mit verschiedenen Völkern und Kulturen nach deren Namen – immer steht dahinter der Begriff, der uns in der westlichen Welt heute dafür der geläufigste ist, der Begriff der *Energie.* Was die Energie eigentlich ist, das weiß bis zum heutigen Tag kein Mensch zu sagen, auch nicht der größte Gelehrte unserer Zeit. Wir kennen nur die Gesetzlichkeiten, denen die Energie in ihren uns erkenntlichen Erscheinungsformen unterworfen ist, und wir haben gelernt, damit zu arbeiten. So ist sie uns zum selbstverständlichen Alltag geworden.

Was kann das Leben so gesehen anders sein als Energie? Wenn sich die Menschen seit alters her angewöhnt haben, die geheimnisvolle Kraft, die uns leben läßt, »*Seele*« zu nennen, dann kann diese Seele nichts anderes sein als Energie. Nach dem unbestrittenen Gesetz von der Erhaltung der Energie kann sich diese nicht in nichts auflösen. So kann sie dann, wenn sie mit unserem Tod aufhört, den Körper zu beseelen, auch nicht spurlos verschwinden. Die Seele kann also nur weiterleben in einer anderen, der vergeistigten Daseinsform, an der heute anhand von ungezählten Zeugnissen verschiedenster Art aus allen Völkern und Kulturen nicht mehr gezweifelt werden kann, wenn man sich nur der faszinierenden Mühe unterzieht, diesen Zeugnissen genauer nachzuforschen.

Soeben habe ich von »vergeistigter« Daseinsform der Seele nach unserem Tod gesprochen: *Was ist der »Geist«?* Auch er kann nichts anderes sein als Energie: schwingende, fließende Energie, wie das jedes EEG (Elektroenzephalogramm, das die Gehirnströme aufzeichnet) so überzeugend beweist. Er ist, wo immer er wirkt, absolut derselbe. Der für uns unermeßliche Kosmos mit seinen Millionen Milchstraßen von jeweils Milliarden von Sternen ist wohl der vollendetste Ausdruck dieser kosmischen oder Ur-Energie, dieses Allgeistes, der alles durchgeistet und beseelt, was da geschaffen ist. Jetzt erhellt sich auch der Begriff des Geistes *im Verhältnis zur Seele*: Der Geist ist überindividuell, er ist überzeitlich, er ist allgegenwärtig, während die Seele sozusagen der individualisierte Geist ist; gebunden an das einzelne Lebewesen, solange dieses in seiner Körperlichkeit existiert und in der Daseinsform dieser Welt »lebt«. Am treffendsten gibt das Wesentliche der Vergleich: Aus dem unermeßlichen Ozean des Geistes bin ich das Tröpfchen Wasser, das meine Seele ausmacht. Weil die Einzelseele also ihrem Wesen nach immer ihren zwar noch so winzigen, aber echten Anteil am Geist hat, deshalb sprechen wir dann auch sehr zu Recht so oft von *Seele-Geist*.

Wir leben in der begrenzten Welt unserer Sinne, die uns in der jeweils begrenzten Aufnahmefähigkeit für Energieschwingungen ein für alle Mal vorgegeben ist. Wir können das Wirken der gewaltigen Energie mit diesen unseren Sinnen nur ausnahmsweise feststellen, etwa bei schweren Gewittern oder nicht alltäglichen Naturkatastrophen. Weil der Arzt beim Sezieren von noch so vielen menschlichen Körpern die Energie, die Seelen der Toten, nicht finden kann, deshalb meinten viele und meinen auch heute noch gar manche, es gäbe keine Seele! Daß die Seele, das Leben, die lebensspendende Energie aber solange wir leben in jeder der Abermilliarden Zellen ist, aus denen unser Körper aufgebaut ist, das übersehen sie. Daß wir Menschen in dieser durch unsere Sinne begrenzten Welt leben, also nur einen womöglich relativ kleinen Ausschnitt aus der gewaltigen Gesamtschöpfung erkennen und erfassen können – das ist der Grund dafür, daß in der buddhistischen Lehre so viel von der geistigen Blindheit, von der großen Unwissenheit der Menschen die Rede ist. Wie der nochmals zitierte große Max Planck so schlicht und treffend formuliert hat: »Das Atom öffnet der Menschheit die Tür in die verlorene und vergessene Welt des Geistes.«

Jetzt haben wir die Grundlage dafür, die überragende Bedeutung des »*Menschen als Ganzheit*«, des »ganzheitlichen Menschen« zu erkennen. Er und nur er ist es, der in den drei menschlichen Ebenen lebt: in Körper, Seele und Geist. Die Gesundheit setzt den Einklang von Körper und Seele-Geist voraus. Wie die nur als Beispiele vor kurzem genannten Ärzte Beck und Le Shan überzeugend dargetan haben: Rein körperliche Bemühungen können nicht helfen, wenn nicht Körper, Seele und Geist geschlossen auf die Gesundheit ausgerichtet sind. Wenn heute die Bedeutung der psychosomatischen (also der seelisch-geistig bedingten körperlichen) Krankheiten wie Magengeschwüre, Gallensteine, Schlaflosigkeit, Kopfschmerzen, Asthma, Hautkrankheiten, Magersucht und vieles andere intellektuelles Gemeingut in der breiten Ärzteschaft zu werden beginnt, dann sollte *der logische Gedanke der psychosomatischen Gesundheit* noch stärker herausgestellt werden. Die Folgerungen aus diesem Begriff sind fast grenzenlos. Wir brauchen nur an das Wort vom heutigen »Krankheitswesen« zu denken, wie Spötter unser sogenanntes Gesundheitswesen übersetzen! Weil in diesen Jahren die Einheit, die innige Wechselwirkung von Leib und Seele erfreulicherweise mehr und mehr betont wird, soll hier auch nur das Wichtigste nochmals gesagt werden. Die beiden Autoren haben in ihrem grundlegenden Werk »Lebenskraft« bzw. »Das Entspannungsprogramm« schon vor Jahren alle wesentlichen Gedanken dazu dargelegt[53].

»Jede Veränderung des physiologischen Zustands geht mit einer entsprechenden, bewußt oder unbewußt verursachten *Veränderung des geistig-emotionalen Zustands einher. Und umgekehrt* folgt jeder bewußt oder unbewußt erzeugten Veränderung des geistig-emotionalen Zustands eine entsprechende Veränderung des physiologischen Zustands.« So formulieren die Biofeedback-Forscher Elmer und Alice Green ein physiologisches Prinzip[54]. Körper und Geist sind auch für sie eine Einheit, Leib und Seele stehen in einer äußerst wirksamen Wechselbeziehung: Körperliche Krankheit kann durch Seele-Geist ebenso hervorgerufen wie auch geheilt werden. Übrigens: Ludwig Klages hat genau dasselbe schon vor reichlich siebzig Jahren in der Erarbeitung seiner Ausdrucksgesetze überzeugend aufgezeigt: Jedes Gefühl hat eine Stimmungs-, eine sensorische (die besondere seelische Färbung wie etwa in Trauer oder Wut) und eine Antriebs-, eine motorische Seite (bei Trauer Antriebsgehemmtheit, bei Wut gesteigerter, intensiver und nicht mehr ganz beherrschter Bewegungsdrang), und diese letztere beeinflußt in ihrer Steuerung von den Nervenzentren her die gesamten körperlichen Vorgänge[55]. Der Mensch ist also eine Einheit, eine Ganzheit. Ihn nur vom körperlichen her zu sehen, bedeutet in der Tat eine unverantwortliche Verkennung seiner wahren Natur.

In früheren Zeiten mußten die Menschen körperlich sehr viel mehr tun als heute. Die körperliche Arbeit, die körperliche Anstrengung war absolut vorherrschend. Auch die relativ wenigen nur geistig Tätigen mußten sich ungleich mehr als heute tagaus tagein bewegen und in gewissem Umfang auch körperlich »arbeiten«. Es gab keine

Autos, keine Aufzüge und Rolltreppen, nicht die vielen Trage- und Hebeerleichterungen von heute. So war nach der Anspannung des Tages die volle natürliche Entspannung in der Nacht fast selbstverständlich: Der erholsame und die Kräfte wieder sammelnde Schlaf stellte sich bei der auch körperlichen Belastung von allein ein. Körper und Seele-Geist waren mehr oder minder im Ausgleich. Und heute? Wer fällt heutzutage abends noch in diesem Sinn »todmüde« ins Bett zu einem problemlos gesunden und tiefen Schlaf? Und wenn die Leute früher ihren menschlichen Kummer hatten, der im großen gesehen sicher nicht geringer war als heute, so konnten sie ihn bei der tagtäglichen körperlichen Ausarbeitung mindestens teilweise abreagieren. Sie hatten gar nicht mehr die Kapazität, sich liebevoll in ihre innere Not zu versenken. Das ist ein Gesichtspunkt, der viel zu wenig bedacht wird. Diese wirkungsvolle Lebenshilfe ist uns heute verlorengegangen. Oder denken Sie an *die uns ekstatisch-orgiastisch anmutenden Feste der Naturvölker*, die sich periodisch wiederholen: Was da nach außen hin an inneren Spannungen abgebaut wird, die sich in unserer Überzivilisation ständig in uns aufstauen müssen! So wird in ganz natürlicher Weise das innere Gleichgewicht zwischen Körper und Seele-Geist ausreichend wiederhergestellt, bevor es erst ernsthaft in Gefahr gerät.

Jede Erkrankung ist ein Signal, daß etwas in der Einheit von Körper und Seele-Geist nicht stimmt. Weil sich die Gefühle im Bereich von Seele-Geist vollziehen, sprechen manche auch von der Einheit des Körpers mit dem Fühlen, was grundsätzlich ja dasselbe besagt. Die heute weltbekannt gewordene schweizerisch-amerikanische Ärztin und Sterbeforscherin Dr. Elisabeth Kübler-Ross spricht gern davon, daß der Mensch als physisches, emotionales, intellektuelles und spirituelles Wesen erschaffen sei. Sie trennt also sehr zu Recht den geistigen Bereich auf in die mehr logisch-intellektuelle Denkfähigkeit und die geistige Fähigkeit im tieferen Sinn, die höhere Geistigkeit, die uns die »Erkenntnis« unserer Teilhabe am überindividuellen Geist, am uns unfaßlichen »Göttlichen« schenkt. Denken Sie an die ursprüngliche Bedeutung des Wortes »Religion«, zurückzuführen auf das lateinische »re-ligio« = Wiederverbindung mit dem über uns Stehenden, mit »Gott«! Erinnern Sie sich an die Zitate von Max Planck! Behalten Sie den Vergleich vom individuellen Tropfen Wasser aus dem unendlichen Ozean des Geistes, der Ur-Energie, des Göttlichen in Erinnerung! Und auch Frau Kübler-Ross betont, daß die Krankheit, falls sie nicht von angeborenen Defekten oder von Traumata herrührt, einfach mangelnde Harmonie zwischen diesen verschiedenen menschlichen Ebenen sei[56].

Daß das auch beim Krebs nicht anders ist, hat sich bei unseren seitherigen Überlegungen schon deutlich gezeigt. Irgendwo muß im Verhältnis Seele-Körper die Fehlsteuerung der Zellen verursacht sein. Die Wissenschaft hat ihren physiologischen Grund bis heute nur noch nicht einwandfrei erkennen können. Warum sollte auch ausgerechnet der Krebs diesen zwingenden Zusammenhängen von Persönlichkeitsstruktur, Gefühl, Einstellungen und dem körperlichen Geschehen nicht oder weniger unterworfen sein als all die vielen anderen Krankheiten, die heute nahezu von allen Medizinern als psychosomatisch anerkannt werden? Wie könnte sich auch dieses innige wechselseitige Zusammenwirken von Leib und Seele, diese fundamentale Tatsache in unserem Organismus, nur in ganz bestimmten Bereichen auswirken und in anderen nicht! Der gesunde Körper kann nur so lange identisch sein mit dem gesunden Menschen, als der Mensch in seiner Seele »in Ordnung« ist. Ist das nicht der Fall, wird sich der Körper früher oder später mit einer Störung melden. Wer das Leben über viele Jahre kritisch zu beobachten weiß, wird es immer und immer wieder bestätigt finden. Natürlich gibt es neben der Beeinflussung von der seelischen Ebene her eine Reihe von anderen Faktoren, die auch auf den Körper einwirken wie Erbgut, Lebenskraft, Widerstandskraft gegen Krankheitskeime, Immunsystem, Karma. Aber deshalb darf der große, oft überragende Einfluß der seelisch-geistigen Momente nicht vernachlässigt oder gar völlig übersehen werden.

Es wird öfters berichtet, daß *die Japaner eine auffallend hohe Magenkrebsquote* aufweisen. Es wurde schon viel – vergeblich – geforscht, ob die Ursache wohl im starken Verbrauch von Reis oder von Räucherfisch oder von Salz oder sonstwo zu suchen sei. Könnte der Grund nicht in der ungleich stärkeren inneren Disziplin liegen, die man in Japan traditionell von klein auf, besonders vom schulpflichtigen Alter an, in die noch kindliche Seele hineinerzieht? Was immer einem begegnet, man hat Haltung zu bewahren, zu lächeln und die strengen Formen der Höflichkeit strikt einzuhalten! Hätten wir damit nicht gleich mehrere der charakteristischen Wesenszüge der Krebspersönlichkeit erfaßt als *mindestens* teilweise Erklärung von der seelischen Seite her?

Ganz ähnlich vergeblich wird danach geforscht, weshalb von allen deutschen Bundesländern *Bayern die höchste Magenkrebsrate* zu bieten hat. Könnte hier nicht das sprichwörtliche bayerische Temperament eine wesentliche Rolle spielen, das sich mit seiner Neigung zu cholerischen Ausbrüchen in der heutigen Gesellschaft mit ihren vielfältigen Querverflechtungen des praktischen Lebens nicht mehr so leicht abreagieren und ausleben darf, wie das in früheren Zeiten noch möglich war? Wer seinen impulsiv aufwallenden Ärger, wer seine »Sauwut« ständig in sich hineinfressen muß, der bietet doch wiederum eine fast ideale seelische Grundlage für die Entwicklung des Krebses. Immerhin wäre es wert, statt immer nur nach äußeren Krebsfaktoren zu suchen, diesen fast auf der Hand liegenden seelischen Gegebenheiten mehr nachzugehen.

Viele Krebskranke wie auch noch Gesunde haben zu ihrem Körper überhaupt keine rechte Beziehung. Sie haben den Körper ganz einfach als etwas Selbstverständliches und sind doch seelisch-geistig von ihm fast gelöst, jedenfalls keine Einheit mit ihm. Daß er der höchstpersönliche und einmalige Ausdruck der eigenen Wesensart ist und damit etwas Kostbares, solange wir an seine Hülle gebunden sind – das käme den wenigsten in den Sinn. Diese von Grund auf gestörte Beziehung wird deutlich erkennbar darin, daß der Körper zu »spuren« hat. Deshalb gibt man ihn zuweilen in die ärztliche »Inspektion«, wo er »überholt« wird, wie nicht wenige Leute wörtlich formulieren. Wird in dieser Inspektion kein Schaden entdeckt, dann stimmt alles. Dann kann man den Körper wieder vergessen, man ist ja »gesund«. So ist er wie ein Werkzeug, das man je nachdem gebraucht oder in die Ecke legt. Er ist weit davon entfernt, vom natürlichen Lebensgefühl durchdrungen, eben die Verkörperung von Seele-Geist zu sein. Ist es dann verwunderlich, wenn der Krebspatient nicht auf die Bedürfnisse und Mahnungen seines Körpers hört, wo er doch seelisch von ihm abgeschnitten ist?

Ja, oft herrscht ein fast schon feindliches Verhältnis zum Körper: Die Krankheit, der Krebs, muß als böser Eindringling in ihn nicht nur abgewehrt, er muß schärfstens »bekämpft« werden, obgleich er genährt und gestärkt von der eigenen Lebenskraft, sozusagen vom eigenen Herzschlag ein Teil von einem selber ist. Wäre es nicht sinnvoller, diese Lebenskraft, die auch ihm zugute kommt, viel mehr als den besten Helfer und Bundesgenossen zu betrachten denn als Feind? Sicherlich ist hier die von der ärztlichen Sicht her wohlzuverstehende Betrachtung der Krankheit allgemein eingeflossen, von der sich der Arzt »besiegt« fühlt, wenn er ihrer nicht Herr zu werden vermag. Aber der Kranke kann sein Verhältnis zu seinem Körper durch diese Einstellung schwerlich auf eine ersprießlichere Grundlage stellen. Denn sich selbst zu bekämpfen, kann wenig Gutes bringen. Wie ganz anders muß es da um den Menschen bestellt sein, der seinen Körper etwa in der ganzheitlichen Eutonie wahrhaftig durchlebt, ihn ständig in voller Bewußtheit erlebt und sich in seinem Denken und Fühlen eins mit ihm weiß! Und wie ergreift es die Menschen in ihrer Tiefe, wenn sie das zum ersten Mal erleben! Im folgenden finden Sie *das Leib-Seele-Modell der Krebsentwicklung* aufgezeichnet, das wir im Schema dem Psychosomatiker Simonton verdanken[57]. In seiner übersichtlichen und überzeugenden Darstellung erklärt es sich selbst, die Fachausdrücke wurden durch die knappen Zusätze des Verfassers erklärt. Daher erübrigen sich hier weitere Ausführungen dazu.

LEIB-SEELE-MODELL DER KREBSENTWICKLUNG
nach Simonton

PSYCHISCHER STRESS
6–18 Monate vor der Diagnose
↓
DEPRESSION, VERZWEIFLUNG
↓
LIMBISCHES SYSTEM
Wichtiger Teil des Zwischenhirns:
Steuerung der Triebe, Instinkte, Emotionen
↙

STÖRUNG DER AKTIVITÄT DES HYPOTHALAMUS Teil des Zwischenhirns: Zentrum vegetativer Funktionen	→	STÖRUNG DER AKTIVITÄT DER HYPOPHYSE (Hirnanhangdrüse)
↓		↓
LÄHMUNG DES IMMUNSYSTEMS einschließlich krebshemmender Mechanismen	←	ENDOKRINES SYSTEM Hormonales Ungleichgewicht, besonders der Nebennierenhormone
↓		↓
UNTERDRÜCKUNG DER IMMUNREAKTION		VERMEHRUNG ANOMALER ZELLEN
↘		↙

TUMORBILDUNG

Wenden wir uns nun von der psychosomatischen Krankheit der *psychosomatischen Gesundheit* zu! Auf dem Psychiatrie-Weltkongreß in Wien im Juli 1983 wurde auf die neuerlich wieder verstärkte Beachtung der althergebrachten Heilkunst in der Dritten Welt hingewiesen. Verschiedene Wissenschaftler betonten dabei, daß es sich zumindest bei einem Teil der Naturmedizin, nämlich bei den Kulten der Heiler, Schamanen und Medizinmänner um rituelle Handlungen mit einem tiefen Symbolgehalt handelt, die den ganzen Menschen erfassen, vor allem seine Seele. »Von unseren Ärzten wird der Patient ›repariert‹«, sagte Professor Jilek in Wien, »nach der Behandlung aber ist er noch lange nicht ein besserer Mensch«[58]. Genau das ist der entscheidende Punkt: Wer sich nicht darum bemüht, »ein besserer Mensch« zu werden, d. h. *seine Gedanken und Einstellungen von seitherigen Fehlern zu befreien*, wer sich also in Seele-Geist nicht bessert, mag in seinem Körper ein Krankheitssymptom beseitigen lassen, um anschließend bald ein anderes dafür einzutauschen. Die vielfache Symptomverschiebung beginnt ja fast sprichwörtlich zu werden.

Nach allen bisherigen Betrachtungen und in Anbetracht der noch folgenden Ausführungen, die die erforderlichen Einzelheiten zum Inhalt haben werden, können wir uns jetzt dem *Leib-Seele-Modell der Genesung oder der Gesundung* zuwenden, dessen Schema wiederum Simonton so entwickelt hat[59]. Es deckt sich in seinem wesentlichen Inhalt – ebenso wie sein Schema der Krebserkrankung – mit den Ausführungen einer Reihe von anderen (Krebs-)Ärzten und Psychologen verschiedener Länder. Auch bei ihm sind weitere Detailausführungen unnötig, es spricht für sich selbst. Sie finden es auf der folgenden Seite.

Einen wesentlichen Beitrag zu dieser Problematik des ganzheitlichen Menschen hat Beck geleistet. Seine auch von anderen Fachleuten vielfach abgesicherte These: »*Körperliches Leiden ist oft ein seelischer Selbstheilungsversuch*«[60]. Der Münchener Psychiater H. Hippius hat auf dem Internistenkongreß im April 1983 darauf hingewiesen, wie falsch die häufige Feststellung des Arztes ist: »Ihnen fehlt nichts«, wenn er die psychopathologischen Auffälligkeiten, also die von der Seele kommenden Störmomente nicht erkennt. Alle psychiatrischen Krankheiten können sich zunächst in körperlichen Beschwerden äußern[61]. Der Ulmer Professor K. Köhle wies bei der gleichen Gelegenheit ganz im Sinne Becks darauf hin, wie oft ein Patient einen seelischen oder sozialen Konflikt als unerträglich empfindet und seine Angst vor der Verarbeitung durch die Flucht in das körperliche Symptom entschärft. Zum Beispiel: Depression

LEIB-SEELE-MODELL DER GENESUNG
nach Simonton

POSITIVE PSYCHOLOGISCHE INTERVENTION
Änderung der Einstellung zu sich selbst u. zu d. Problemen

↓

HOFFNUNG, ERWARTUNG

↓

LIMBISCHES SYSTEM
Wichtiger Teil des Zwischenhirns:
Steuerung der Triebe, Instinkte, Emotionen

↙

AKTIVITÄT DES HYPOTHALAMUS Steigerung des Lebenswillens	→	AKTIVITÄT DER HYPOPHYSE (Hirnanhangdrüse)
↓		↓
AKTIVIERUNG DES IMMUNSYSTEMS	←	ENDOKRINES SYSTEM stellt das hormonale Gleichgewicht wieder her
↓		↓
STEIGERUNG DER IMMUNREAKTION		RÜCKGANG ANOMALER ZELLEN
↘		↙

TUMORRÜCKBILDUNG

↓↓↓

↑Steigerung der verfügbaren seelischen Kraft↑

oder Psychoneurose deklassieren in der Gesellschaft, die dafür eingetauschten neurotischen Magen- oder Herzbeschwerden aber nicht. Ja, sie führen zu erhöhter menschlicher Zuwendung[62]! Körperliche Schmerzen sind eben leichter zu ertragen als seelischer Schmerz, etwa als die innere Leere, krankhafte Überempfindlichkeit oder als die Verzweiflung! So können wir neben allen anderen schweren Erkrankungen *auch die Krebserkrankung auffassen als den körperlichen Stellvertreter für das seelische Leid, mit dem der Patient nicht fertigwerden kann.* Die gewisse seelische Genesung wird also bezahlt mit der aufkommenden körperlichen Krankheit. Und aus eben diesem ihm selbst unbewußten Grund will und kann der Kranke kaum von ihr lassen. Denn er braucht das körperliche Krankheitssymptom geradezu als seelischen Stabilisator, wie das Beck so treffend ausdrückt[63].

In der Krankheit zeigt sich also das Ringen oft weniger um die körperliche, als vielmehr *um die seelische Gesundung.* Erst wer das erfaßt, erkennt den tieferen positiven Sinn der Erkrankung. Wer sie – wie üblich – nur körperlich-negativ betrachtet und wertet, nimmt ihr ihren tieferen und eigentlichen Sinn. Er begibt sich selbst der echten Heilungsmöglichkeiten, die sie, die Krankheit, ihm vom Körperlichen her bietet. Wenn Beck betont, daß *jede* körperliche Krankheit zur seelischen Wiederherstellung herangezogen werden kann[64], so sind andere Fachleute etwas zurückhaltender. Sie zählen aber so viele psychosomatische Leiden auf, daß sie am Ende gar nicht weit von Becks Ansicht entfernt sind.[65] Interessant, daß schon der unvergessene Victor von Weizsäcker in seinen Vorlesungen und Werken verschiedentlich betont, daß körperliche Krankheit die Bemühung ist, nicht nur einen seelischen Konflikt zu vermeiden, sondern darüber hinaus das Leben allgemein besser zu bewältigen, auch sein persönliches Schicksal gleichsam im eigenen Stil zu entfalten[66].

Angesichts der vielen und ständig steigenden Erfolge von hervorragenden Fachleuten in der ganzen Welt, die auf der Basis der hier vorgetragenen Erkenntnisse praktisch am kranken Menschen arbeiten, muß die Frage erlaubt sein, warum auch heute noch das, was man als *psychosomatische Medizin* bezeichnet, im großen Rahmen der Medizin *eines der kleinsten und im Medizinbetrieb am wenigsten verankerten Fächer* ist. Denn die heutige »Normalmedizin« blendet Seelisches am liebsten als unwissenschaftlich aus, und gerade das ist der Gipfel der Unwissenschaftlichkeit. Mehr als 2 oder 3 % der Ausbildungszeit des künftigen Arztes werden der Psychosomatik auch heute noch nicht gewidmet[67]. Und der erfahrene amerikanische Arzt Simonton scheut sich nicht, diejenigen der wahren Quacksalberei schuldig zu sprechen, seien es Ärzte oder Laien, die trotz aller medizinischen Beweise den Einfluß seelischer Faktoren auf Krankheit und Genesung noch immer nicht wahrhaben wollen[68].

Körperliche Krankheit und Seele-Geist: Zusammenfassung der grundlegenden Erkenntnisse

Am Schluß dieses Kapitels seien wiederum die wichtigsten Erkenntnisse daraus schlagwortartig festgehalten:

1. Wie jede Krankheit ist auch Krebs in allen seinen Arten und Formen immer Energiekrise und deshalb offen für die Beeinflussung durch die seelisch-geistige Energie. Erfolgt sie im richtigen positiven Sinn, werden die Abwehr- und Heilungskräfte des Organismus wesentlich gestärkt.

2. Die eigentliche Leistung des Arztes im richtig verstandenen Sinn ist weniger die »Versorgung« des krankgewordenen Körpers als vielmehr durch die tiefergehende Arzt-Patienten-Beziehung die Herstellung bzw. Stärkung der Grundlage für den Heilungsprozeß, die im Patienten selbst liegt: die möglichst restlose Aktivierung seiner »seelischen« oder »geistigen« oder »Energie-«Reserven für die Gesundung.

3. Nur der Mensch in seiner Ganzheit von Körper und Seele-Geist, der in sich geschlossen auf die Gesundung ausgerichtet ist, kann seine gesamten seelischen Kräfte oder seine gesamte Lebensenergie restlos für die Gesundung seines Körpers einsetzen. Denn Körper und Seele-Geist stehen in inniger Wechselwirkung zueinander.

4. Jede Erkrankung ist ein Signal, daß etwas in der Einheit von Körper und Seele-Geist nicht stimmt, daß die Einheit von Körper und Gefühl, daß die Einbettung des Menschen in seinen tieferen geistigen Hinter- und Untergrund gestört ist: Jeder Mensch ist ein Tropfen aus dem Ozean der Ur-Energie. Jeder Mensch trägt den göttlichen Funken in sich.

5. Das körperliche Leid ist oft ein seelischer Selbstheilungsversuch, weil es leichter zu ertragen ist als seelischer Schmerz. Auch die Krebserkrankung kann bloßer Stellvertreter für zunächst unbewältigtes seelisches Leiden sein. Mit dessen Bewältigung in Gestalt der seelischen Gesundung erfolgt dann auch die körperliche Heilung.

6. Der Körper ist nicht unser »Feind«, den Krebs (die Krankheit) gilt es nicht zu »bekämpfen«, sondern die in ihm fehlgeleitete Energie auf die rechte Bahn zur Gesundung zu bringen: Der Körper ist auch und gerade beim Schwerkranken sein bester Freund und Helfer. In ihm wohnt und kann sich Lebens- und Heilungskraft aktivieren.

3. Ich bin in meiner Mitte: Körpereigene Abwehr- und Heilungskräfte

Jede Erkrankung ist also ein Signal, daß etwas in der Einheit von Körper und Seele-Geist nicht stimmt. Anders gesagt: *Der ernsthaft Erkrankte ist nicht »im Lot«, ist mit sich selbst nicht im reinen*. Erinnern Sie sich an die unbedingte Gesetzlichkeit des unablässigen rhythmischen Wechsels im Spannungszustand unserer Lebenskraft: Der Kranke ist aus seiner Mitte, aus dem Hara herausgefallen. Damit sind wir exakt bei der Erkenntnis, die wir bei der Erarbeitung der kranken, speziell der Krebspersönlichkeit, gewinnen konnten:

Harmonie, innere Freiheit, Freiheit von Angst ist das Wesentliche für die Gesundheit, wenn wir sie nur im echten, im tieferen Sinn verstehen. Ihr Verlust ist der Beginn des Krankseins. Der heute weltweit bekannt gewordene Streßforscher Hans Selye aus Montreal hat in allen Einzelheiten nachgewiesen, daß fortlaufender Streß das Immunsystem hemmt und einen idealen Nährboden abgibt für hormonales Ungleichgewicht im Organismus mit vielfältigen und am Ende lebensbedrohenden Folgen[69]. Gehen wir auf die tiefste Wurzel des Übels zurück: Krank ist der Mensch, der aufhört, in seinem Urgrund geborgen zu sein, der herausgefallen ist aus der kosmischen Grundordnung[70].

In dem ständigen Kampf um die innere Harmonie, um Gleichmut und Gelassenheit erleiden die meisten Menschen und mit ihnen ihre Ärzte und Psychotherapeuten *eine Niederlage nach der anderen.* Daran ändert nichts, daß die Schlachten gegen die physiologischen Krankheitserreger von der medizinischen Forschung im wesentlichen gewonnen wurden. Mit den Tausenden von Sinneseindrücken und Erlebnissen, die Tag für Tag auf uns einstürmen, die uns von überall her bedrängen, werden wir im Innern nicht mehr fertig. Wir können sie nicht mehr verarbeiten und wundern uns dann, daß wir »außer uns«, daß wir nicht mehr »bei uns« sind. »Ich« kann »mich selbst« nicht ständig gleichsam vergewaltigen. Wir können nicht ungestraft tagaus tagein gegen das verstoßen und ankämpfen, was wir in der emotionalen Tiefe empfinden. Das Ergebnis ist die Verwirrung in unserem Unbewußten: Wir sind steuerlos geworden. Ist es da ein Wunder, daß wir mit unserem Leben nicht fertig werden? Daß unsere Lebenskraft irgendwo anfängt, sich aus der Ordnung unseres Gesamtorganismus herauszulösen, etwa sich zu verselbständigen und wild zu wuchern, was wir dann Krebs nennen?

Es ist bezeichnend, daß die weit vorherrschende Ansicht der *heutigen Psychotherapie seelische Gesundheit auffaßt* als einen Zustand, in dem sich der Mensch ohne Anzeichen von inneren Problemen oder Konflikten in der Gesellschaft »normal« verhält und dabei nach Möglichkeit gute Leistungsfähigkeit zeigt. Soll das die Erscheinung eines wirklich im inneren Gleichgewicht befindlichen Menschen, eines im Kern ungestörten Einklangs von Körper und Seele-Geist sein? Eine solche Lebenshaltung kann doch nur der als seelische Gesundheit bezeichnen, der die komplette Anpassung des Menschen an die Forderungen der sogenannten Gesellschaft, der also – um es schärfer zu formulieren – den Einheits-, den Massenmenschen als Ideal vor sich sieht. Ganz gewiß kann das nicht der Mensch sein, der den Anspruch einer Persönlichkeit erheben darf:

d. h. eines nach seiner persönlichen Gesetzlichkeit gewachsenen und in sich ruhenden Menschen, der in innerer Geschlossenheit seinen Weg geht, auch wenn dieser Weg nicht immer »gefällt«.

Wenn heute ein durchschnittlicher Mensch mit der Krebsdiagnose konfrontiert wird, dann wird er in der Regel zum »Krebsmenschen«. Seine höchstpersönliche Identität wandelt sich zur Krebskranken-Identität: Er ist nicht mehr der Mensch wie zuvor. Was immer er sieht und erlebt, sieht und erlebt er von nun an durch die Krebsbrille. Sie verfärbt und verzeichnet darüber hinaus sein ganzes Denken und Tun. Durch die allgegenwärtige Einmischung seines Krebsdenkens verliert er schließlich zu einem guten Teil seine eigene Persönlichkeit. Sie ist in ihrer tiefen Gestörtheit für den, der durch die mühsam aufrechterhaltene äußere Fassade hindurchblickt, nicht selten nur noch ein deutlicher Schatten seiner selbst. Wie sollte ein solcher aus der Mitte seines Wesens fast buchstäblich herausgeworfener Mensch jemals seine innere Geschlossenheit bewahren können? Ist es dann verwunderlich, daß das vorweggenommene »Todesurteil«, das die Krebsdiagnose heute – sehr oft zu Unrecht – gemeinhin bedeutet, bei den meisten Kranken den Lebenswillen tiefgreifend schwächt oder gar aufgeben läßt mit der zwangsläufig damit verbundenen Lähmung der Abwehrkräfte, wie das verschiedene Untersuchungen eindeutig belegen[71]?

»*Sei der du bist*!« Diese alte Grundforderung, schon von den Philosophen des Altertums erhoben, bringt die innere Geschlossenheit trefflich zum Ausdruck. Bekannt geworden ist das Wort des Rabbiners Zusia aus der jüdisch-mystischen Erneuerungsbewegung der Chassiden: »Gott wird mich nach meinem Tod nicht fragen: Warum bist du nicht Moses gewesen? Er wird mich aber fragen: Warum bist du nicht Zusia gewesen?« Nur wer seine wahre Natur nicht ständig vergewaltigt und sie in den vielen kleinen Schwierigkeiten und Nötigungen des Lebens nicht allzu sehr zurückweist, kann der sein, der er ist. Der ist er aber dann auch in der Ganzheit, in der Geschlossenheit seines Wesens. Und das gibt ihm erst die Gelassenheit nach innen und die Wirkungs- und Stoßkraft nach außen. Und erst das macht ihm auch alle seine Abwehr- und Selbstheilungskräfte verfügbar!

Jeder hat das Recht zu seiner ganz persönlichen freien Weiterentwicklung. Das Hinfinden zu sich selbst, indem man sich frei macht von zu einseitigem ständigen Schielen auf die Ansichten und Wünsche anderer, ist natürlich mit gewissen Krisen verbunden. Wir entwickeln uns von den einen Menschen und ihrer besonderen Einstellung und Denkungsweise weg und zu anderen hin. Die naturgegebene Verschiedenheit der Menschen bringt es mit sich, daß der eine den anderen zuweilen als komisch oder gar verrückt empfindet, weil er ihn nicht oder nicht mehr oder noch nicht verstehen kann. Also kann es sein, daß sich »Freunde« oder Bekannte von uns abwenden. Ist jedoch die menschliche Zuneigung zum anderen echt und tief und die Einstellung hinreichend tolerant, so braucht das die wechselweise Zuwendung zueinander in keiner Weise zu stören. Und wenn das nicht der Fall ist, dann möge jeder seiner Wege gehen. Erleben wir das im Leben nicht hundertfältig? »Alles fließt« (Heraklit), nichts ist beständig. Also braucht kein Gefühl der Vereinsamung aufzukommen und braucht uns nicht um unsere innere Ruhe zu bringen, wenn wir das sichere Gefühl haben dürfen, mit unserer eigenen Entwicklung auf dem rechten Weg zu sein. Ich bin ich. Und der andere ist der andere. Jeder hat das Recht, ja – recht besehen – die Pflicht, er selber zu sein.

Die Krebsforscher Le Shan und die beiden Simontons bringen in ihren Veröffentlichungen eine ganze Reihe von zum Teil geradezu bewegenden Heilungsbeispielen aus ihrem Wirkungskreis; und was für den Krebs gilt, kann für jede andere Krankheit genausogut gelten. Sie zeigen deutlich, wie *mit der fortschreitenden Erkenntnis vom eigenen Wert* und der wachsenden inneren Sicherheit, die aus der freien Entfaltung der Persönlichkeit erwachsen, *das Krebsgeschwür* zunächst eindeutig *langsamer als zuvor weiterwächst*, wie das Wachstum dann *stehenbleibt* über weitere Jahre hinweg oder sich gar manchmal in erstaunlich kurzer Zeit *voll zurückbildet*. Das auch in Fällen, die medizinisch als hoffnungslos diagnostiziert waren! Hat der Kranke seine eigene Persönlichkeit durch sein eigenes Bemühen erst einmal gefunden, mit anderen Worten: ist er das erste Mal in seinem Leben endlich er selbst geworden in aller seiner Lebenskraft, die in ihm lebendig ist, dann ist dem Krebs der Nährboden seines Wachstums entzogen. Dann kann er nicht mehr weiter wachsen, oder er muß gar den Abwehrkräften des sich unaufhaltsam weiter kräftigenden Organismus zum Opfer fallen. Und was steht dahinter? Immer das Wachsen des Kranken, der aus seiner Mitte herausgefallen war, zurück zu dieser seiner Mitte: War er zuvor »außer sich«, so kommt er in steigendem Maß dahin, wieder »bei sich« zu sein. Und im gleichen Maß stärken sich seine Abwehr- und Heilungskräfte.

Damit ist wieder einmal das entscheidende Wort gefallen: *die natürlichen Abwehrkräfte*. Jeder Organismus bildet gegen Fremdstoffe, sogenannte Antigene, ebenso wie gegen organismusfremde Zellen, wie die Krebszellen, Abwehr- oder Antikörper aus, und zwar an den verschiedensten Stellen wie z. B. in den Lymphknoten, in der Thymusdrüse, im Knochenmark usw. Solange diese Abwehrkräfte mit den von ihnen erzeugten »Killerzellen« wie Lymphozyten, Plasma- und Mastzellen gegen die anorganischen und organischen krebserregenden Stoffe, die uns allerorten umgeben[72], aktiv sind, kann sich keine Krebsgeschwulst erfolgreich entwickeln und behaupten[73]. Wie das durch das endokrine System und die von ihm produzierten Hormone geschieht, ist im Schema in der Übersicht auf S. 65 schon dargestellt. Der deutsche Krebsforscher Frederic Vester hat bereits 1973 in einem vielbeachteten Artikel »Hormone und die Umwelt des Menschen« darauf hingewiesen, daß die Einwirkung der Seele auf den Krebs längst lückenlos durch wissenschaftlich fundierte Ergebnisse über die einzelnen Stationen nachgewiesen sei: Psychische Eindrücke wirken auf den Hormonhaushalt, dieser auf die Immunabwehr und diese auf die Krebshäufigkeit[74].

Die uralte Erkenntnis, daß nur ein geschwächter Körper krank werden kann, ist schon von Paul Ehrlich 1909 auf das Krebsproblem übertragen worden, als er sagte, daß Abwehrkräfte des Organismus verhindern können, daß einzelne bösartige Zellen sich zu einem Tumor entwickeln[75]. Es ist allgemein bekannt, daß Patienten, die mit das Immunsystem (also die Abwehrkraft) unterdrückenden Mitteln behandelt werden mußten – besonders im Zusammenhang mit Organverpflanzungen –, ein zehn- bis hundertfach gesteigertes Krebsrisiko zu tragen haben[76]. Wie wäre das je zu erklären, wenn diejenigen recht hätten, die lange Zeit behaupteten und zum Teil noch heute behaupten, das Immunsystem des Körpers spiele im Zusammenhang mit Krebs keine Rolle? Warum sollte auch ein im Körper allgegenwärtiger biologischer Schutzmechanismus ausgerechnet bei einer ganz bestimmten und noch dazu schweren Gefährdung ausgeschaltet sein? So sagt Professor Albert Landsberger vom Anatomischen Institut der Universität Heidelberg: Der schulmedizinische Ansatz, »daß Krebs die einzige Krankheit sei, gegen die es eine körpereigene Abwehr nicht gebe«, habe keine Lehrgültigkeit mehr[77]. Und Dr. Dr. Dieter Hager, medizinisch-wissenschaftlicher Direktor dieses Instituts und Geschäftsführer der Gesellschaft für biologische Krebsabwehr, stellt fest: »An die Stelle einer gezielten (Immun-)Therapie rückt deshalb die Vorstellung einer Stärkung der körpereigenen Abwehr insgesamt. Eine intakte körpereigene Abwehr ist imstande, 10^3–10^5 Tumorzellen zu eliminieren«[78].

Wie bezeichnend, daß die wenigen genau dokumentierten Spontanheilungen bei Krebs praktisch immer von Fieber begleitet waren, was *die Tätigkeit des Abwehrsystems nur bestätigen kann*[79a]. In diesem Zusammenhang ist eine Pressemeldung von großer Bedeutung, in der aus Houston in Texas berichtet wird, daß der Junge David, der jahrelang unter der »Glasglocke« gelebt hat, nun an einem unnormalen Zellenwachstum verstarb. Es heißt da: »Die Todesursache – eine Art Wucherung der Lymphozyten – habe die Ärzte überrascht und sei für die Forschung von großer Bedeutung. Jetzt wüßten sie, daß es einen wichtigen Zusammenhang zwischen dem Immunsystem und der Entwicklung von Krebs oder unnormalem Zellenwachstum gebe. Davids größter Beitrag für die medizinische Forschung sei sein Tod gewesen«[79b].

Eine typische Erscheinung der Krebspersönlichkeit ist, wie früher dargelegt, der Streß. Es steht fest, daß *Streß das immunologische Abwehrsystem unmittelbar schwächen kann* und dadurch die Ausbreitung von bösartigen Geschwülsten fördert. Das haben die systematischen Forschungsarbeiten der Professoren Robert Ader und Nicolas Cohen der Universität von Rochester zweifelsfrei nachgewiesen und unabhängig davon Wissenschaftler des Departments für Psychologie der Universität von Pennsylvanien in Philadelphia[80].

Die Krebskrankheit als solche ist in sehr vielen Fällen zunächst gar nicht so furchtbar, wie es das in den letzten Jahrzehnten aufgebaute Krebsbild erscheinen läßt. Die noch weitgehend üblichen sofort eingesetzten *radikalen Behandlungsmethoden der Operation, der Bestrahlung und der Chemotherapie* sind bei weitem nicht immer notwendig. Sie sind mit schwerer Risikoquote belastet. Das ist heute so gut wie erwiesen. Denn sie führen in der Folge häufig zu neuen Geschwülsten, weil sie die umgebenden und noch immer gesund gewesenen Zellen schwer schädigen. Dadurch werden die körpereigenen Abwehrkräfte in hohem Maß zerstört[81].

Zusammenfassend darf also diese Feststellung getrost getroffen werden: Der Organismus verfügt über ein vielgestaltiges Immunsystem. Ob eine Krankheit, so auch Krebs, zum Ausbruch kommt oder ob es gelingt, sie zum Stillstand, zur Rückbildung oder zum Verschwinden zu bringen, hängt in hohem Maß von der Leistungsfähigkeit dieses körpereigenen Abwehrsystems ab. Und dessen Aktivität wird, wie wir gesehen haben, sozusagen von der Wurzel her in entscheidendem Maß bestimmt und gesteuert davon, ob und wieweit der Mensch in seiner Mitte, im Spannungsausgleich ist. Dabei spielt selbstverständlich eine Reihe anderer Faktoren auch noch eine gewichtige Rolle. Wer aber die volle Bedeutung der Ganzheit, der *Leib-Seele-Einheit des Menschen* verstanden hat, der kann darin mit hoher Wahrscheinlichkeit den *Kernpunkt für die Aktivität des*

Abwehrsystems sehen. Die vielgestaltigen Abwehrkräfte des Körpers so weitgehend zu stärken wie überhaupt nur möglich, das muß folglich die erste Aufgabe des Krankheits-, des krebsbedrohten Menschen sein; und die erste Aufgabe seiner Therapeuten, ob der leiblichen oder der seelisch-geistigen, sowie seiner Familienangehörigen und Freunde, ihm hier nach besten Kräften zu helfen.

Der weitbekannt gewordene Krebsforscher Charles Heidelberger war einer derer, die experimentell nachwiesen, daß *viele krebserregende Stoffe im Organismus erst aktiviert werden müssen*, bevor sie sich so fatal entfalten können. Und der an der Universität Mainz tätige Schweizer Professor Franz Oesch hat aufgezeigt, daß viele Substanzen im Organismus nicht nur aktiviert, sondern auch inaktiviert, also unschädlich gemacht werden. Das Schicksal des Krebsbedrohten hängt also vom Verhältnis zwischen Aktivierung und Inaktivierung des möglichen Krebserregers ab[82]. Liegt nach allem, was wir uns bisher erarbeitet haben, nicht auch von dieser Seite her der Schluß nahe, daß hinter dem vordergründig dafür verantwortlichen Abwehrsystem das Gleichgewicht steht, das im Gesamtorganismus und damit in Seele-Geist gestört oder gewahrt ist?

An dieser Stelle muß ich noch eine mir ganz wichtig erscheinende Betrachtung anfügen. Erinnern Sie sich an die charakteristischen Wesenszüge der *Krebspersönlichkeit*, die im ersten Teil dieses Buches erarbeitet wurden, speziell an *ihr gestörtes Selbstgefühl*. Jeder persönlichkeitspsychologisch auch nur einigermaßen geschulte Mensch weiß von der Schlüsselbedeutung eines gesund entwickelten Selbstbewußtseins und von den verheerenden Auswirkungen jeder tiefergreifenden Störung in diesem Fundament der Persönlichkeit. Denn nur der mehr oder minder ungestörte Mensch kann sich frei entfalten, und je stärker die Störung, um so weniger lassen sich noch so gute Fähigkeiten oder Begabungen und noch so starke Kräfte im praktischen Leben sinnvoll einsetzen. Hier liegt die Wurzel der Tragik von Abermillionen Menschen vor uns. Das ist auch der Grund, weshalb ich auf die besondere Bedeutung des Mangels an echtem Selbstbewußtsein nachdrücklich verwies (S. 30). Der große amerikanische Psychologe William James hat das vor rund hundert Jahren so ausgedrückt: »Verglichen mit dem, was wir sein sollten und sein könnten, sind wir alle nur halbwach. Nur von einem kleinen Teil der in uns liegenden Möglichkeiten machen wir Gebrauch.«

Gestörtes Selbstbewußtsein heißt zugleich immer: untergründige Angst oder Furcht. So sagt der Menschenkenner Friedrich von Schiller treffend: »Man könnte den Menschen zum Halbgott bilden, wenn man ihm durch Erziehung alle Furcht nehmen könnte; denn nichts kann den Menschen unglücklich machen als bloß und allein die Furcht.« Sind wir jetzt nicht mitten in der Problematik der Krebserkrankung und darüber hinaus der Krankheit allgemein? Der im Selbstbewußtsein Gestörte ist nicht in seiner Mitte: In der Spannungsskala muß er auf der *einen* Seite der Überspannung sein; die Wirkungsrichtung seiner Lebenskraft muß zu einseitig nach innen hin gehen; und hinsichtlich der Ganzheit von Körper und Seele nötigen ihn die inneren Hemmungen auch über Gebühr in die einseitige seelisch-geistige Selbstbezüglichkeit. Soll der gestörte Mensch wieder in seine gesunde Mitte kommen, dann ist das immer auch Arbeit an der Gesundung seines Selbstbewußtseins. Deshalb möchte ich hier wenigstens das Schema aufreißen, das uns diesen Zusammenhang in äußerster Kürze zeigt:

ZERRÜTTUNG bzw. AUFBAU
des Selbstwertgefühls und damit des Selbstbewußtseins oder einer Persönlichkeit

1. Mißerfolgserlebnis		1. Erfolgerlebnis
2. Unsicherheit }		2. Selbstbestätigung
3. Angst }	Ersatzbefriedigung	3. Selbstvertrauen
4. Resignation		4. Selbstsicherheit
↓		↓
Lebensüberdruß und Arbeitsunlust		Lebens- und Arbeitsfreude
Eher passives Zuwarten, Zwangsatmosphäre		Aktiver persönlicher Einsatz
Minderung bis Schwund des	Persönlichkeitswertes	Steigerung des

Verständlicherweise verbieten sich hier genauere Ausführungen zu diesem so unerhört wichtigen Zusammenhang. Sie können an anderer Stelle in den erforderlichen Details und durch Beispiele erhärtet nachgelesen werden[83]. Wieviel menschliches Elend könnte vermieden und wieviel Schwer- und insbesondere Krebskranken könnte Hilfe zuteil werden, wenn Eltern, Ehepartner, Geschwister, Ärzte, Pflegepersonal, sonstige Familienangehörige, Vorgesetzte, Freunde und Bekannte das, was dieses Schema hier leider so knapp wiedergeben muß, auch nur in bescheidenem Umfang in ihren Alltag übertragen würden!

Jede Störung des Selbstbewußtseins, jede untergründige Angst, jede bewußte Furcht ist, da immer Überspannung, eine mehr oder minder schwerwiegende Energiestauung wie jeder innere Konflikt. Betrachten Sie sich noch einmal kurz die schematische Darstellung der Entstehung von Konflikten im Sinn der Psychodynamik auf Seite 48! *Jeder innere Konflikt ist unweigerlich seelische ebenso wie körperliche, also auch Muskelverspannung und -verhärtung*. Wird der so verhärtete Körper in der richtigen Weise sensibilisiert, dann bewirkt das die Befreiung auch von der Konfliktstauung im seelischen Bereich. Wilhelm Reich hat treffend herausgearbeitet[84], wie jede muskuläre Verspannung die Geschichte und den Sinn ihrer Entstehung in sich trägt, und wie die Lösung der Muskelverkrampfung körperlich negativ gebundene Energie freisetzt und seelisch diejenige Situation in der Erinnerung wieder lebendig macht, die zur Unterdrückung der natürlichen Gefühlsantriebe geführt hatte. Damit öffnet sich dann die Tür zur seelischen Verarbeitung dieses »vergessenen« oder verdrängten Konflikts: Der Mensch wird von ihm befreit. Und selbst wenn sich das nicht in der bewußten Erinnerung vollzieht: Der Mensch wird befreit. Denn genauso, wie sich zumeist der Konflikt, d. h. die unbewußte Kräftestauung, seinerzeit Schritt für Schritt ganz im Unbewußten aufgebaut hatte, so wird mit der Auflösung der körperlichen Energiestauung gleichzeitig im seelischen Bereich die Gefühlsblockade ebenso unbewußt Schritt für Schritt wieder abgebaut.

Wer wie die Verfasser diesen *Prozeß der Sensibilisierung mit seinen Auswirkungen, die tief in die Persönlichkeit eingreifen*, an vielen Seminarteilnehmern über Jahre hinweg hat beobachten dürfen, der weiß ganz einfach, daß es so ist, auch wenn es mit den Lehren gar mancher Freud-Anhänger nicht übereinstimmt. Nach allen bisherigen Ausführungen braucht nicht mehr betont zu werden, was das für alle krankheits- bzw. krebsgefährdeten und -befallenen Menschen bedeutet: Es ist wie ein geöffnetes Tor zur Befreiung von der Wurzel des Übels, soweit es nicht etwa auf Vererbung oder einen anderen unbeeinflußbaren Faktor zurückzuführen wäre. Diesen so bedeutenden Ansatzpunkt in der Praxis systematisch und vorurteilsfrei zu untersuchen, wäre eine ganz wichtige Aufgabe. – Hier in knappster Form das Schema dieses Prozesses:

SENSIBILISIERUNG UND KONFLIKT-
AUFARBEITUNG
durch ganzheitliche Eutonie, Bioenergetik, auch richtige Meditation, meditativen Yoga

Bewußtes Fühlen des Körpers:
Wiederbeleben des natürlichen Körpergefühls

↓

Bewußtes Erfühlen und Lassen des im Konflikt überhöhten Muskeltonus: Reduzierung des Spannungszustands im Körper und in Seele-Geist = *Abbau von Verhärtung und Blockaden*

↓

Gewinn an natürlicher Empfindsamkeit
(Konfliktgefühle werden nicht mehr unterdrückt):
Belebung und Freiwerden der Gefühle
Damit langsames Wiedergewinnen von gesundem Selbstbewußtsein

↓

Aufarbeiten von inneren Konflikten
Gelassenheit
»Annehmen« des Lebens, wie es ist: der positiven *und* negativen Seiten

Innere Harmonie und natürliche Abwehr- und Heilungskräfte: Zusammenfassung der grundlegenden Erkenntnisse

Auch am Ende dieses Kapitels sollen die wichtigsten Ergebnisse für die praktische Anwendung kurz festgehalten werden:

1. Krankheit ist Verlust der inneren Harmonie, was zur Herauslösung der Lebenskraft aus der Ordnung des Gesamtorganismus, zum steuerlosen Wuchern des Gewebes führen kann, Krebs genannt.
2. Seelische Gesundheit kann nicht in der kompletten Anpassung des Menschen an die Forderungen der Umwelt begründet sein, sondern nur in der nach ihrer eigenen Gesetzlichkeit gewachsenen und in sich geschlossenen Persönlichkeit. Jeder Mensch hat das Recht und die Pflicht, er selber zu sein.
3. Stillstand oder Rückbildung der Erkrankung, speziell der Krebsgeschwulst setzt wachsendes Selbstvertrauen, wachsende Erkenntnis des eigenen Wertes und wachsende innere Sicherheit in der echt freien Entfaltung der Persönlichkeit voraus. Selbstverständlich sind dem im praktischen Leben immer Grenzen gesetzt, die jedoch nicht über ein erträgliches Maß hinausgehen dürfen.
4. Je harmonischer, je in sich gefestigter der Mensch, desto stärker sind die natürlichen Abwehrkräfte seines Organismus; desto gefei-

ter ist er gegen schwere Erkrankung wie Krebs, desto größer sind seine Gesundungschancen.

5. Das Wichtigste für die erfolgversprechende Krankheits- und im besonderem Krebsbehandlung ist die umfassende Stärkung der natürlichen Abwehrkräfte des Organismus. Die radikalen Behandlungsmethoden sollten nur in ganz besonders begründeten Fällen angewandt werden.

6. Die Entwicklung und Erhaltung eines gesunden Selbstbewußtseins ist mit das Wichtigste für die menschliche Persönlichkeit, für Freisein und Freiwerden von bedrohlichen Konflikten. Richtige Sensibilisierung von der körperlichen Seite her bewirkt zugleich Freisetzung der Gefühle. Das bedeutet Abbau von inneren Blockaden, Aufbau von gesundem Selbstgefühl, Aufarbeiten von Konflikten und damit Sicherung bzw. Wiedergewinnung der inneren und äußeren Gesundheit.

4. *Ich werde geheilt durch die Kraft meines Geistes*

Wer das vorletzte Kapitel aufmerksam gelesen hat, wo die Einheit von Körper, Seele und Geist besprochen wurde, dem muß klargeworden sein, daß *nicht der Körper, sondern sein Geist der wahre Kern des Menschen* ist[85]. Das Wesen aller Wirklichkeit, ihre innere Natur, ist in Wahrheit Geist, den wir in seinen verschiedenen Aggregatzuständen erleben, die sich unseren Sinnen kundtun (Energie, Bewußtsein, Leben, Natur, Materie). Wir leben ja in der begrenzten Welt unserer Sinne, in der daraus sich ergebenden geistigen Blindheit, die die buddhistische Lehre so deutlich herausstellt. Deshalb ist unseren Sinnen die wahre Wirklichkeit des Geistes verborgen. Und deshalb meinen wir, die Materie unseres Körpers und dieser Welt überhaupt, die sich unseren Sinnen darbietet, sei die wahre Welt, die wahre Wirklichkeit. Solange wir diese Täuschung nicht durchschauen, bleiben wir immer in unserem kleinen persönlichen Bewußtsein verhaftet (»Seele«), und wir bleiben abgespalten von dem großen kosmischen oder göttlichen Bewußtsein (»Geist«). Aus seinem unendlichen Ozean ist jeder einzelne von uns ja nur der schon zitierte Tropfen unserer Individualität, um dieses treffende Bild noch einmal zu wiederholen.

Wir leben nun einmal in den zwei Welten: der sichtbaren, die uns so wichtig und für alles entscheidend zu sein scheint, und der unsichtbaren, die in Wahrheit die Bedingungen setzt für unser Leben in der uns sichtbaren Welt. *Die in dieser irdischen materiellen Welt verhaftet sind, sind wie in Ketten* einer hoffnungslosen Gefangenschaft gefesselt, aus der es keine Rettung gibt. Denn es geschieht nichts in unserer materiellen Welt, was nicht seinen mehr oder minder innigen Bezug hätte zur außermateriellen Welt, die uns aber immer verborgen bleiben muß. Die Menschen, die im engen naturwissenschaftlich-materiellen, nur logisch-kausalen Denken, im bloßen Intellekt und seiner einseitigen Überschätzung gebunden sind, können mit dem Immateriellen in uns, mit den geistigen, den seelisch-geistigen gewaltigen Kräften in uns nichts anfangen. Sie fühlen sich angesichts ihrer unbehaglich, ja sie sind voll Mißtrauen dagegen erfüllt. Denn sie leben in dem falschen Glauben, es bedürfe immer einer sichtbaren äußeren Ursache, wenn eine Wirkung eintreten soll. Und wie können sich *die* Menschen, die sich der geistigen, der immateriellen, der »göttlichen« Welt bewußt sind, in dieser Welt des Verborgenen und damit auch in ihrem Leben hier und jetzt glücklich fühlen, beruhigt und gelassen, frei von Angst! Denn sie wissen zutiefst in ihren tragenden Gefühlen, vor jedem bewußten Denken und Intellektualisieren »a priori«: Alles was geschieht ist gut, auch wenn ich es jetzt nicht begreifen kann. *Diese Menschen sind in der Einheit ihrer kleinen Seele mit dem großen Geist.* Sie haben aufgehört, sein ihnen verborgenes Geheimnis unbedingt ergründen zu wollen. Denn sie haben in der Tiefe ihres Wesens erkannt, daß es in seiner universalen, wahrhaft grenzenlosen Ausdehnung und Allgewalt weit, weit jenseits dessen liegt, was unser logisch-kausales, an den sinnlichen Eindruck gekettetes Denken je ergründen könnte.

Wir Menschen neigen immer dazu, bei unseren Problemen und erst recht bei gesundheitlichen Sorgen nach außen zu schauen und Hilfe von da her zu erwarten. Der Arzt, die Spritze oder Tablette, der Psychotherapeut soll uns gesund machen. Dabei *können wir nur geheilt werden durch die Kraft unseres Geistes*, durch unsere seelisch-geistigen Energien, die die Selbstheilungskräfte unseres Organismus steuern. Wir müssen unsere inneren Energien aktivieren, um die Hilfe in uns selbst zu finden. Natura sanat – medicus curat: Die Natur heilt – der Arzt versorgt! Es ist die Natur, die unsere Wunden auf wundersame Weise schließt und heilt – der Arzt sorgt für die besten Vorbedingungen dazu.

a) »Es ist der Geist, der sich den Körper baut«[86]

Ja, von außen kann uns niemand helfen, wenn es in unserem Inneren nicht stimmt. Denn der Ursprung der Krankheit liegt nicht im körperlichen, er liegt im seelisch-geistigen Bereich. Das betont auch, wie wir schon sahen, die psychosomatische Medizin mehr und mehr. Warum werden manche Menschen Opfer von Bakterien und Viren – und andere nicht, obwohl sie unter denselben Einflüssen stehen? Der seelische Zustand des Menschen schafft die Voraussetzung für die Erkrankung. Angst vor Krankheit führt diese fast schon herbei, denn Angst schwächt die Abwehrkraft des Körpers. Angstfreie, selbstsichere, in sich ruhende Menschen sind viel eher immun gegen alle möglichen Krankheitserreger. Das berichten uns schon mittelalterliche Chroniken aus den Zeiten der Pest.

Krankheit ist also am Ende immer gestörte, d. h. blockierte oder geschwächte *Lebenskraft, ist Unordnung in unserem Energiehaushalt.* Diese Energieblockade zu lösen, den freien Fluß der Energie wiederherzustellen, bedeutet die Selbstheilungskräfte des Organismus dahin fließen zu lassen, wo sie zur Heilung gebraucht werden. Krankheit ist Unordnung in uns, in unseren seelisch-geistigen Bereichen. Sie ist der körperliche Ausdruck ungelöster Probleme und die Aufforderung an den Kranken, sich seine falsche Denkweise bewußt zu machen und seine Lebenseinstellung zu ändern. Ganz in diesem Sinne sagte Hippokrates vor 2400 Jahren: »Wenn du nicht bereit bist, dein Leben zu ändern, kann dir nicht geholfen werden.«

Das einzig Wesentliche an uns und in uns ist der Geist, wie er sich in unserer Seele erlebbar macht. Er ist der wahre Kern des Menschen. Seine Kraft (als das Unvergängliche, das Primäre) kann den Körper (als das Vergängliche, das Sekundäre) in die Pflicht nehmen, ihn beherrschen und steuern. Sie kennen alle *die zwei Typen von kranken Menschen:* Die einen sind willens und überzeugt, mit ihrer Krankheit fertig und wieder gesund zu werden, die anderen lassen die Krankheit über sich ergehen, sie finden sich mit ihr ab, sie befürchten und erwarten das Schlimme und Schlimmste. Die ersten mit der positiven, optimistischen Einstellung setzen die Macht ihres Geistes zur Heilung und Gesundung ein, und sie genesen in vielen Fällen. Die zweiten mit der negativen, pessimistischen Einstellung bleiben verhaftet in ihrer Erkrankung und fallen ihr um so leichter zum Opfer. Systematische Untersuchungen haben schon des öfteren aufgewiesen, daß aus der ersten Gruppe sehr viel mehr Menschen geheilt werden als aus der zweiten. Auch ist die Schmerzempfindlichkeit bei den ersten erheblich geringer, sie ertragen starke Schmerzen also erheblich leichter als die zweiten. Es ist heute bewiesen, daß im Gehirn Endorphine vorhanden sind, eine morphiumähnliche Substanz, ein körpereigenes Narkotikum, das die erste Gruppe kraft ihrer geistigen Einstellung offensichtlich in erhöhtem Maß aktiviert[87].

Eine englische Untersuchung aus dem Jahre 1974 über die Überlebenschancen von schwer herzkranken Patienten kam zu dem Ergebnis, daß sie auf der Intensivstation bei ständiger medizinischer Überwachung nicht höher war als bei vergleichbaren Patienten, die zu Hause behandelt wurden. Grund: Die emotionale Belastung durch die Apparate rundum mit ihrer Ausstrahlung höchster Krisenhaftigkeit macht jeden technologischen Vorteil zunichte. Und Dr. Jerome D. Frank von der John-Hopkins-Universität berichtete von einer Untersuchung an 176 Krebskranken, die ohne Chirurgie, Bestrahlung oder Chemotherapie gesundeten: Er hatte keine andere Erklärung als *den tiefen Glauben dieser Menschen an ihre Gesundung* und ihre feste Überzeugung, daß auch ihre Ärzte an die Heilung glaubten[88]. Um diesen Glauben und diese Überzeugung zu stärken, sollte eine Erkrankung das normale Leben des Leidenden auch nicht mehr einengen oder sonst in Mitleidenschaft ziehen als unbedingt nötig. Denn jede Schwächung der heute so viel zitierten Lebensqualität bedeutet Schwächung der Abwehr- und Gesundungskräfte des Organismus.

Norman Cousins fragte einmal Albert Schweitzer, wie jemand nach der Behandlung durch einen afrikanischen Medizinmann hoffen könne, gesund zu werden[89]. Die Antwort: »Sie verlangen von mir, ein Geheimnis zu enthüllen, das die Ärzte schon seit Hippokrates mit sich herumtragen. Aber ich will es Ihnen trotzdem verraten: Der Medizinmann hat aus dem gleichen Grund Erfolg wie wir auch. *Alle Patienten tragen ihren eigenen Arzt in sich*. Sie kommen zu uns, ohne diese Wahrheit zu kennen. Wir sind dann am erfolgreichsten, wenn wir dem Arzt, der in jedem Patienten steckt, die Chance geben, in Funktion zu treten.«

Was ist »der Arzt in uns selbst« anders als die Kraft unseres Geistes, als *der starke Glaube an die Gesundung, wie sie auch im Placebo*, im bloßen Scheinmedikament stecken? Es hat laut vielen Untersuchungen die Heilwirkung des echten Medikaments, ja, es kann sie zuweilen sogar übertreffen. Die Wirksamkeit des Placebos ist dem vorhandenen oder fehlenden Vertrauen des Patienten zu seinem Arzt direkt proportional. Amerikanische Placeboforscher haben die Ansicht gewonnen, daß das Placebo den Willen zu leben in physische Realität verwandelt, indem es spezifische biochemische Veränderungen im Körper bewirkt[90]. Die weltbekannt gewordene rumänische Endokrinologin Ana Aslan ist getragen von der Überzeugung, daß ein robuster Lebenswille unmittelbar verbunden ist mit dem chemischen Gleichgewicht im Gehirn. Der Wille zu gesunden und der feste Glaube daran erzeugt die entscheidenden Gehirnimpulse, die die Hypophyse stimulieren und dadurch auf die Zirbeldrüse und das ganze endokrine System einwirken, besonders auch die Nebenniere anreizen[91].

Übrigens: Die Kraft des Geistes, der Glaube, gesund zu werden, haben genauso wie das Placebo *keinerlei Nebenwirkung!* Sie sind der unumstößliche Beweis, daß es tatsächlich zwischen Körper und Seele-Geist nichts Trennendes gibt, daß sie in ihrem tiefsten Wesen eins sind.

Erfreulicherweise wissen auch heute noch viele praktizierende Ärzte, daß *kein Medikament soviel vollbringen kann, wie die geistige Einstellung des Patienten* zu seinem Leben und zu seiner Krankheit. Und deshalb nützen sie dem Kranken am stärksten dadurch, daß sie ihm dazu verhelfen, seine persönlichen Heilungs- und Gesundungskräfte bis zum äußersten zu entwickeln und zu entfalten. Und Gott sei es geklagt: Gar mancher medizinische Experte, für den der Patient eine aus vielen Nummern geworden ist, spricht in sachlicher Kälte gedankenlos wahrhaftig das Todesurteil über den erkrankten Menschen und weiß es gar nicht! Oder noch schlimmer: Es ist ihm gleichgültig! Platon: »Der größte Fehler bei der Behandlung von Kranken: Leib und Seele werden allzusehr getrennt, obwohl sie nicht getrennt werden können. Deshalb übersehen die Ärzte so viel. Sie sehen nicht das Ganze. Ihm sollten sie sich zuwenden. Denn wo das Ganze übel daran ist, kann unmöglich ein Teil davon gesund sein.« Das ist vor rund zweieinhalbtausend Jahren so meisterlich formuliert worden. Heute ist das Schlagwort von der psychosomatischen Krankheit immer häufiger zu hören, das – wie schon früher gesagt – den kaum zu hörenden Begriff der psychosomatischen Gesundheit bedingt: die Erkenntnis, daß der Mensch von seinen seelisch-geistigen Kräften her auf den Körper einwirken, ihn ebenso krank wie gesund machen kann. Heute ist das wieder einmal eine der »neuesten Erkenntnisse der Wissenschaft«!

Zusammenfassend soll nochmals betont werden, *was Heilen aus dem wahren Kern des Menschen, aus der Kraft des Geistes heißt:* Ordnung schaffen im geistig-seelischen Bereich, damit die ursprüngliche Lebenskraft gestärkt wird und damit auch der Körper wieder ins Lot kommt. Die geistige Einstellung kann die Zellen unseres Körpers aufbauen oder zugrunde richten – je nachdem, ob wir positiv oder negativ fühlen und denken. Der Geist ist das Wesentliche am Menschen. Er ist Teil der schöpferischen Energie, der heilenden Kraft oder – wenn Sie so wollen – das Bindeglied dazu. Wer seine Krankheit unbewußt braucht, etwa um Aufmerksamkeit oder Mitleid zu erregen, wird sie nicht loswerden. Loslassen lernen, an nichts festhalten wollen, das ist der Anfang zur inneren Änderung und damit zur Heilung. Das kann viel und harte Arbeit an sich selbst bedeuten. Und gerade das hören Kranke oft ungern. Wenn sie es aber akzeptieren, dann wird es ihnen reichlich vergolten.

b) Das Leben bejahen

Für den durchschnittlichen Schwer-, auch den Krebskranken sind die Erkenntnis und *die Einsicht anfangs sicher recht schwierig*, ja ausgesprochen hart, daß ein wesentlicher, vielleicht sogar der entscheidende Grund für seinen Zustand in ihm selber liegt, daß er *seine Krankheit selbst verursacht haben mag* oder gar verursacht hat. Nämlich durch seine besondere Schwierigkeit, ja seine Unfähigkeit, mit sich selber hinreichend im reinen zu sein, mit seinen Konflikten zurechtzukommen, das Leben in sich gesammelt und intensiv erleben zu können: Freude und Leid, Liebe, Genuß, Trauer. Nur wer die enge Beziehung der Krankheitsdisposition zu seinen seelischen Zuständen und Vorgängen wie ständige Belastungen, Depression, Hoffnungslosigkeit – wobei die Drüsentätigkeit mit ihren Hormonen offensichtlich das Bindeglied ist – nicht wahrhaben will, wer sich ganz einfach gegen diese Einsicht spreizt, nur der kann sich der Erkenntnis seines eigenen Mitwirkens an seiner Krankheit verschließen.

Vergessen wir niemals eine der fundamentalen Gegebenheiten unserer Existenz, die leider viel zu wenig betont wird: *Jeder Gedanke ist eine Kraft*. Jedes Denken, in seiner Basis jedes Fühlen ist feinstoffliche Realität und insofern schon ein Tun. Jeder Gedanke ist schwingende Energie feinster Prägung. Seine mikroelektrischen Impulse hält das EEG (Elektroenzephalogramm) mit der Aufzeichnung der Gehirnströme unbezweifelbar fest. Wir nehmen unzählige seelisch-geistige Schwingungen auf und senden selbst unzählige auf die anderen Wesen aus, wie sie alle Gedanken, Blicke, Gesten, Bewegungen, Worte, Taten, bewußtes Schweigen usw. darstellen.

Wer sich häufig negativen, niederziehenden, lähmenden, unfruchtbaren Gedanken hingibt, der bringt das Negative in sich zum Schwingen. Der nährt die negativen Kräfte in sich und verändert langsam, aber unausweichlich seine Persönlichkeit in diese Richtung hin. Alles Unschöne, Mißlichkeiten, Fehlschläge, Ärger, quälender Zweifel, Angst, auch das Aufgehen in den oberflächlichen Alltäglichkeiten: alles das arbeitet in uns weiter, je mehr wir es zulassen. Um so mächtiger muß es werden gegenüber den guten Kräften in uns. Für den Schwerkranken ist die schlimmste Gefahr die Depression, milde, zu milde ausgedrückt: das melancholisch gefärbte Lebensgefühl. Depression ist ein weitgestreuter Begriff. Auch unter Fachleuten ist er schwer präzise zu definieren. Wie immer ihre besondere Färbung oder Tönung sei – die Depression nicht zuzulassen, sich aus ihr herauszuarbeiten, wenn sie einen ergriffen hat: Das ist mit das Wichtigste von allem für jeden, der gesund bleiben oder wiedergesunden will. So konnte eine britische Forschergruppe nachweisen, daß Frauen mit operiertem Brustkrebs, die eine depressiv-pessimistische Einstellung hatten, weniger als die Hälfte der Fünf-Jahres-Überlebenschance haben als die Patientinnen, die ihre Heilungschancen positiv sehen[92]. Und neuerdings wurde einwandfrei aufgezeigt, wie sehr schon längere Arbeitslosigkeit zu z. T. schweren seelischen und körperlichen Störungen führen kann[93], wie sich der Katalog der erwiesenen psychosomatischen Krankheiten ja in aller Welt ständig erweitert.

Und umgekehrt: *Wer vorwiegend positive, aufbauende, belebende, fruchtbare Gedanken pflegt*, der fördert die positiven Kräfte in sich und wandelt seine Persönlichkeit in diesem Sinn. Ergeben wir uns also vertrauensvoll der positiven Zuversicht, dem Glauben an die unendliche Wirkungskraft des Guten und Heilsamen! Gehen wir mit Freude und guten Mutes an unser Tagewerk! Dann werden unsere eigenen bescheidenen Kräfte gestärkt, und sie werden von ihrer Wurzel her beflügelt von der großen, der jenseitigen unerschöpflichen Allkraft und Energie, von der unsere eigene persönliche Energie ja nur eine winzige Spur ist. Alle erfahrenen Ärzte berichten von überraschenden Heilungen aus schwerster Krankheit. Und alle erfahrenen Krebsforscher berichten von Krebsrückbildungen bis zur Heilung. So gut wie alle haben immer wieder die Erfahrung gemacht, daß das Wiederaufleben der Hoffnung, das Einsetzen des positiven Denkens, das neue Erwachen des Lebenswillens das auslösende Moment dazu war und ist. Einen besonders interessanten, ja ergreifenden Fall dieser Art berichtet Le Shan[94]: Der Zustand einer von bösartigen Knoten befallenen jungen Frau verschlimmerte sich nach Auflösung ihrer Verlobung durch ihren Bräutigam in kurzer Zeit ganz wesentlich. Nach seiner, Le Shans offenen Aussprache mit dem Mann und dessen erneut versichertem Heiratswillen bildeten sich die Knoten innerhalb von ganzen drei Tagen wieder zurück, und das ohne irgendeine ärztliche Behandlung!

Jeder einzelne Gedanke ist als schwingende, fließende Energie eine Kraft, die ihrerseits die weitergreifenden psychodynamischen Kräfte in unserem Organismus weckt, bewegt und steuert. Je nachdem zum Negativen oder zum Positiven. Was ein Mensch denkt, ist der Anfang dazu, daß er es tut. So kann man getrost sagen: Was einer denkt, das wird er, das ist er. Alles ist in uns selbst zugrunde gelegt, was auch immer wir im Leben bewirken, was wir erleben und erreichen. *Niemand kann etwas anderes ernten als das, was er zuvor gesät hat.* Das ist ein unumstößliches Gesetz. Die christliche Bibel sagt es uns ebenso deutlich wie der Karmagedanke der Hindus und Buddhisten. Dieses Gesetz gilt in seiner Unerbittlichkeit ausnahmslos für jeden von uns. Deshalb ist auch jeder Mensch letztlich voll und ganz für sich selbst verantwortlich. Denn er hat die – wenn auch begrenzte – Freiheit, das eine zu tun und das andere zu lassen. So kann sich keiner zurückziehen hinter einen Meister, einen Führer, einen Guru, einen Papst. Und kein anderer kann ihm wirklich helfen außer: er sich selber. Das alte Sprichwort »Wem nicht zu raten ist, dem ist auch nicht zu helfen«, sagt es aus menschheitsalter Erfahrung.

Jeder Gedanke wirkt also mit an der Tätigkeit der psychodynamischen Kräfte in uns und damit auch der *Aktivitäten unserer Körperchemie.* Der bekannte Streßforscher Hans Selye hat klar herausgearbeitet, wie durch bedrückende Gefühle das Adrenalinsystem entkräftet wird[95]. Depressive Stimmungen wirken sich negativ auf die immunologischen Funktionen des Körpers aus, und umgekehrt führen positive Gefühlsbewegungen zu positiven chemischen Veränderungen. Auch das haben wissenschaftliche Untersuchungen mehrfach einwandfrei aufgewiesen[96]. Damit liegt die wahrhaft fundamentale Bedeutung des Unterschieds klar zu Tage, ob ein Mensch und erst recht ein Kranker, ein Krebskranker von Angst und Depression oder ob er von Vertrauen und Zuversicht erfüllt ist.

(Nur am Rande sei hier die Frage erlaubt: Wenn der Körper mit schmerzstillenden Medikamenten oder mit Zytostatikas [Chemotherapie] übersättigt und buchstäblich vergiftet wird, kann man da wirklich noch positive chemische Veränderungen von langfristiger Wirksamkeit im Hormonhaushalt erwarten?)

c) Mit Krankheit richtig umgehen (Beispiel Krebs)

Damit sind wir, ausgehend von der Frage nach der richtigen Einstellung zum Leben, allgemein schon bei der richtigen Einstellung speziell zur eigenen Erkrankung, so auch zum Krebs, angekommen. Die vielen Nachrichten und Veröffentlichungen der letzten Jahrzehnte haben dafür gesorgt, daß sich *weithin eine tiefsitzende Angst vor Krebs* verbreitet hat. Schon das Wort »Krebs« wird in seiner Bedeutung gleichgesetzt mit einem Todesurteil, bei dem lediglich der Zeitpunkt der Vollstreckung noch ungewiß ist. Kein Geringerer als Dr. Karsten Vilmar, Präsident der Bundesärztekammer, hat unmißverständlich auf den großen Schaden hingewiesen, den der Lärm um den Krebs durch die Verbreitung der Krebsangst mittlerweile angerichtet hat[97]. Und viele Ärzte bezweifeln aus ihren praktischen Erfahrungen heraus nicht nur aus diesem Grund den Wert der ständig propagierten Vorsorgeuntersuchungen. Obwohl mehr Leute an Herzinfarkt sterben und die Überlebenschancen des durchschnittlichen Herzpatienten geringer sind als die des durchschnittlichen Krebspatienten, gibt es nicht eine »Deutsche Herzinfarkthilfe e. V.«[98]. Der Herztod kommt eben unerwartet, er wird wie eine Art Unfall erlebt, und er hat in diesem Sinn nicht so wie der vergleichsweise »schleichende« Krebs den Charakter der langsam wirkenden Bösartigkeit. Jedenfalls ist dieses Bild vom Krebs im Unterbewußten des durchschnittlichen Bürgers von heute erzeugt worden.

Dabei vertreten verschiedene Krebsforscher und nicht wenige praktizierende Ärzte die Ansicht, daß *die Krebsangst viel verheerender sei als die Krebskrankheit selbst.* Wer die bisherigen Ausführungen dieses Buches aufmerksam gelesen hat, wird kaum umhin können, dem schon deshalb zuzustimmen, weil die ständige – bewußte oder unbewußte – Angst vor Krebs als solche schon seine Entstehung und sein Wachsen in starkem Maße fördern muß. Schon dadurch verurteilt sich jedes Schüren dieser Angst. Sie ist zudem sachlich bei weitem nicht so gerechtfertigt, wie die meisten Leute heute glauben. Natürlich ist Krebs eine nicht ungefährliche Erkrankung. Sie kann wie viele andere auch zum Tod führen. Sie muß es aber in keiner Weise. Sie kann auch zum Stillstand gebracht, sie kann auch geheilt werden. Ganz besonders, wenn von allem Anfang an alles unterlassen wird, was sie zu weiterer Entwicklung anreizen könnte. Etwa ein unnötiger Eingriff in den ansonsten noch ungeschädigten Organismus mit seinen noch ungestört starken Selbstschutzmechanismen des Immunsystems. Was immer zur Erkrankung geführt haben mag, die dem Körper eingeborenen Abwehrkräfte stehen bereit und werden sofort aktiv: Sie zu unterstützen, ist zunächst das Wichtigste. Und sollte nach sorgfältiger Prüfung durch einen diesbezüglich erfahrenen und besonders kritischen Arzt eine medizinische Behandlung im heute üblichen Sinn nötig erscheinen – wozu der Patient ja in jedem Fall sein Einverständnis zu geben hat –, dann ist das die von der körperlichen Seite her gebotene starke Hilfe zur Wiedergesundung und schon gar nichts Negatives.

Das in vielen, vielen Fällen Entscheidende ist die innere seelisch-geistige Einstellung. Das letzte Kapitel hat die Bedeutung der *grundsätzlich positiven Lebenseinstellung* aufgezeigt, die einzig und allein die Hoffnung auf Heilung in sich trägt. Nach ihr sollte sich auch *der Ansatz jeglicher Therapie* richten. Der ganz wesentliche Unterschied liegt darin, ob die Therapie von der Schlüsselfrage ausgeht: Was ist falsch am Kranken, was fehlt ihm, was sind die Ursachen seines Leidens? Sie muß die innere Sammlung des Patienten auf die Krankheit, auf das Negative bewirken. Oder ob die Verstand und Gemüt bewegende Schlüsselfrage lautet: Was hilft dem Kranken, was tut ihm gut, was bringt ihn vorwärts und wie kann er das erleben, wo und wie kann er seine Kraft seinem Wesen gemäß entfalten? Aus dem Negativen der erstgenannten Fragen lassen sich die schlummernden Energien, die natürlichen Abwehr-, Heilungs- und Genesungskräfte schwerlich sammeln. Wenn sie aber von einem lockend positiven, von freudiger Zuversicht erfüllten Ziel getragen sind, dann schießen sie von ganz allein mit allem ihnen eigenen Schwung in diese Richtung ein. Es ist der gleiche Unterschied wie zwischen dem einen Mitarbeiter eines x-beliebigen Unternehmens, der in seiner Arbeit nur Zwang und Langeweile erlebt, und dem anderen, für den sie das Interessanteste ist, was er sich denken kann: Der erste drückt sich bei jeder Gelegenheit, der zweite kann in seiner Be»geist«erung gar nicht genug zuwegebringen!

Dementsprechend sollte auch die Krankheit unbewußt nicht dadurch aktiviert werden, daß der Patient im Kern vom Negativen, von der Krankheit her getragen an sich selbst arbeitet. Das kann leicht bei all den Techniken und Hilfen geschehen, wo sich etwa *der Krebsleidende in seiner Vorstellung* unnötigerweise in die Krebszellen hinein konzentriert. Wo er sich die kranken Zellen in ihrem kranken Zustand, in der Wucherung des Gewebes etwa lebendig ausmalt. Nur das Positive kann auf lange Sicht Positives bewirken. Das ist ein allgemeingültiges Gesetz. Daher sollte sich jeder Kranke ganz auf seine positiven Kräfte, auf die selbstheilenden Kräfte, die in seinem eigenen Organismus bereitliegen, einstimmen und sammeln: Er sollte sich ausmalen, wie diese immer mehr die Oberhand gewinnen, wie sie etwa das Krebsgewebe immer weiter abbauen, wie er von Tag zu Tag, von Woche zu Woche gesünder, kräftiger und leistungsfähiger wird, und wie ihm dabei durch seine geistige Bemühung die große kosmische oder göttliche Energie zu Hilfe kommt. Sie stärkt ihn zusätzlich

– mit jedem Atemzug, da er die in der Luft enthaltenen Lebenskräfte (das »Prana« der Inder) in sich aufnimmt,
– mit jeder Mahlzeit, da er sich die in der Nahrung befindlichen Lebenskräfte zuführt,
– mit jeder ihn in vernünftigem Maß belastenden Bewegung seines

Körpers, da er sich dadurch weiter kräftigt und sich aus dem Tal seiner Schwierigkeiten ein kleines Stückchen weiter nach oben hin bringt,
– ja mit jedem Sonnenstrahl, der ihm die kosmische, alles schaffende und erhaltende Kraft unmittelbar zuführt.

Diese innere Sammlung auf die ständig steigende Gesundung und Genesung und darüber hinaus auf die Freude am Leben: die Freude an jedem Tag, an jedem Erlebnis; und die Freude auf die Zukunft wird nicht ohne Folgen bleiben. Das wird ihn in der Tat zumeist wohl langsam, aber durch die ständige positive Bemühung doch sicher der Gesundung zuführen. Und sollte dem Kranken von seinem Schicksal (Karma) die äußere Gesundung versagt sein, so wird sich diese Arbeit an ihm selbst in der inneren Gesundung sehr wohl bemerkbar machen und ihm die Zeit, die ihm hier noch gegeben ist, in ganz anderer beglückender Weise erleben lassen. Und um so glücklicher wird sich dadurch auch sein Übergang in die geistige Welt vollziehen können.

d) Im Einklang sein mit Tod und Sterben

Damit haben wir schon die Problematik des Sterbens berührt: *Was hat der Tod für einen Sinn?* So fragen sich viele Menschen. Und sie finden keine Antwort, weil sie den Tod als das Auslöschen ihrer einmaligen Existenz und damit als totale Sinnlosigkeit empfinden. Und warum? Doch nur, weil sie sich selbst als das Maß aller Dinge sehen. Stellen wir unser Leben in die große Gesetzlichkeit unseres und allen Seins, dann wird sich uns dieser Irrtum sofort aufhellen.

Unser Sein und unser ganzes Leben steht unter der Gesetzlichkeit der Polarität, unter dem unendlichen Rhythmus des Auf und Ab, des Yang und Yin, wie die alten Chinesen schon Tausende von Jahren vor unserer Zeitrechnung wußten, der Spannung und der Lösung der Energie, der Lebenskraft[99]. Tag und Nacht, Spannung und Entspannung, Aktivität und Passivität, Tun und Lassen, Wachen und Schlafen, Freude und Leid, Heiterkeit und Traurigkeit, Freiheit und Gefangenschaft, Werden und Vergehen, Geburt und Tod, Anfang und Ende: Wo immer wir auch hinblicken, allüberall begegnet uns dieser erregende Gegensatz, der alles und jedes kennzeichnet. Wer das eine nicht kennt, weiß auch nichts vom anderen. Anfang und Ende sind sich gleich: die ausgehende Nacht ist der beginnende Tag, und der zur Neige gehende Tag ist der Beginn der Nacht. Nur in dem, was zwischen Anfang und Ende liegt, erkennen wir den ständig wechselnden Zustand, der uns in unserer Blindheit das Wesentliche zu sein scheint. So leben wir und so sterben wir – und nehmen jeden der beiden Zustände als absolut, als endgültig. Und wir übersehen dabei, daß beides nur der wechselnde Ausdruck eines Fortdauernden, eines Übergeordneten sein kann. Diesen polar aufeinander zugeordneten Gegensatz des Lebens und Sterbens finden wir wieder im Ein- und Ausatmen, in Gesundheit und Krankheit, im Gepacktsein von einer Krise und ihrer Überwindung oder Beherrschung, wenn wir die Lektion der Krise verstanden und daraus gelernt haben.

Wenn Hegel sagt, daß die Synthese nur das fruchtbare Ergebnis von These und Antithese sein kann, dann geht auch er aus von dieser allumfassenden Polarität, die wir im praktischen Leben ob der Begrenztheit unserer Sinne nur nicht so leicht wahrnehmen und begreifen. Wie wir auf S. 43 ff. gesehen haben, setzen innere Harmonie und Reifung der Persönlichkeit den Ausgleich, den rhythmischen Wechsel von Spannung und Lösung der Lebenskraft voraus. *Wer nicht gleichsam über These und Antithese, über Spannung und Lösung steht, bleibt immer einseitig verhaftet und kann das Ganze nicht begreifen.* Wer das männliche und das weibliche Prinzip (auch eine Erscheinungsform von Yang und Yin) nicht vestanden hat, wird – mit Hegel gesprochen – nie die Synthese beider Geschlechter erreichen und immer der Gefangene seines persönlichen Geschlechtspols bleiben. Wer die Polarität der elektrischen Energieform im Sinn ihres positiven und negativen Pols nicht kennt und nicht peinlich beachtet, wird nie mit ihr »arbeiten« können. Fazit: Nur wer das übergeordnete Ganze begreift, kann auch den in sich begrenzten Sinn der beiden einander polar zugeordneten Gegensätzlichkeiten begreifen und sich somit aus ihrer jeweils begrenzten Sicht befreien.

Ist das mit Geburt und Tod, mit Leben und Sterben nicht genau das gleiche? *Wie begrenzt ist der Blick all derer, die nur die eine Erscheinungsform ihres Lebens in dieser Daseinsform in dieser Welt sehen und sie verabsolutieren!* So als wäre unser kleines Leben nicht auch nur ein wesensmäßiger Teil der über uns stehenden Gesetzlichkeit. Der sogenannte moderne Mensch kann sich in seiner Egozentrik und seiner Gebundenheit in der materiellen Welt nicht über sich selbst erheben und daher die größeren Zusammenhänge nicht mehr sehen. Er ist herausgefallen aus der großen Ordnung. Ist es nicht bezeichnend, daß die Menschen mit der »spontanen Religiosität« am wenigsten von Krebs befallen werden und nach Ausbruch der Krankheit noch die längste Lebenserwartung haben (s. S. 30/31)? Sie haben nicht die übliche Angst vor dem Tod, weil sie getragen sind von der tiefinneren Erkenntnis, daß ihr Leben eingebettet ist in ein unendlich größeres Geschehen, in dem Geburt, Leben und Tod nur vorübergehende Stationen sind. Sie wissen, daß das Sterben als die Heimkehr in »die uralte Heimat« (Baudelaire) die endliche Geborgenheit ist und zugleich der Beginn eines neuen Seins.

Die meisten Menschen unserer Zeit verdrängen den Tod – ebenso wie Krankheit und Alter – als etwas ausschließlich Negatives, als Teil des Wertwidrigen schlechthin. Wer sich geöffnet hat für die wahren Zusammenhänge, der fängt an zu begreifen, daß ihn nach diesem Leben eine schönere, freiere Existenz erwartet in der anderen, in der weiten Welt des Geistes. Ja, der weiß es in seiner Tiefe, daß *das Sterben nichts anderes ist als die große Befreiung* von den Beschränkungen unseres Körpers, die Befreiung aus der Enge dieser Welt, aus dem menschlichen Eingeschlossensein in die Ichheit mit ihrer individuellen Vereinzelung und ihrer Ichbefangenheit, die Loslösung, die *Er*lösung, die Ausweitung, die Erhöhung aus dem ICH ein weiteres Stück in das hinein, was das letzte Ziel unseres Seins ist.

Diese Erkenntnis gewonnen zu haben bedeutet, mit ruhigem Gemüt seinem körperlichen Ende entgegenzusehen. Es ist gewiß kein Zufall – wie immer wieder berichtet wird –, daß so viele Sterbende, die ihren Tod bewußt erleben und ihn bewußt annehmen, mit einem friedvollen Gesicht, oft heiter, ja geradezu selig lächelnd aus dieser Welt gehen. Sie sind im Begriff, die Schwelle zu einem Dasein zu überschreiten, das sich ein beglückendes Stück freier und weiter darbietet. Sie sind wahrhaft erlöst aus dem Leiden dieses Daseins. Warum also Angst vor dem Tod haben? Der Tod kann für unser wahres Selbst, für unseren freiwerdenden Geistkörper als dem eigentlichen Träger unserer Individualität nichts anderes sein als die Wiedereinbettung in die göttlich gefügte große Lebensbahn, als die große Labsal, da wir erwachen zur wahren Wirklichkeit des Lebens. »In der Welt habt ihr Angst« (Joh. 16, 33). Diese Angst schwindet dahin.

Wer den Tod verdrängt, ihn nicht wahrhaben will, ihn nicht als ganz natürliches Ende in dieser Daseinsform akzeptieren kann, für den muß die Diagnose einer schweren Krankheit wie zum Beispiel Krebs selbstverständlich der Schrecken seiner Tage sein, gegen den er sich mit allen seinen Kräften anstemmt und sich dabei verkrampft. In diesen Kampf und »Krampf« bringt er alle seine Kräfte ein, die nach dem Gesetz von der begrenzten Energie jetzt hier in einem hohen Prozentsatz sinnlos gebunden sind und aufgezehrt werden. Darum stehen sie nicht mehr zur Verfügung für die natürlichen selbstheilenden, seelisch-körperlichen Mechanismen des Organismus. So paradox es dem Uneingeweihten zunächst klingen mag: *Den Tod akzeptieren, heißt Energie für das Leben gewinnen.*

Den Tod akzeptieren heißt auch, *sich aus der Nähe zum Tod mit dem auseinanderzusetzen, was die Endlichkeit für uns bedeutet.* Diese Auseinandersetzung ist die Quelle von neuen inneren Erfahrungen und ihrem reichen Gewinn. Die großen letztlich wesentlichen Fragen unseres Seins stürmen unmittelbar und unabweislich auf uns ein. Was bin ich als Mensch, als der, der ich bin? Was war und was ist wirklich wichtig in meinem Leben? Welche Menschen und welche Dinge bedeuten mir etwas und warum? Diese Fragen lassen sich nicht verdrängen. Sie erheischen ihre Antwort, der wir nicht mehr ausweichen können. Es versteht sich, daß der Therapeut hier eine ganz wesentliche, wenn nicht entscheidende, oft kaum zu ersetzende Hilfe geben kann für die Befriedung des Patienten im weitesten Sinn. Angesichts des Todes wird oft kompromißlos empfunden, wo man im Leben versagt hat. Je tiefer das seelische Schürfen, desto größer wird die Bereicherung in dieser äußerlich schlimmen Zeit. Das ist der Grund, weshalb manche Schwerstkranke offen erklären, sie möchten dieses für sie so schlimme Krankheitserleben nicht missen, und sie würden es ein zweites Mal des inneren Gewinnes wegen wiederum durchstehen wollen. Wem es indessen beschieden ist, nicht mehr zum vollen Leben in dieser Welt zurückfinden zu können, der erlebt seine verbleibende Lebenszeit deshalb auch in einer beglückenden, früher ungeahnt beglückenden Weise. Er darf dann solcherart aufbereitet getrost und – wie wir schon gesehen haben – gar oft selig lächelnd die Schwelle zur jenseitigen, zur geistigen Welt überschreiten.

Als *Voraussetzung dazu* bleibt freilich immer *die Erkenntnis des Schwerkranken, daß er wirklich todkrank ist*, d. h., daß der Tod nahe ist oder nahe sein kann. Für viele tun sich verständlicherweise erst jetzt die eben beschriebenen Fragen mit ihrer unabweisbaren inneren Nötigung auf. Und die Vorbedingung für diese Erkenntnis ist wohl nicht immer, aber doch recht oft die absolute Ehrlichkeit und Offenheit von Therapeut und Familie. Sie dürfen dem Patienten die Vorbereitung auf einen menschenwürdigen Tod nicht vorenthalten, und sie dürfen ihn nicht um die Chance der letzten Reifung seiner Persönlichkeit betrügen. Darüber wird später noch Genaueres zu sagen sein ebenso wie über die große Hilfe, welche die frühzeitige Übung von ganzheitlicher Eutonie und richtiger Meditation gerade auch für die letzte Lebensphase darstellt.

e) Sinn im Leben sehen

Die Ganzheit des Menschen, seine Einheit von Körper und Seele-Geist lehrt uns, *daß nichts in dieser Einheit von ungefähr kommt, daß alles seinen tiefen Sinn haben muß*. So auch die Erkrankung, und erst recht eine gefährliche, möglicherweise lebensbedrohende Erkrankung. Wenn wir nicht etwas Wesentliches falsch gemacht hätten und wenn wir insofern nicht den Sinn unseres Lebens verfehlt hätten, wären wir gewiß nicht aus der Einheit herausgefallen. Also will uns die Krankheit darauf aufmerksam machen. Sie will uns an den Sinn unseres Lebens heranführen. Denn jedermann hat im Zug der großen Bestimmung seines unsterblichen Selbst *seine* Aufgabe, die über die kurze Dauer unseres Lebens in dieser Welt hinausweist. Wer das nicht erkennt, der lebt ein vergebliches Leben. Er vertut es. Auch im Kranksein zeigt sich das ewige Gesetz der Polarität, denn es führt zu einem neuen Gesundsein hin in tieferer und weiterer Erkenntnis. Sei es noch in dieser, oder wenn uns der Tod des Körpers zu früh ereilen sollte, dann eben in der anderen Welt. Es ist eine Stufe der Weiterentwicklung und Vervollkommnung. So versteht sich das Wort des großen Mystikers, des Meisters Eckehart, der da sagt: »Das schnellste Roß, das euch zur Vollkommenheit trägt, ist Leiden . . . Nichts ist so gallebitter wie leiden und nichts so honigsüß wie gelitten haben.«

Die wichtigste Aufgabe des Therapeuten, der diese Bezeichnung zu Recht trägt, ist daher, seinem Patienten zu helfen, den Sinn seines Lebens soweit wie nur möglich zu erkennen, den er seither doch mindestens teilweise verfehlt hat. Das heißt: seine wahre Individualität, seine höchstpersönliche Wesensart zu entdecken, die zu finden ihm seither offensichtlich versagt war. Gelingt das, dann werden der Lebenswille und mit ihm die Lebenskraft von neuem geweckt werden. Eine offene oder die verborgen tiefe Unzufriedenheit zeigt, daß etwas Wesentliches in der Persönlichkeit des Kranken noch nicht erkannt ist.

Das ist *der Kern der heute oft besprochenen Krise in der Lebensmitte*, da der Mensch in seiner normalen Entwicklung eine gewisse Wende von der äußeren zur inneren Welt erlebt oder wenigstens einleitet: Jetzt entdeckt er, mindestens fühlt er deutlich, daß etwas in ihm nicht stimmt. Was nicht stimmt – das zu finden, ist das eigentliche Problem. Wer von schwerer Krankheit bedroht oder gar befallen ist, sollte diese Frage als die für ihn allerwichtigste nehmen. In ihr liegt letztlich die Wurzel zu seiner Gesundung, weil nur ihre klare Beantwortung seine innere Einheit wiederherzustellen vermag.

Das ist nichts anderes als die Frage nach dem Sinn des Lebens, der sich im wirklich befriedigenden Lebensinhalt zeigt, in der Freude am Leben, an dem, was man tut, und dem daraus wachsenden Lebensmut. »Ich habe eine Aufgabe, die mich braucht. Ich habe eine Zukunft. Mein Leben hat einen Sinn!« Diese Überzeugung ist die Voraussetzung, von der im Grunde alles abhängt. Solche Aufgaben oder Ziele sollen nicht vom Verstand konstruiert oder von einem Pflichtgefühl eingegeben sein, sondern aus der Tiefe des untergründigen Gefühls heraus kommen, ganz einfach aus der inneren Freude am Erstrebten. »Was ist meine geheime Sehnsucht?« In dieser Frage steckt zumeist das Geheimnis. Es zu entdecken, mögen Phantasie und Träume mitspielen, denn in ihnen steigen aus dem Unbewußten die geheimen Wünsche auf. Man darf nur nicht im Träumen verharren, wie viele es tun, sondern rechtzeitig den richtigen Hinweis aufgreifen und zur Tat schreiten. Dann verstärkt sich rasch von Tag zu Tag die aufkommende Hoffnung, die nicht schwärmerische Illusionshaftigkeit ist, sondern der ganz reale Motor für das Leben.

Was ist der richtige Hinweis auf den *persönlichen Lebenssinn?* Er *kann immer nur aus den ganz persönlichen Interessen des einzelnen Menschen* heraus kommen. Denn nur die Interessen, die Antriebskräfte, seine Neigungen und Strebungen lenken ihn und nichts anderes. Dabei geht es viel weniger um die Befriedigung egoistischer Interessen nach dem Motto »Ich will gut leben und sonst nichts«: Egoismus befriedigt in der Tiefe allenfalls nur wenige Menschen. Sie bleiben im Oberflächlichen haften. Sollen die Lebenskräfte wie in unserem Fall von ihrer Wurzel, von ihrer wahren Quelle her geweckt und bis zum äußersten aktiviert werden, dann braucht es *eine echte Aufgabe*, die schon den Charakter einer gewissen Nötigung in sich trägt, der man nicht entfliehen kann, an die man so gebunden ist, daß man sie leben, daß man ganz einfach weiterleben *muß*.

Sie kann von außen kommen: Z. B. die alleinstehende Mutter oder der einzig überlebende Großvater spürt die heilige Pflicht in sich, die noch hilflosen Kinder oder Enkel zu tüchtigen, ordentlichen Menschen hochzubringen. Wie mir ein jahrelang in Sibirien unter kaum erträglichen Umständen lebender und dabei im Bergwerk körperlich schwer arbeitender ehemaliger Kriegsgefangener berichtete: Nur das Wissen um die Hilflosigkeit seiner drei Kinder, denen die Mutter durch einen Luftangriff genommen war, habe ihn am Leben gehalten und die größten Strapazen durchhalten lassen. Der absolute Wille zum Weiterleben stellt sich eben nur dann ein, wenn das Weiterleben einen echten Sinn hat, schärfer ausgedrückt: sich als zwingende Notwendigkeit darstellt.

Diese tiefempfundene Aufgabe kann auch von innen kommen: Der Erkenntnistrieb eines Forschers, der ihm Tag und Nacht keine Ruhe läßt, bis er einen komplizierten, seither noch unergründeten Zusammenhang durchsichtig machen kann. Der Unternehmungsgeist eines Kaufmanns, der ihn im Dienste für seine Mitmenschen nicht ruhen läßt, sein Werk immer noch zweckmäßiger, schöner, für seine Kunden noch vorteilhafter und preisgünstiger zu machen. Bleiben wir indessen im Alltag des schlichten Bürgers: Der Mensch ist als ein Gemeinschaftswesen geschaffen, was schon die Zweigeschlechtlichkeit und das naturgegebene Familienleben deutlich macht. Viele Menschen empfinden ihr Leben als irgendwie unausgefüllt und leer, solange sie immer nur an sich selber denken. Sie fühlen sich im Herzen auf den anderen Menschen bezogen, auch auf den ihnen zunächst unbekannten.

So drängt es sie in eine soziale Aufgabe, übrigens ganz im Sinn der Grundforderung aller Hochreligionen, die die tätige Liebe als wichtigste Forderung predigen, *die aktive Hinwendung zum DU*. Diese Aufgabe am anderen läßt den Schwerkranken gar nicht selten sich selber finden. Er entdeckt den tiefen Sinn und die tiefe Befriedigung, sich aus innerem Drang heraus für andere einzusetzen, die sich in einer der hundert Nöte dieser Welt befinden, und ihnen ohne Vorberechnung eines Entgelts zu helfen. Für solche Menschen tun sich immer wieder neue Möglichkeiten auf, die allgegenwärtige äußere oder innere Not anderer zu lindern. Da gibt es genug ganz konkrete, realistische Ziele und Aufgaben, und immer liegt der nächste Schritt, der zu tun ist, offen vor einem und fordert einen zur Tat, nicht zum Träumen! Jetzt hat das Leben auf einmal wieder einen Sinn. Und so stärkt sich der Lebenswille oft ganz unerwartet, und die Lebenskräfte werden von der Aufgabe her beflügelt.

Im gleichen Maß *schwindet das Gefühl dahin, man sei der Krankheit hilflos preisgegeben*. Die verderbliche Hoffnungslosigkeit, passive Melancholie, Niedergestimmtheit und Depression lösen sich auf. Jeder Tag ist ein neuer Gewinn, und jeden Tag kann man von neuem genießen in dem neuentdeckten Leben mit seinen vielen kleinen und echten Freuden. Wieviele berichten, wie sie jetzt die leuchtende Sonne, eine jede blühende Blume, das Lächeln eines Kindes, die Freude eines Tieres, die streichelnde Hand eines geliebten Menschen so erleben können wie noch nie zuvor! Das ganze Leben wird bewußter, das Erleben inniger, Denken und Fühlen werden eins: Welche Bereicherung des Menschseins!

Ja, das Leben wird reicher, es wird erst jetzt wahrhaft »gelebt«. Manchmal wird es reicher, als wenn unter sogenannten normalen

Umständen das Alter von hundert Jahren erreicht würde, auch wenn die verbleibende Spanne Zeit rasch zur Neige gehen sollte. Für manche ist es – wie sie selbst ganz offen sagen – erst der Beginn des eigentlichen bewußten Lebens, auch wenn die Todesdrohung im Hintergrund steht. Je mehr aber der Kranke in seinem Inneren frei wird und eins mit sich selber, sammeln und festigen sich seine inneren Kräfte, und es geht aufwärts mit der Gesundung. Denn wenn sich der Sinn des Lebens findet, dann erst werden die Selbstheilungsmechanismen des Körpers in vollem Umfang befreit. So grotesk es klingen mag, es ist die reine Wahrheit: Wenn die sogenannten Todkranken den wesentlichen Wandel in sich vollziehen konnten, dann sind sie in Wahrheit die in der Seele Kerngesunden und Heilen, auch wenn ihr Körper weit davon entfernt scheint. Dann erleben sie – wie schon vor kurzem gesagt – die ihnen noch verbleibende Zeit in beglückender Weise, und sie können glücklich in die andere Welt hinübergehen, um dort an ihrer fortdauernden Entwicklung und Vervollkommnung weiterzuarbeiten.

Leider sehen aber die meisten Leute keine echte eigene Aufgabe vor sich, und sie haben überhaupt kein Ziel. Gar manche sind dauernd bemüht, die Wünsche oder Erwartungen ihrer Eltern, ihrer Familie, ihrer Vorgesetzten und Kollegen, ihrer Nachbarn zu erfüllen und zu befriedigen, und sie vergessen darüber ihre eigenen Wünsche und Erwartungen. Ein eigenes Ziel, ein eigener Lebensinhalt muß da sein. Die ernsthafte Bemühung, ihm näherzukommen ist oft viel wichtiger als der äußerlich sichtbare Erfolg dieser Bemühungen. »Wer immer strebend sich bemüht, den können wir erlösen«, läßt Goethe im Faust den Chor der Engel sagen. Das heiß erstrebte Ziel reißt die innere Energie, die Tatkraft weg vom Negativen der Krankheit und öffnet dem aktiven Einsatz für das Positive die Bahn. Denken Sie an den fast schon sprichwörtlichen Pensionierungstod dessen, dem sein Dasein ziel- und sinnlos geworden ist. Er gibt sich selbst zwar unbewußt, aber – tatsächlich auf!

Was ergibt sich aus diesen Überlegungen für den Therapeuten? Seine große Aufgabe und Verantwortung – daneben auch die aller Familienmitglieder und Freunde – ist es, den Lebenswillen des Kranken zu wecken und zu stärken, ihn aus seiner inneren Isolierung, aus seiner Einsamkeit herauszuführen. Es ist schon viel gewonnen, wenn es nur gelingt, ihm das Gefühl der Zugehörigkeit zu den ihm lieben Menschen zu vermitteln, ihn wissen und erleben zu lassen, daß er nicht allein ist, sondern einbezogen in deren Leben. Das Gefühl der Zusammengehörigkeit mit seiner wechselweisen Verantwortung kann schon für sich allein ein mächtiger Motivationsfaktor sein. Darüber hinaus steckt das Schlüsselproblem in der Frage, die der Therapeut immer und immer wieder in psychologisch geschickter Form zu stellen hat: Was möchten *Sie* mit Ihrem Leben anfangen? Was möchten *Sie*, einzig und allein *Sie*?

Wenn der Kranke eben das über die Jahre weg stets in sich verdrängt hat, dann ist es natürlich in vielen Fällen gar nicht einfach, der Erkenntnis aus dieser Frage zum Durchbruch zu verhelfen. *Durch logisches Argumentieren*, und wenn es noch so vernünftig klingt, *läßt sich da in aller Regel gar nichts erreichen*, weil die Logik nicht in die Tiefe der Persönlichkeit hineinwirkt. Es geht nur darum, wie wir vor kurzem besprochen haben, die höchstpersönlichen Antriebskräfte oder Interessen, das Lebensideal, die geheime Sehnsucht zu entdecken, zu wecken und zu stärken, wie immer nur möglich. Von großer Hilfe in dieser Bemühung, dem verzagten Kranken den Sinn seines Lebens finden zu lassen, ist *die Persönlichkeit des Therapeuten*. Er muß es verstehen, sich ganz und gar in diese Bemühung einzubringen, ohne aufdringlich zu sein. Er muß sich also behutsam in den Patienten einfühlen und aus der vollen Zuwendung heraus die Überzeugung von der Fähigkeit des Patienten, mit allem fertig zu werden, ja, den Glauben an ihn ausstrahlen. Wenn das beim Kranken »ankommt«, wenn der Funke überspringt, dann ist zumeist alles gewonnen. Der einzelne Therapeut, da das sein ganzes Engagement voraussetzt, kann natürlich nicht gleichzeitig bei vielen gefährlich Erkrankten in dieser ihn voll fordernden Weise arbeiten. Er muß sich zu beschränken wissen und seine begrenzten Kräfte wohlüberlegt bei relativ wenigen Patienten einsetzen. Es liegt auf der Hand, daß das in der Praxis gar manches Problem und manche Belastung mit sich bringt, die aber kaum vermeidbar sind.

Es gibt nicht wenige, die *in ihrer persönlichen Entfaltung immer und immer gehindert werden durch einen bestimmten anderen Menschen*: den Ehepartner, ein Elternteil, Vorgesetzte, Kollegen. Das geschieht z. B. dadurch, daß ständig Zweifel gesät werden über die Fähigkeiten, daß sachlich unberechtigte Schuldgefühle genährt werden, daß die Tüchtigkeit in Frage gestellt, daß immer kritisiert, daß keinerlei Vertrauen geschenkt wird. Für diese Fälle empfiehlt Le Shan eine *bemerkenswerte Taktik*[100], *die dem Betroffenen hervorragend helfen kann*. Sie verhindert, daß sich daraus ein kaum noch aufzubrechender Teufelskreis entwickeln kann. Der Betroffene soll sich die verschiedenen Methoden oder Techniken, die gegen ihn angewendet werden, geistig ganz klar machen, sie scharf unterscheiden und ordnen, sie numerieren und sich die angefertigte Liste einprägen. Vor jedem Zusammentreffen möge er sich im stillen die diesmal wohl zu erwartende Methode voraussagen und dann, wenn es soweit ist, auf den sachlichen Ablauf achten. Dadurch wird er vom passiven Erdulder zum aktiv Tätigen. Er konzentriert sich auf das, was objektiv geschieht, statt bloß darauf zu reagieren. Jetzt gewinnt er Abstand. Er ist nicht mehr der Gefangene seiner emotionalen Reaktion. Er wird amüsierter Beobachter und lernt, daß das Wesentliche bei all dem nur seine Reaktion ist, die sich nun ändert. Und der andere spürt, daß sein Verhalten nicht mehr »ankommt« und stellt sich seinerseits um auf ein sachlicheres Vorgehen.

Nun noch *ein typisches Beispiel* aus einem großen süddeutschen Krankenhaus: die Geschichte einer sechsundvierzig Jahre alten Frau, die ihre schwere Krebserkrankung einfach nicht wahrhaben wollte. Die einwandfreie Diagnose lautete auf einen ausgesprochen bösartigen frontalen Gehirntumor. Dabei ist normalerweise mit einer Lebenserwartung von maximal einem halben Jahr zu rechnen, selbst wenn eine operative Intervention stattgefunden hat. (Die medizinische Begründung: Das Wachstum der bösartigen Zellen geht sternförmig entlang der Nervenbahnen weiter und ist somit auch operativ nicht zu beherrschen.) Die Patientin stand mit voller Aktivität in ihrem Lebensablauf und wurde von ihrer Erkrankung völlig überrascht. Als sie die ärztliche Mitteilung bekam, daß ihren Kopfschmerzen eine sehr ernste Erkrankung zugrunde liege, zuckte sie nur mit den Schultern, schaute etwas hilflos drein und sagte dann, das könne sie leider nicht ändern, das interessiere sie auch gar nicht so sehr, denn sie müsse für ihre Kinder sorgen und in einem dreiviertel Jahr für ihren ältesten Sohn die Erstkommunion vorbereiten. Sie habe sozusagen keine Zeit, krank zu sein. Bis hin zum Chef des Krankenhauses wurde versucht, ihr die Gefahr ernsthaft zu beschreiben, die auf sie zukam. In ihrer Reaktion ging sie aber nie über dieses Schulterzucken hinweg, wobei sie die Ärzte in fast verächtlicher Weise anblickte aus ihrem Denken heraus: »Was wollt ihr eigentlich von mir – ich habe Wichtigeres zu tun!« Und nun der klinische Verlauf: Die Patientin wurde operiert. Sie überstand die ausgesprochen schwierige und große Operation fast wie einen leichten Eingriff, so daß sie nach zwei Wochen schon wieder zu Hause war. Wegen dieses absolut untypischen Verlaufs wurde sie weiterhin beobachtet. Inzwischen sind sieben Jahre vergangen. Es kam bis heute zu keinem Rückfall, obwohl die Diagnose histologisch (gewebsmäßig) völlig gesichert war. Bei dieser Patientin könnte man zwar allenfalls von einem gewissen Intelligenzdefizit sprechen, so daß sie die Gefahr überhaupt nicht erkannte, in der sie geschwebt hat. Man kann auch von einer totalen, gelungenen Verdrängung sprechen, denn diese Frau hat den Ruf ihrer Erkrankung gewiß nicht vernommen. Ihr Krebs kam ja nicht von ungefähr: Man frage sich, was diese starke Frau gewonnen hätte, wäre ihr der Sinn ihrer Erkrankung aufgegangen! Mit Sicherheit gibt dieser Fall aber ein Musterbeispiel dafür ab, was es bewirkt, wenn ein Mensch ganz ausgefüllt ist von seiner Lebensaufgabe und daher aus dem Unbewußten gesteuert starke und stärkste Heilungskräfte aufbieten kann.

Geistige Kraft und Heilung: Zusammenfassung der grundlegenden Erkenntnisse

Auch am Ende des letzten Kapitels dieses Buchteils soll das Wichtigste aus den verschiedenen Betrachtungen nochmals knapp herausgestellt werden:

1. Der wahre Kern des Menschen ist sein Geist, was unseren Sinnen nur verborgen bleibt. Deshalb kann Krankheit nur geheilt werden durch die Kraft unseres Geistes. Da Krankheit immer gestaute Lebenskraft, Unordnung in uns, in unserem Energiehaushalt ist, muß, wenn die Heilung von Dauer sein soll, die gestörte Ordnung wiederhergestellt werden.
2. Hinter jeder Erkrankung steckt ein Stück eigenes Verschulden des Kranken, der aus seiner Ordnung herausgefallen ist. Er muß also seine seitherig falsche Denk- und Lebensweise erkennen und sie zum Positiven hin ändern. Kaum ein Medikament kann so viel bewirken wie die geistige Einstellung des Kranken.
3. Jeder Gedanke ist eine Kraft. Als schwingende Energie steuert er die Lebensprozesse in uns mit. Daher gilt es, sich freizumachen von jedem negativen Denken und nur positiv-aufbauende Gedanken zuzulassen: das weckt und nährt die reichen Selbstheilungskräfte unseres Organismus. Jeder erntet, was er gesät hat!
4. Angst vor Krankheit, vor Krebs ist bester Nährboden dafür: Keine innere Sammlung auf die Erkrankung, sondern auf Gesundung und Genesung! Sie erwachsen aus jedem Gedanken, jedem Atemzug, jeder Mahlzeit, jeder kräftigenden Bewegung, jedem Sonnenstrahl, jeder kleinen Freude im Alltag.
5. Der Tod, der so natürlich ist wie die Geburt, ist nicht unser Feind: Er befreit uns, wenn unsere Zeit um ist, aus den Beschränkungen des Körpers, aus den Leiden dieser Welt und öffnet uns das Tor zur geistigen Welt, zur wahren Wirklichkeit unseres Seins. Den Tod demütig und dankbar annehmen, heißt in der Einheit des Ganzen bleiben. Den Tod akzeptieren heißt daher, Energie für das Leben zu gewinnen, das uns hier noch beschieden ist.

6. Der tiefe Sinn der Erkrankung ist die Mahnung zur Selbstprüfung: Führe ich mein Leben im Sinn der großen Bestimmung, der großen Ordnung? Was ist überhaupt der Sinn *meines* Lebens? Welche Aufgabe habe *ich* zu erfüllen, die mich innerlich ausfüllt und die mir geschenkten Gaben entfalten und fruchtbar werden läßt? Dann und nur dann hat mein Leben einen Sinn, und aus seinem Reichtum wachsen mir die Kräfte der Heilung zu.

C
ERKENNEN DER WAHREN URSACHE DER (KREBS-)ERKRANKUNG

Nachdem wir uns seither im wesentlichen mit den Hintergründen der schweren Erkrankung, im besonderen der Krebserkrankung, und den grundsätzlichen Folgerungen daraus beschäftigt haben, können wir uns nun der mehr praktischen und unmittelbar verwertbaren Seite des Problems zuwenden. Jeder Leser, der den bisherigen Ausführungen aufmerksam gefolgt ist, wird damit übereinstimmen, daß an erster Stelle die Notwendigkeit steht, *die wahre Ursache der Erkrankung zu erkennen.* Aus Gründen, die mehrfach deutlich angeklungen sind, ist das gewiß keine leichte Aufgabe. Zum Glück steht jedem von uns eine Reihe von Möglichkeiten zur Verfügung, die uns helfen können, wenn wir sie nur im richtigen Geist nutzen. Sie sollen nun aufgezeigt werden.

1. Selbsterforschung: Bin ich für meine Erkrankung nicht selbst mit verantwortlich?

Wie wir gesehen haben, liegt jeder Erkrankung mindestens ein Stück eigenes »Verschulden« des Kranken zugrunde, der aus seiner inneren Ordnung herausgefallen ist. Das ist der tiefe Sinn der Erkrankung: Die Mahnung zur Selbstprüfung, das heißt ohne jede Beschönigung und Selbstentschuldigung die Frage zu stellen: Warum bin ich und wie bin ich aus der Ordnung meines Lebens ausgebrochen? Warum und wie habe ich seine wahre Bestimmung verfehlt?

Jedermann ist für seine Gesundheit selbst zuständig und dafür verantwortlich, mindestens in beachtlichem Umfang. Nach dem allgemeingültigen, gnadenlosen Gesetz von Ursache und Wirkung geschieht nichts von ungefähr. So hat auch die Erkrankung ihren besonderen Grund oder ihre besonderen Gründe. Wer ernsthaft genesen will, kommt nicht umhin, *als erstes danach zu fragen und zu forschen, was er wohl selber dazu beigetragen hat*, daß er aus seiner inneren seelisch-geistigen Ordnung ausbrach und damit die körperliche Krankheit mindestens zum Teil mitverschuldet hat. Je selbstkritischer und schonungsloser er dabei vorgeht, um so größer werden seine Chancen, mit der Krankheit am Ende fertig zu werden.

Bei dieser Selbsterforschung tut sich *eine Fülle von Fragen* auf, eine Fülle von Möglichkeiten, die dazu geführt haben können, daß der Körper in seiner effektiven Leistungsfähigkeit überfordert wurde, so daß er seine natürlichen Leistungsgrenzen überschreiten mußte. Der gesunde Körper hat genug Reserven, um das vorübergehend kurzfristig zu können, aber auch der Gesündeste kann das für längere Zeit oder gar auf die Dauer nicht schaffen. Daher erheben sich *für die Zeit, bevor und als sich die ersten Krankheitszeichen zeigten, z. B. die Fragen*:

- Habe ich irgendwelche Belastungen besonderer oder ungewöhnlicher Art verspürt?
- Sind irgendwelche ungewöhnlichen Umstände wirksam geworden, eine besondere Schwierigkeit äußerer oder innerer Art?
- Sind Arbeiten oder Tätigkeiten aufgekommen, die ich unter belastendem Zeitdruck ausführen mußte?
- Habe ich mir zu viel Arbeit oder Verantwortung aufhalsen lassen?
- Habe ich aus Überschätzung der eigenen Kraft die Begrenzung meiner eigenen Belastbarkeit nicht wahrhaben wollen?
- Habe ich mich nicht intensiv genug gegen Überforderung oder sonstige Streßbelastung zur Wehr gesetzt?
- Habe ich in ausreichendem Maß an Entspannung gedacht und diese auch tatsächlich bewirkt?
- Habe ich bei der ständigen Eindrucküberfütterung hinreichend für Stunden der inneren Ruhe und Muße gesorgt?
- Habe ich ausreichend geschlafen, ohne künstliche Schlafmittel, oder habe ich die Nacht teilweise zum Tag gemacht?
- Habe ich mich richtig ernährt: nicht zu reichlich und doch vollwertig?
- Habe ich meinen Körper wenigstens eine Stunde pro Tag flott bewegt, das unerläßliche Mindestmaß für seine Gesunderhaltung?
- Habe ich mich zu sehr von den Wünschen und Bedürfnissen anderer Menschen leiten lassen, im Beruf oder auch privat?
- Waren meine eigenen Wünsche, Bedürfnisse, Interessen dabei zu kurz gekommen?
- Habe ich mich widerstrebend der Denkungsweise und den Auffassungen anderer Menschen anschließen oder mich ihnen gar unterwerfen müssen?
- Hat es mir an Gefühlen der inneren Befriedigung und der Freude am Leben gefehlt?
- Ist ein besonderer Verlust eingetreten, den ich nicht ohne weitere innere Belastung verkraften konnte?

- Hat sich in mir in einer problemreichen Lebenslage vielleicht so etwas ähnliches wie Hoffnungslosigkeit breitgemacht?
- Bin ich vielleicht in eine generell negative Denkweise verfallen?

Alle diese Fragen hängen mit dem vielzitierten Streß zusammen, wenn nicht direkt wie die meisten von ihnen, so doch indirekt. Wer speziell alle Streßfaktoren (die für unseren Zusammenhang natürlich recht bedeutungsvoll sind) präzise überprüfen möchte, der nehme die sorgfältige Zusammenstellung der Streßfaktoren zu Hilfe, die wir Dr. Holmes und Dr. Rahe von der medizinischen Fakultät der Universität von Washington verdanken. Sie weist so etwa sämtliche streßerzeugenden Ereignisse im Leben eines Menschen auf[101].

Aber mit der bloßen Erfassung aller dieser Streßfaktoren ist es für unsere Aufgabe hier nicht getan. Betrachten Sie bitte noch einmal die tabellarische Zusammenstellung der charakteristischen Wesenszüge der Krebspersönlichkeit auf Seite 34. Ohne hier auf Details einzugehen, die Sie selbst mühelos dieser Übersicht je nach dem konkreten, Ihnen bekannten Lebenshintergrund entnehmen können, seien *hier nur die wichtigsten Kernfragen für die Erkennung der persönlichen Mitverantwortlichkeit des Kranken* an seinem Zustand aufgewiesen. Natürlich wird es ihm schwerfallen, sich selber hinreichend objektiv zu beurteilen. Daher wird für die Beantwortung der meisten dieser Fragen die Mithilfe eines verständnisvollen Therapeuten oder sonstigen Helfers nötig sein:

- Handelt es sich um einen überdurchschnittlich sensiblen und damit besonders störbaren Menschen?
- Weist er ein auffallendes Maß an Selbstbeherrschung und Pflichtbewußtsein auf?
- Ist er ein besonders liebenswürdiger, hilfsbereiter Mensch, vielleicht um ständigen Spannungsausgleich bemüht derart, daß er seine eigenen Interessen darüber zu kurz kommen läßt?
- Wie weit ist er der Konvention, dem Üblichen, dem was »man« für richtig hält, verhaftet, hart ausgedrückt: versklavt? Wie weit spielt er die jahrelang eintrainierte Rolle auf Kosten seiner eigenen Persönlichkeit?
- Zeigt er eine gewisse Überaktivität und Geschäftigkeit aus innerer Unruhe?
- Hat er eine für ihn besonders wichtige Person im Familien- oder Freundeskreis verloren, durch Tod oder durch sonstige Umstände, was ihn tief getroffen haben mag?
- Ist ihm eine für ihn wichtige Lebenschance verlorengegangen, die sich ihm nach seiner Ansicht nie wieder bieten wird?

Jedem wirklich selbstkritischen Menschen steht noch *eine weitere Möglichkeit* zur Verfügung, um seine eigene Beteiligung am Entstehen seiner Erkrankung erkennen zu können. Es dreht sich hier meist um heikle, um intime Zusammenhänge, gegen deren wahren Kern sich der Betroffene innerlich oft verzweifelt wehrt. Deshalb kann die Mitarbeit eines erfahrenen Therapeuten von großer Hilfe sein, dem sich der Kranke vertrauensvoll öffnet. Es geht um einen »*psychologischen Mechanismus*«, der trotz seiner eminenten Bedeutung für das Zusammenleben der Menschen leider viel zu wenig bekannt ist. Daher soll *das immer wiederkehrende Schema der Überkompensation von Minderwertigkeitsgefühlen*, um das es sich dabei handelt, hier wenigstens in Kürze aufgezeigt werden. Seine vier Stufen hinter der unendlichen Vielfältigkeit des äußeren Auftretens zu erkennen, öffnet nicht selten die Tür zum Erfassen des belastenden Problems einer Persönlichkeit. Jeder von uns will gelegentlich etwas nicht wahrhaben, was uns schmerzen würde, wenn wir es uns ohne Beschönigung klarmachen würden (1). Es sind immer *irgendwelche Unzulänglichkeiten oder Minderwertigkeiten*, die wir im Vergleich mit anderen Menschen an uns entdecken. Für unser Selbstbestätigungsverlangen oder den Selbstschätzungstrieb wäre das bewußte Eingeständnis dieser unserer Schwäche unerträglich (2). Also darf sie nicht wahr sein: *Wir verdrängen sie*. Das geschieht am leichtesten dadurch, daß wir eine glaubhafte Entschuldigung für unsere Schwäche, für unser Versagen finden; genauer dadurch, daß wir uns selber und anderen eine angebliche Tatsache vorgaukeln, die von vornherein vermeidet, daß unser Können auf dem fraglichen Gebiet auf die Probe gestellt wird (3). So verfallen wir der *Selbsttäuschung*, indem wir uns in den entschuldigenden Gedanken retten, ihn dann selbst glauben und am Ende davon überzeugt sind.

Ein prächtiges Beispiel ist die bekannte Fabel (von La Fontaine 1621–95) vom Fuchs mit den Trauben, die wir nur einen Schritt weiterzuführen brauchen. Die reifen, süßen, lockenden Trauben hängen für den Fuchs so hoch, daß er sie nicht erreichen kann. Wäre er ein so guter Hochspringer wie der Durchschnitt der Füchse, könnte er sie ohne weiteres erreichen. Er schafft es aber trotz einer Reihe von Versuchen nicht, weil er eben nicht hoch genug springen kann (1). Sich das einzugestehen, ist für seine Selbstschätzung unerträglich. Es darf also nicht wahr sein (2). So rettet er sich in den Gedanken: Die Trauben sind sauer. Je mehr er daran denkt, um so mehr festigt sich diese seine Ansicht, die bald zur festen Überzeugung wird (3). – Sein Selbstbewußtsein würde es nicht angreifen, wenn er diese Schwäche mit der Überlegung kompensieren, also ausgleichen würde: »Ich bin zwar ein schlechter Hochspringer, aber ich bin ein ausgezeichneter Schnelläufer. Und das ist für mich viel wichtiger.« Das sagt er sich in unserem Fall aber nicht.

Führen wir diese Fabel noch einen Schritt weiter. Unser Fuchs beginnt schon *die Überkompensation seiner Schwäche* mit der ganz andersgearteten Überlegung: »Nur ein einfältiger, dummer Fuchs ohne jeden Geschmack wird saure Trauben fressen; also bin ich ein kluger Fuchs, wenn ich mich nicht weiter um die sauren Trauben bemühe« (4). In überkompensatorischer Weise entschuldigt er jetzt seine Schwäche, indem er sich in seiner angeblichen besonderen Klugheit sonnt. Er stellt sich also in seinem bloß angedichteten besonderen Wert selbst auffallend heraus. – Die Überkompensation, der Überausgleich wird indessen oft noch viel deutlicher. Gesetzt den Fall, der Fuchs beobachtet beim Weglaufen einen anderen Fuchs, der sich mühelos die lockenden Trauben herunterholt und sie genüßlich schmatzend in sich hineinfrißt, so wird er geneigt sein, sich zu denken: »Jetzt frißt der die Trauben, die mir versagt waren – dieser üble Bursche!« Und der nächste ihn rettende Gedanke ist sofort: »Was ist das für ein ausgemachter Dummkopf, der hat ja von feinem Geschmack, wie er mich auszeichnet, keine Ahnung; wie kann man nur ein solcher Blödian sein, sauere Trauben auch noch wohlig schmatzend zu essen!« – Jetzt wird die Überkompensation der eigenen Schwäche, also *der sachlich ungerechtfertigte übermäßige Ausgleich*, ganz deutlich *in dem künstlichen Sichüberheben über den, der einem in Wahrheit überlegen ist.* Die einfachste Art der Selbstüberhebung liegt neben dem unechten Sich-selbst-Herausstellen in dem irgendwie gearteten Herunterreißen dessen, demgegenüber man die Schwäche erlebt.

Nun sind wir wieder bei unserem Problem: Dieses Schema
1. Minderwertigkeitsgefühl
2. Verdrängung mit 3. Selbsttäuschung
4. Überkompensation

kann gar oft *ein hervorragendes Werkzeug* abgeben, *um in die Tiefe der Problematik eines Menschen vorzustoßen*, der mit sich selbst nicht im reinen, dessen Selbstgefühl nachhaltig gestört ist. Wie wir gesehen haben, ist das ja eine wesentliche Wurzel des Übels beim Krebskranken und mit großer Wahrscheinlichkeit auch bei anderen Schwerkranken. Der Kranke frage sich selbstkritisch:
- Über welche Menschen verspüre ich ein Bedürfnis, mich zu überheben?
- Wem bin ich geneigt, immer wieder welche Qualität oder Werte abzusprechen?

- Über wen habe ich den Drang, Schlechtes zu denken oder Schlechtes zu sprechen?

Und der Therapeut stelle sich selbstverständlich sinngemäß die gleichen Fragen. Hier liegt ein wertvoller Schlüssel zur Erkenntnis von schwer erkennbaren Zusammenhängen in der Lebensgeschichte des Kranken, die ihn zumeist stark belasten, in unserer Hand. Denn von hier aus öffnet sich sofort die Tür zu den sehr gezielten weiteren Fragen:

- Warum dieser Hang zur Überhebung gerade über diesen Menschen?
- In welchem Punkt ist der Verurteilte, der »Heruntergerissene« dem sich Überhebenden in Wahrheit überlegen?
- Was ist also die besondere Schwäche, der besondere Mangel, das besondere Minderwertigkeitsgefühl, das vor dem eigenen Bewußtsein verdeckt werden muß, weil es sonst schwer oder unerträglich wäre?

Dieses vom aufgezeigten Schema der Überkompensation abgeleitete Verfahren kann *in der Selbsterforschung oft eine große Hilfe* sein, zu der Person hinzufinden, in der sich die nicht bewältigbare Problematik des Kranken verkörpert. Und in der Regel liegt dann sein Persönlichkeitsproblem oder mindestens ein wesentlicher Teil davon mehr oder weniger offen vor uns: ein Elternteil, eines der Geschwister, der Ehepartner oder Verwandte von ihm, ein Lehrherr, ein Kollege oder Vorgesetzter oder wer immer, der – vielleicht ohne eine Ahnung davon zu haben – die schwere seelische Belastung mit ihren Abhängigkeiten, der Hilf- und Hoffnungslosigkeit, also den seelischen Schmerz bewirkte oder bewirkt. Dieser Zusammenhang dürfte so klar sein, daß sich besondere Beispiele erübrigen. Wer seine Augen im Leben auch nur einigermaßen offen hat, kann solche Fälle fast täglich beobachten.

Schließlich gehört zu dieser Selbsterforschung auch die schonungslos selbstkritische Frage, *welcher Vorteil sich dem Kranken allein dadurch bietet, daß er krank ist.* Weil diese Frage ganz besonders bedeutungsvoll ist, soll sie im folgenden Kapitel genauer abgehandelt werden.

Wer mit Hilfe der aufgeführten Selbsterforschungsmöglichkeiten erkennt, daß er die Schranken körperlicher oder gefühlsmäßiger Art überschritten hat, die ihm die Natur nun einmal gesetzt hat, *der weiß jetzt, daß er selbst seinen gehörigen Anteil* daran hat, so schwer erkrankt zu sein. Der kommt um das Eingeständnis nicht herum, daß er mitverantwortlich ist für sein Leiden. Die heute oft zitierte Flucht in die Krankheit gibt ein gutes Beispiel dafür ab.

Aber er braucht deshalb nicht zu verzagen. Im Gegenteil. Denn genauso, wie er selbst Schritt für Schritt seine Erkrankung mit herbeigeführt hat, kann er sich auch selber Schritt für Schritt für seine Gesundung einsetzen. Die Krankheit hat ihm die Augen geöffnet über sein früheres fehlerhaftes Verhalten. Und er hat den Mut besessen, dieses Geschenk der Erkenntnis anzunehmen. So öffnet sich ihm jetzt die Tür, seine Fähigkeiten und seine Kräfte im positiven Sinn für seine Genesung einzusetzen. Wenn er seine ganze Lebensenergie dafür mobilisiert, wird ihm ein Erfolg, mindestens ein deutlicher Teilerfolg, kaum versagt bleiben.

Das gilt in vollem Umfang auch für den, bei dem sich ob der Erkenntnis seiner Mitverantwortung an seinem Leiden nun *mehr oder minder starke Schuldgefühle* einstellen. Wer die Überzeugung haben darf, daß er im früheren Zeitpunkt beim damaligen Stand seines Wissens und seiner Erkenntnis so handeln mußte, wie er es tat, der darf sich keinen falschen Schuldgefühlen hingeben, die sachlich völlig unberechtigt wären. Nichts ist leichter als hinterher klug sein! Deshalb galt es bei den denkenden Menschen noch immer als ein Zeichen von geringer Persönlichkeitskultur, sich nachträglich in klugschwätzerischer Weise über andere Menschen zu überheben, die in Unkenntnis und oft mit bestem Willen irgendwelchen Schaden stifteten. Das trifft gerade in unserem Zusammenhang oft hochgradig zu, wo – wie wir früher gesehen haben – gerade die rücksichtsvollen, sich nach den anderen Menschen ausrichtenden und ihre eigenen Bedürfnisse zurückstellenden Leute besonders gefährdet sind. Sie müssen offensichtlich erst durch das Tal ihrer Leiden hindurch, um den Mut und die Kraft zu finden, sie selber zu werden. Und wenn das die Botschaft ihrer Erkrankung ist, die sie deutlich vernehmen, dann hat die Erkrankung einen tiefen Sinn für ihre weitere Entwicklung in ihrem erst jetzt wahrhaft sinnvoll werdenden Leben. Schuldgefühle sind weniger angezeigt als Gefühle des Dankes, so wenig das der oberflächlich Denkende zunächst erfassen mag. Diese Gedanken in dem betroffenen Menschen zu wecken, zu stärken und zu vertiefen, ist die wichtigste Aufgabe des Therapeuten und der sonstigen Helfer.

2. Selbsterforschung: Was bringt mir mein Kranksein ein?

Seither haben wir den Momenten nachgeforscht, die sich in der Vergangenheit als Ursache für die Erkrankung entwickelt haben. Demgegenüber geht es jetzt um die Frage, die in erster Linie für die gegenwärtige Situation des Kranken außerordentlich bedeutsam sein kann: Was bringt mir mein Kranksein ein? Welche Vorteile habe ich durch meine schwere Erkrankung? Welchen Gewinn habe ich durch sie? Wir leben heute, wie sattsam bekannt, in der sprichwörtlichen Leistungsgesellschaft, in der für menschliche Gefühle nur wenig Platz ist. Sie müssen, da leistungsstörend, in beachtlichem Maß unterdrückt werden. Anders beim Schwererkrankten. Noch viel mehr als das schon beim Gesunden der Fall ist, *wird der Kranke zum Zentrum des Geschehens*, allen Geschehens, gleichsam zum Mittelpunkt der Welt. Denn er ist schon in der eigenen Person nahezu total auf sein Ich zurückgeworfen, und darüber hinaus wenden sich ihm die anderen Menschen in deutlich erhöhtem Maß zu. So ist es unausbleiblich, daß dem Leidenden seine Krankheit eine Reihe von Vorteilen bringt, die sich ihm im Zustand der Gesundheit nicht geboten hätten. Dabei wirken bei vielen Menschen sicherlich *Krankheitserfahrungen aus der Kinderzeit* in erheblichem Umfang mit. Je mehr sich die Erkrankung des Kindes in dem Sinn »ausgezahlt« hat, daß sie zu erhöhter Zuwendung und zu Liebesbezeigungen aller Art durch Eltern, Geschwister, Nachbarn usw., besonders durch die Mutter, geführt haben, um so größer wird die Neigung werden, wieder krank sein zu dürfen, um erneut eben diese oder ähnliche Erfahrungen machen zu können. Die zumeist wohl unbewußten Erwartungen dieser Art sind viel zu natürlich, als daß man sie verurteilen könnte. Schließlich ist jeder Mensch ständig auf positive, ihn befriedigende Erlebnisse aus. Und jedermann freut sich, wenn er einen Vorteil wahrnehmen kann, welcher Art auch immer, der sich ihm irgendwo und irgendwie bietet. *Dieser dem Kranken zuwachsende »Gewinn«* läßt sich von verschiedenen Seiten betrachten, die sich natürlich vielfach berühren.

An mehr äußeren Vorteilen bietet sich, da das Kranksein als solches ohne weitere Begründung oder Rechtfertigung alles erklärt, z.B.:

- Wegbleiben von der Arbeit überhaupt.
- Freiwerden von der Belastung und dem Druck der Tagesarbeit.
- Hinausschieben von schwierigen oder unerfreulichen belastenden Aufgaben oder Situationen.

- Zeit gewinnen für deren Vorbereitung.
- Frei oder freier werden von der Last der Verantwortung.
- Dem Druck einer belastenden Entscheidung entfliehen.
- Muße und Zeit gewinnen für die Familie, Freunde, Hobbies.
- Allerhand seither unterdrückte oder zu kurz gekommene Bedürfnisse befriedigen, die im normalen Leben nicht befriedigt werden können.

Darüber hinaus wachsen einem eine Menge *sozusagen innerer Vorteile* zu, z.B.:

- Beträchtlicher zusätzlicher Gewinn an Aufmerksamkeit, Zuwendung und an Liebesbezeigungen aller Art.
- Ständige Umhegung durch andere: Man kann »loslassen«, man braucht selbst so gut wie nichts mehr zu tun, die anderen erledigen alles.
- Lockerung der übermäßigen Selbstdisziplin ganz allgemein: Man kann sich gehen lassen.
- Der bewußte oder unbewußte Genuß, im Mittelpunkt zu stehen.
- Die besondere Genugtuung, speziell die Besorgnis der anderen um die eigene Person zu erleben.
- Endlich einmal das tun können, was einem Freude macht.
- Gedanken und Gefühle offenbar werden lassen, die man seither nicht hochkommen lassen wollte.
- In völliger Ruhe über das bisherige Leben nachdenken können.
- In der inneren Stille der Krankheit seine seelischen Kräfte sammeln.

Ein gefährlicher innerer Gewinn des Ich liegt in der Flucht in die Krankheit. Wenn sich ein Interesse daran entwickelt, krank zu werden oder krank zu bleiben, dann tut sich eine tiefe Grube auf, in die man gar leicht hineinrutschen, aus der man aber nur außerordentlich schwer wieder herauskommen kann. Man erzielt ja nur einen Scheingewinn, so sehr er subjektiv angesichts einer schweren Belastung zunächst entlasten und vordergründig helfen mag. Aber diese Flucht in die Krankheit verhindert die oft bitter notwendige Arbeit an sich selbst. Der Kranke schiebt sein eigentliches Problem nur vor sich her und macht es damit in Wahrheit zumeist erst recht noch schwerer. Ganz deutlich wird diese Flucht in die Krankheit in den Fällen, wo sich bei Gesundungsfortschritten oder gar *bei Aussicht auf bevorstehende Heilung Gefühle depressiver Art* einstellen, die dann oft genug mit Rückfällen verbunden sind. Hier wehrt sich das Unbewußte gegen die Genesung, weil sie den Verlust der Krankheitsvorteile bedeuten würde. Der Kranke ist hier noch weit davon entfernt, den Sinn seiner Erkrankung zu erfassen: Er kämpft noch dagegen an. So muß er entweder später doch noch den rechten Weg dazu finden, oder er wird für immer das Opfer seiner Erkrankung bleiben.

Demgegenüber liegt *der größte und geradezu unschätzbare Gewinn der Erkrankung darin, daß sie uns zu unserem eigentlichen Lebensproblem hinführen kann.* Wenn wir ihren Ruf nur vernehmen und ihm folgen! Denn unsere seither zu kurz gekommenen echten Bedürfnisse innerer und tiefinnerster Art verschaffen sich ganz einfach endlich Gehör mit ihrer stärksten und unüberhörbaren Stimme und der Waffe der körperlichen Erkrankung. So zwingen sie uns, daß wir uns mit ihnen auseinandersetzen und sie gebührend zu befriedigen lernen. Ist das nicht eine an sich durchaus positive und konstruktive Reaktion unseres Gesamtorganismus? Jetzt kann sich aus der Tiefe unseres Wesens heraus der Weg zur Selbstheilung für uns auftun. Der Weg zur dauerhaften Heilung, weil wir die Folgerungen für unser weiteres Leben zu ziehen wissen. Ohne die Krankheit würde das alles nicht eintreten können. Die alten Probleme ließen sich nicht in dieser ganz anderen positiven Sicht neu erkennen. Das Leben würde ebenso wie früher fortgesetzt werden. Nichts würde sich ändern, und die innere Not würde nur noch drückender werden, um eines Tages in einem weiteren noch stärkeren Ausbruch zum Hilfeschrei einer noch gefährlicheren Erkrankung zu führen.

Deshalb muß der Leidende den Ruf seiner Krankheit hören. *Dann wird er mit seiner Genesung sein Leben auch verändern:*

- Es auf die feste Basis seiner inneren Gesundheit stellen.
- Aus der Erkenntnis der absoluten Notwendigkeit heraus den Weg dazu finden, sein früheres Verhalten zu ändern.
- Die innere Kraft, die er in der Stille seiner Krankheit hatte sammeln können, ganz für die neu erkannte positive Gestaltung seines weiteren Lebens einsetzen.
- Seine früher unterdrückten Gefühle eher äußern.
- Sich künftig die Freiheit nehmen zu echten Muße- und Besinnungsstunden und nicht mehr Sklave des äußeren Lebensdrucks sein.
- Bei neuen Schwierigkeiten nicht wieder eine Erkrankung als Rechtfertigung seiner Flucht aus der Lebensrealität benützen.
- Alles das tun, ohne neue Schuldgefühle in sich wachsen zu lassen oder gar zu züchten.
- In dieser Weise aufbrechen zu seiner echten persönlichen Weiterentwicklung in einem tiefen Sinn.
- Kurzum: Das, was sich als der wertvollste Krankheitsgewinn herausstellt, auch im täglichen Leben realisieren.

– *Mit die wichtigste Aufgabe eines mitwirkenden Therapeuten* ist es, dafür zu sorgen, daß eben das geschieht. Daß der Kranke eben das nicht wieder verliert oder verlernt, sondern es in sein neues Leben auf Dauer wirksam einbaut.

Wenn das nicht geschehen würde, wäre am Ende alles vergeblich gewesen. Nur dann, wenn es geschieht, hat dem Kranken sein Leiden in der Tat reichen Gewinn gebracht. Der Weg zu diesem Gewinn ist gewiß nicht leicht, weil er holperig und mit mancherlei inneren Krisen gepflastert ist. Aber: Kann es einen bequemeren Weg geben, wenn wir zu unserem Selbst, zur wahren Quelle unserer Kraft, unserer Lebenskraft und damit zu neuer Gesundheit und zu neuem Leben in einer weiter- und höherentwickelten Stufe unserer Persönlichkeit finden wollen?

3. Spontanzeichnungen: Wertvolles Hilfsmittel für meine Selbsterkenntnis

Dieses Kapitel ist weniger für den Schwerkranken, etwa den Krebskranken, direkt geschrieben als für seinen Therapeuten, der ihm mit Hilfe von Spontanzeichnungen außerordentlich helfen kann, *sein eigentliches und zumeist verborgenes Persönlichkeitsproblem zu erkennen*. Diese Feststellung bedeutet bei weitem nicht, daß die folgenden Ausführungen für den Kranken selber weniger interessant oder gar nutzlos wären. Viele kranke oder gestörte Menschen haben über die richtige Interpretation von spontan gemachten Zeichnungen oder Bildern schon wertvolle Hinweise auf die Wurzel ihrer Schwierigkeit bekommen. Das setzt nur einigen Abstand von sich selbst voraus, der im Durchschnittsfall allerdings nicht ohne weiteres erwartet werden darf. Deshalb sollte dem Hilfe suchenden Kranken ein auf diesem Gebiet erfahrener Mensch, in der Regel sein Therapeut, zur Seite stehen.

Wie ist der Wert von Spontanzeichnungen für unser Problem zu erklären? Wenn Sie ein Kind, das kaum irgendwelche Kenntnisse über die formale Gestaltung eines Bildes besitzt, dazu motivieren, ein x-beliebiges Bild zu malen oder irgend etwas zu zeichnen, so wird es ganz spontan ohne viel Vorbedacht das aufs Papier bringen, was ihm gerade in den Sinn kommt. Das kann nichts anderes sein als das, was das Kind in der Welt, in der es lebt, in diesem Zeitpunkt innerlich bewegt. Dabei werden oft diejenigen Momente aus der Summe seiner Eindrücke offenbar, die es in der Ebene des bewußten Denkens nicht ausdrücken könnte oder würde. Und wenn Sie unbeholfene Darstellungen nicht »lesen«, nicht interpretieren können, dann brauchen Sie das Kind nur danach zu fragen, was es da gemalt hat: es wird es Ihnen ganz unbefangen sagen. Dann wissen Sie es und können es in den Gesamtzusammenhang hineinstellen.

Das Kind lebt in seiner engen kindlichen Welt, deren Zentrum das Ich ist. Wie könnte es auch anders sein? Und ist das beim Erwachsenen etwa anders, nur mit dem Unterschied, daß sein Erlebnishorizont wesentlich weitergezogen ist als der des Kindes? So können beide nur das zum Ausdruck bringen, was sie innerlich bewegt, sei es in ihrem bewußten Erleben und Denken oder in den tieferen unterbewußten Schichten ihrer Erlebnis- oder Gefühlswelt. Spontane Zeichnungen, die durch keine oder höchstens bruchstückhafte bewußte Überlegungen zustandekommen, *erstehen nahezu unmittelbar aus eben diesen Tiefenschichten der Persönlichkeit.* Darin liegt ihr einzigartiger Wert. Wer die Bedeutung der menschlichen Ganzheit und Einheit von Seele und Leib – von der in diesem Buch schon so viel die Rede war – verstanden hat, der weiß, wie sehr sich die tiefinnere Problematik eines Menschen in den Äußerungen einer solchen Zeichnung kundtun kann und in nicht wenigen Fällen geradezu kundtun muß. Das gilt vor allem für alles Belastende und ständig in uns Bohrende ebenso wie für die glückhaften Seiten des Lebens: unbefriedigte Bedürfnisse, unerfüllte Hoffnungen, unbewältigte Erlebnisse bis in früheste Kindheit, mit Angst geladene oder auch freudvolle Erwartungen, niederdrückende oder auch glückliche Erlebnisse. Innerer Zwiespalt, wenn nicht innere Zerrissenheit, werden ebenso sichtbar wie etwa Ausgeglichenheit und seelischer Frieden, um nur einige wichtige Stichworte zu nennen.

Die Zeichnungen helfen uns also, uns besser kennenzulernen: unsere negativen Züge, Schwächen, Ängste ebenso wie die oft noch schlummernden positiven Fähigkeiten und Stärken. Sie können uns ganz wesentlich helfen, die entscheidenden Fragen zu beantworten:

- Was steckt zutiefst hinter meiner Krankheit, meiner Fehlhaltung?
- Wie weit beeinflußt die mir verborgene Seele mein Leben?
- Was hat meine tiefinnere Stimme zu meiner körperlichen Situation zu sagen?
- Was will mich mein krankgewordener Körper lehren?

Die bahnbrechende und grundlegende Arbeit auf diesem Gebiet hat Frau Dr. Susan R. Bach geleistet, die seit langem in London lebt. In ihrer langjährigen Arbeit an der neurochirurgischen Klinik in Zürich hat sie an etwa dreieinhalbtausend Bildern von sechshundert Patienten diese Erkenntnisse gewonnen und in ihren großenteils verblüffenden Ergebnissen nachgewiesen. Ihre Veröffentlichung darüber ist leider seit langem vergriffen[102]. Eine sehr schöne praktische Einführung in diese besondere Problematik liefert ihr Schüler, der amerikanische Psychologe Dr. Gregg M. Furth, der (wie sie selbst bei C. G. Jung persönlich) unter anderem auch im Jung'schen Institut in Zürich ausgebildet wurde: »Die Verwendung von Zeichnungen, angefertigt in einer Lebenskrise«[103]. Ferner gibt das Buch von Gisela Haas: »Ich bin ja so allein – kranke Kinder zeichnen und sprechen über ihre Ängste« einen schönen Einblick in die Problematik[104]. Im übrigen plant Frau Bach die Veröffentlichung der Ergebnisse ihrer Lebensarbeit in einem umfassenden Werk.

Worauf kommt es beim Erstellen solcher Spontanzeichnungen an? Und vor allem: *Wie sind diese Spontanzeichnungen richtig und treffsicher auszuwerten?* Dazu muß man als erstes – was selbst dem Geübten nicht immer leicht fällt – alles sehen, was dafür von Bedeutung ist, also z. B.:

- Was wird allgemein und im einzelnen dargestellt?
- Welche auffallenden Besonderheiten geben bedeutsame Hinweise?
- Was läßt sich speziell aus der Raumverteilung entnehmen?
- Was läßt die besondere Darstellungsweise an besonderen Stellen erkennen?
- Sind möglicherweise aussagekräftige Zahlenwerte zu ermitteln?
- Welche Farben sind benutzt, und was besagen sie?
- Was hat speziell der mitwirkende Therapeut zu beachten in der Art seiner Fragestellungen u. dgl., etwa: Welche Bedeutung hat das einzelne »Symptom« in der Ganzheit des betreffenden Menschen und seiner Vielschichtigkeit?

Sie sehen bei genauerer Überlegung, wieviele Fragen und Schwierigkeiten sich auftun, wenn es um die praktische Auswertung dieser Spontanzeichnungen geht. Sie verlangt intensive Beschäftigung mit der weitgreifenden, komplexen Problematik, die ein ganzes Buch füllen und somit den Rahmen der vorliegenden Arbeit völlig sprengen würde. Deshalb muß die Behandlung dieses Problems hier unterbleiben. Daß dadurch der praktische Wert unserer Ausführungen beschränkt wird, ist uns wohl bewußt. Andererseits werden sie manchem Leser den Anreiz geben, sich mit diesem hochinteressanten und bei entsprechender Bemühung so ergiebigen Verfahren genauer zu befassen. So dürfte sich der deutliche Hinweis darauf an dieser Stelle doch gelohnt haben. Je mehr man auf diesem Gebiet arbeitet, um so mehr tut sich die Fülle dessen auf, was solche Spontanzeichnungen aussagen. Zuweilen springt die spezielle Problematik eines Menschen den geübten Beobachter geradezu an. Darin liegt ihr wahrhaft unschätzbarer Wert[105]. Die weithin bekanntgewordene Sterbeforscherin Elisabeth Kübler-Ross sagt gern: »Unser Unbewußtes weiß alles.« Die Barriere unseres bewußten Verstandes hat es nur ungreifbar gemacht. Hier, in dieser Art von Zeichnungen oder Bildern, liegt ein großartiges Werkzeug, das nur darauf wartet, bei richtigem Einsatz diese verschütteten Tiefen unseres Unbewußten für uns freizulegen.

4. Erforschungsübungen: Meine seelische Belastung tut sich mir auf (Grundsätzliches)

Wir haben gesehen: Wenn sich der leidende Mensch bewußt mit seiner schweren Erkrankung auseinandersetzt, kommt er um *die Frage nach der Ursache und nach dem Sinn seines Leidens* nicht herum. Hat er erst erkannt, daß ihn die Krankheit nicht von ungefähr traf, daß sie ja aus ihm selber heraus gewachsen ist, dann muß er sich die präzisen Fragen vorlegen: Was habe ich falsch gemacht? Welche Botschaft will mir die Krankheit bringen? Zu welcher für mich wichtigen Erkenntnis will sie mir verhelfen? Was ist ihr eigentlicher Sinn für mich? Kommt der Kranke in seinem Denken so weit, dann ist er auf dem richtigen Weg zur Genesung: zur inneren allemal und damit in vielen Fällen auch zur äußeren, zur Besserung oder gar zur Gesundung. Dann forscht er dem zunächst nach mit allen Möglichkeiten, die ihm zur Verfügung stehen.

Eine ausgezeichnete Hilfe für den hinreichend in sich gekehrten, meditativen Menschen sind dabei *gewisse Erforschungsübungen*, die ihm den Grund seiner seelischen Belastung und damit auch seines körperlichen Niederbruchs aufweisen können. Sie erlauben ihm, ganz in der Stille seines Krankseins in die Tiefe zu forschen, wo die Wurzeln seines Übels verborgen liegen. Nicht ohne Grund wurde soeben vom in sich gekehrten, meditativen Menschen gesprochen: Wer gewohnt ist, seine Lebenskraft, seine Energie zu einseitig nur nach außen hin einzusetzen, dem wird sich diese Hilfe sehr wahrscheinlich verschließen. Indessen nötigt schon die schwere Erkrankung zur stärkeren Beschäftigung und Auseinandersetzung nach innen hin, also mit sich selbst. Dadurch dürfte sich diese hilfreiche Methode gar manchem Menschen öffnen, bei dem man es zunächst nicht erwarten möchte.

Diese Erforschungsübungen *setzen eine ganz eigenartige Mischung von meditativer Versenkung und gleichzeitiger hoher Offen-*

heit und Wachheit voraus. C. G. Jung wies wiederholt darauf hin, wie mit steigender Inaktivität des bewußten Denkens, also mit der Entleerung des Verstandesdenkens die unterbewußten Gefühlsschichten in uns aktiviert werden. Jeder über längere Zeit hinweg etwa im Zen-Stil Meditierende oder seinen Körper meditativ-eutonisch Durcharbeitende erlebt das unbezweifelbar in sich selbst. Von dieser psychologischen Erkenntnis und Tatsache her wird die beschriebene fast paradox erscheinende Feststellung gut verständlich: In der tiefen meditativen Versenkung ist man seinem Ich entrückt und doch ganz bei sich. Man kann gleichsam wie unbeteiligt auf sich selbst schauen. So kann man auf die Stimme hören, die aus der Tiefe des Unterbewußten heraus spricht. Man kann sich erfühlen, erfahren und dabei doch wie ein anderer Außenstehender unbeteiligt, nicht höchstpersönlich berührt sein. So schwinden die Barrieren unseres Selbstbestätigungsverlangens, unseres Selbstschätzungstriebs dahin, die uns normalerweise daran hindern, für uns unerfreuliche Erkenntnisse oder Eingeständnisse zuzulassen. (Erinnern Sie sich bitte an die Fabel vom Fuchs mit den Trauben und an das Schema der Überkompensation von Minderwertigkeitsgefühlen, siehe Seite 103.) Unser Inneres mit seinen Konflikten und Problemen liegt in einer Weise offen vor uns selbst, wie das im normalen Denk- und Gemütszustand nicht möglich ist. Wer es wie viele Meditierende an sich erlebt hat, der hat es erfahren, und der weiß unbezweifelbar, daß es so ist.

Wer nicht in dieser besonderen Weise zu meditieren gewohnt ist, *braucht nun nicht zu befürchten, daß ihm ein solches Erlebnis versagt wäre.* Die schönste Definition des Begriffs Meditation lautet: »Sammlung des Geistes auf *einen* Punkt«. Wer seinen Geist auf einen Punkt sammeln kann, bei welcher Gelegenheit – vor allem im Alltag – auch immer, der meditiert im Sinn des Schlagwortes, das wir dem Zen-Buddhismus verdanken: TUE WAS DU TUST. Der ist in sich ganz gesammelt. Der ist bei sich und nicht außer sich. Und so erklärt es sich, daß von diesbezüglich erfahrenen Therapeuten gelegentlich berichtet wird, wie ein Patient plötzlich von sich aus in einer solchen meditativen Stimmung etwas entdeckt, das *ihm ganz unerwartet die Einsicht und das Verständnis für sein Problem öffnet*[106], z. B.:

- in einer stillen Stunde der inneren Sammlung;
- in der Abgeschiedenheit vom üblichen Lärm der Welt;
- bei der Betrachtung eines Seele und Geist bewegenden Kunstwerks, der man sich ganz anheimgibt;
- manchmal fast überfallartig mitten in einer meditativ verrichteten Alltagsarbeit;

- beim stillen Genuß eines Landschaftsbildes, das – wir wissen oft nicht warum – unser Herz ergreift;
- im Halbschlaf während einer stillen, ungestörten Eisenbahnfahrt.

Das Wesentliche: In jedem Fall handelt es sich im Zustand von ausgeprägter innerer Sammlung darum, daß aus unserem Unbewußten die intuitive Erkenntnis dessen aufschießt, was der Kern unseres Persönlichkeitsproblems ist.

Diese Ausführungen dürften zur Erläuterung genügen, was eine solche Erforschungsübung bewirken kann und *welch große Hilfe sie darstellt.* In unseren Seminaren haben wir damit schon oft tiefgehende Einsichten in das Persönlichkeitsproblem einer »Konfliktsnatur« und damit nicht selten die Umkehr aus einer bedrohlichen Entwicklung erreicht. Im letzten Teil dieses Buches werden Sie zwei solche Erforschungsübungen ganz konkret aufgezeichnet finden (S. 184ff.), die einzig und allein die richtige innere Einstellung voraussetzen.

D.
DIE PSYCHOLOGISCHEN HEILUNGSMETHODEN: STÄRKUNG DER KÖRPEREIGENEN ABWEHR- UND HEILUNGSKRÄFTE

Im zweiten Teil dieses Buches wurde als der entscheidende Ansatz für die Behandlung des Schwerkranken die Ganzheit des Menschen herausgestellt. Schon dort wurde mehrfach darauf hingewiesen, daß der von einer bedrohlichen Krankheit Befallene etwas Wesentliches in seiner Lebensführung falsch gemacht haben muß. Schon dort wurde mehrfach betont, daß *sich der Kranke am Ende nur selber heilen kann, aus sich heraus*, durch die Aktivierung seiner eigenen Lebenskraft, seiner körpereigenen Abwehr- und Heilungskräfte. Von außen mögen und müssen ihm durch die Hilfe des Arztes und darüber hinaus seiner gesamten Lebensumgebung die besten Bedingungen für den Heilungsprozeß geboten werden; aber im Sinn des »natura sanat« (»Die Natur heilt«) kann ihm nicht wirklich geholfen werden.

Der durchschnittliche Schwererkrankte kann das und will das zunächst nicht verstehen, weil er die »Schuld« an seinem Leiden in äußeren Faktoren oder vielleicht auch in anderen ihn belastenden Menschen sieht. So verständlich diese seine Betrachtung zunächst sein mag, daß ihm seine Schwierigkeiten von außen her auferlegt seien und daher auch nur von außen her genommen werden könnten, so sehr muß ihm deutlich gemacht werden, daß sie falsch ist. Denn seine inneren Schwierigkeiten können nur in ihm selbst angegangen und schließlich aufgelöst werden.

Wenn Sie sich daran erinnern, daß die schwere Erkrankung primär seelisch-geistig verursacht ist, dann liegt *der Zwiespalt* offen vor Ihnen, *dem der Schwerkranke, z. B. der Krebskranke, ausgeliefert ist*, und der ihn innerlich oft zugrunde richtet. In seiner Auseinandersetzung mit der Welt, in der er lebt, hat er in irgendeiner Weise – wie früher beschrieben – seine besondere persönliche Wesensart aufgegeben und sich somit selbst verloren. Dadurch hat er sich das körperliche Leiden eingehandelt. Will er seine persönliche Wesensart aber aufrechterhalten gegen die Nötigungen und Widerstände seiner engeren Lebensumgebung und der Gesellschaft allgemein, dann bedeutet das für ihn quälende Einsamkeit. Was ist leichter zu ertragen? Dieses quälende Alleinsein kann jedenfalls nur vom starken Charakter ertragen werden, der in sich ruht, eins ist mit sich selbst, der sich vertrauensvoll in der großen Ordnung der Welt getragen weiß. Das wurde im zweiten Teil des Buches deutlich herausgearbeitet. Jetzt geht es um die Frage, wie das ganz konkret erreicht werden kann.

Es steht ein reicher Katalog von Möglichkeiten zur Verfügung, von denen die rein medizinischen nur ein Teil sind. Von allen medizinischen Mitteln sind wir im wesentlichen passiv betroffen. Wir erdulden sie, wir lassen sie über uns ergehen. Unsere große Chance: *Der Mensch ist nicht nur ein die Welt passiv erlebendes,* ein rezeptorisches Wesen. Er ist *zugleich ein die Welt aktiv gestaltendes,* ein motorisches *Wesen.* Das gilt nicht nur für die äußere Welt, sondern nicht minder auch für die innere. Hier liegt für jeden Betroffenen der entscheidende Ansatzpunkt, den so viele, viele Menschen gar nicht sehen! Die Erkenntnis vom eigenen Mit-»Verschulden« der Krankheit, die daraus wachsende Umstellung des Denkens und dann der äußeren Lebensweise kann mit ihren starken Impulsen für den ganzen Menschen einen geradezu radikalen Wandel auslösen. Dadurch, daß man den Sinn seines Leidens erfaßt, wird gleichsam eine innere Reinigung eingeleitet.

Eine ganz neue eigene Aktivität setzt ein. Sie bewirkt mächtige Impulse, welche die körpereigenen Abwehr- und Heilungskräfte in ihrer Wurzel wecken und von daher zu ungeahnter Entfaltung stärken. Warum sollten sie nicht wie bei jeder, ausnahmslos jeder anderen Beeinträchtigung, Schädigung oder Erkrankung unseres Körpers auch beim Krebs ihre volle Stoßkraft entwickeln können? Die Lehre, daß das ausgerechnet beim Krebs als einziger Krankheit nicht sollte geschehen können, ist doch unbiologisch. Alles was lebt entwickelt sich ständig weiter, von einem Tag zum andern, ja von jeder Sekunde zur nächsten, was wir im allgemeinen nur nicht wahrnehmen und erkennen, weil es für unsere Ungeduld zu langsam geschieht. So bedeutet jeder kleinste Fortschritt eine vielleicht noch so bescheidene Stärkung des Kranken körperlich und seelisch. Ein winziges Stückchen Angst wird ab- und Selbstvertrauen aufgebaut. Und so wird die Aktivität der Abwehr- und Heilungskräfte von Mal zu Mal in diesem bescheidenen Maß gestärkt. »Steter Tropfen höhlt den Stein«: Stückchen um Stückchen baut sich die innere Kraft des Schwerkranken von neuem auf.

Seine vorher vielleicht hochgradig inaktiv gewesene Lebensenergie wird wieder aktiviert, und *damit wird der Heilungsprozeß langsam aber sicher in Gang gebracht.* Ob sich die gekräftigten Abwehrmechanismen nur in einer Verlangsamung des Fortschreitens der Krankheit auswirken oder ob sie einen Stillstand der Erkrankung erreichen oder mit Hilfe der immer stärker werdenden Heilungskraft gar die volle Gesundung, z. B. die Rückbildung eines Geschwürs – das ist dann eine zweite Frage, die von vielen Faktoren abhängt, die wir gewiß nicht alle im Griff haben können. Aber es geht aufwärts! Und sei es im äußersten Fall nur das Gewinnen der Zeitspanne, die in der inneren Auseinandersetzung mit dem bevorstehenden Tod den menschenwürdigen Heimgang in die geistige Welt ermöglicht. Das andere Extrem sind die verbürgten sogenannten Spontanheilungen und die verbürgten relativ kurzfristigen Heilungen des Krebses in vermeintlich hoffnungslosen Fällen: Wie könnten sie anders erklärt werden als nur durch die enorme Auswirkung der persönlichen Abwehr- und Heilungskräfte? Aus dem negativen, passiven Ertragen der Krankheit heraus lassen sich diese schwerlich sammeln, sie brauchen das positive Ziel und das positive Moment, daß es aufwärts geht; dann schießen sie von allein in der heilungsbringenden Richtung ein. So spricht sehr, sehr viel dafür, daß die innere Einstellung des Kranken, die Weckung seiner persönlichen Lebensenergie und seine Hingabe an die Wirkungskraft der positiven Vorstellung viel wichtiger sind als die rein medizinischen Maßnahmen im engeren Sinn, so nötig sie im Einzelfall selbstverständlich sein mögen.

Die dazu erforderliche psychologische Technik setzt voraus:

1. An erster Stelle den unbeirrbaren Glauben des Kranken, daß er alles in sich selber hat, was zu seiner Genesung neben der unerläßlichen ärztlichen Hilfe nötig ist. Von dieser Kraft des Geistes muß er durchdrungen sein[107].
2. Seine Bereitschaft, seine innere Einstellung zu ändern und sich entsprechend einzusetzen.
3. Die Beherrschung der Technik, sich in richtiger Weise zu entspannen, in richtiger Weise »lassen«, sich loslassen zu können.
4. Die Fähigkeit der rechten inneren Sammlung, die nicht verwechselt werden darf mit der falschen Konzentration, die nur innere Verhärtung und Blockaden aufbaut.
5. Die Mobilisierung der unerhörten Wirkungskraft der Vorstellung.

In den folgenden Kapiteln werden diese Voraussetzungen jeweils da genauer behandelt, wo es im Rahmen des systematischen Aufbaus dieses Buches sinnvoll erscheint. Ebenso sollen die besonderen Möglichkeiten dargestellt werden, durch deren Hilfe der ernsthaft Erkrankte mit seinen typischen Schwierigkeiten fertigwerden kann.

Und schließlich gilt es, die sehr oft übersehenen einfachen »Hilfen« in Erinnerung zu rufen, die jedem Menschen zur Verfügung stehen, um seine inneren Kräfte in kritischen Situationen gehörig zu stärken.

Noch ein Wort zu den Überschriften der einzelnen Kapitel: Hier wird vielfach die Ich-Form gebraucht, z. B. »Ich schalte alle negativen Einflüsse aus« oder später »Ich habe Familie und Freunde als Helfer«. Damit soll – was ja ganz lebensfremd wäre – nicht unterstellt sein, daß das nur von mir als dem unmittelbar Betroffenen allein abhinge, wie sich z. B. Familie und Freunde zu mir stellen. Es soll damit zum Ausdruck gebracht werden, daß ich selbst alles mir Mögliche tun soll, das zu erreichen. Darüber hinaus soll es natürlich auch allen angesprochenen weiteren Personen, also z. B. den Familienangehörigen und Freunden die Hinweise geben, die ihnen zur richtigen Einstellung und zum richtigen Verhalten dem direkt Betroffenen gegenüber verhelfen können. Nur so können diese ihm die beste Unterstützung für seine persönlichen Bemühungen geben. Sinngemäß trifft das für alle entsprechend formulierten Kapitel zu.

1. Heilungsübungen: Die grundsätzlichen Hilfen

Zunächst werden im folgenden die grundsätzlichen psychologischen Methoden dargestellt. Zum Teil sind sie bei den interessierten Menschen längst bekannt, weil über sie schon verhältnismäßig viel berichtet wurde. Zum Teil ist das auch weit weniger der Fall, ganz besonders was die entscheidenden Punkte anbelangt, welche die Methoden erst wirklich wirkungsvoll machen.

a) Ich sammle mich und meine Lebenskraft

Die zentrale Bedeutung unserer Lebenskraft ist im zweiten Teil dieses Buches schon hinreichend herausgestellt und in den wesentlichen Einzelheiten besprochen worden. Es steht fest, daß *in unserem Unbewußten gewaltige Reserven an Energie,* an Lebensenergie verborgen und für den bereit liegen, der sie braucht. Sigmund Freud sprach allgemein von eben diesem »Unbewußten« und C. G. Jung nannte es in der individualisierten Form genauer das »Selbst«. Diese Reserven gilt es für die Genesung unseres körperlichen Organismus zu aktivieren und darüber hinaus für unsere persönliche Weiterentwicklung. Sie sind von unschätzbarem Wert, weil sie uns die erforderliche Kraft und den inneren Mut zum Anpacken der größten Schwierigkeiten geben können.

Nun gibt es leider *keine direkte Verbindung von unserem bewußten Denken zu dem unbewußten Selbst.* Es tut sich uns vorwiegend nur mittels der Träume, durch zumeist spontan aufwallende Gefühle oder durch intuitive Eingebungen kund. Die Überheblichkeit des bewußten Verstandes läßt die meisten Menschen unserer Zeit diese Stimmen ignorieren, weil sie sich außerhalb des einzig anerkannten materiell-logisch Faßbaren vollziehen. Es ist schon die Frage aufgeworfen worden, ob sich schwer-, z. B. krebskranke Menschen nicht so weit von dieser unbewußten Wurzel ihres Selbst und ihrer Lebenskraft entfernt hätten, daß sie davon wie abgeschnitten seien. Und in der Tat haben schon viele körperlich Schwerkranke oder mit seelischen Problemen schwerbelastete Menschen auch in unseren Kursen über die Jahre hinweg erkannt, daß ihnen nur die Wiederverbindung zu dieser tiefen Quelle die Kraft zur Bewältigung ihrer Schwierigkeiten und Nöte gegeben hat. Dem Gedanken, daß die Krankheit zum wichtigen Mahner wird, diese inneren Werte wiederzufinden, ist – wie wir ja schon gesehen haben – z. B. auch der Basler Psychiater Dieter Beck eindrücklich nachgegangen[108].

In diesem Sinn empfehlen die Simontons, *den »inneren Ratgeber« als die verbindende Stelle zu unserem Unbewußten* zu entdecken und ihn personifiziert bildlich vor sich zu sehen[109]. Bei vielen Menschen nehme dieser »innere Ratgeber« die Gestalt einer ehrfurchtgebietenden autoritativen Person an: eines weisen alten Mannes oder einer weisen alten Frau, eines erfahrenen Arztes oder Geistlichen. Sie werden mit so ausgeprägter subjektiver Sicherheit erlebt, daß die von ihnen vermittelten Einsichten viel leichter aufgenommen werden als solche, dic aus einem Therapeuten- oder Gruppengespräch erwachsen. An anderer Stelle berichten sie von den Erfahrungen anderer Forscher, wonach auch andere heitere, unbeschwerte Phantasiegeschöpfe gute Dienste als »innere Ratgeber« leisten, z. B. ein drolliges Tier wie etwa ein Hase[110].

Wir selbst haben sehr gute Erfahrungen in dieser Richtung gemacht vor allem mit der intensiven Vorstellung eines *»geistigen Helfers«* in Form etwa einer engelhaften Lichtgestalt, die Ehrfurcht gebietende Autorität ausstrahlt. Daher finden Sie eine solche bewährte Übung »Lichtgestalt« im praktischen Teil dieses Buches auf S. 221.

Ob wir nun von »innerem Ratgeber« oder von »geistigem Helfer« sprechen, welche äußere Form oder Gestalt diese in der Kraft unserer Vorstellung auch haben mögen – in jedem Fall wird die bei den meisten Menschen unserer Zeit *verkümmerte rechte Gehirnhälfte aktiviert*, in der sich das anschauliche, bildhafte, intuitive, von der Phantasie beflügelte Denken (das aber keine bloße Phantasie ist!) vollzieht. Die Gehirnforschung hat ja diese wichtige physiologische Grundlage des seit langem vernachlässigten intuitiven Denkens in der rechten Gehirnhälfte nachgewiesen, während das kritische, logische, rationale, vom zerlegenden Intellekt gekennzeichnete Denken sich in erster Linie in der linken Gehirnhälfte abspielt. So können wir die gewaltigen Impulse, die der menschlichen Persönlichkeit aus der so lange vernachlässigten rechten Gehirnhälfte zuwachsen, für die Steigerung seiner inneren Kräfte nutzbar machen.

An dieser Stelle muß nachdrücklich *vor dem schweren Fehler gewarnt* werden, der so oft gemacht wird und der die Aktivierung der Lebensenergie auch bei noch so viel Bemühung darum wenn nicht verhindert, so doch in hohem Maß beeinträchtigt: Es ist *die falsche, die Überkonzentration*, die aus dem bloßen Intellekt und dem übermäßig zusammengerafften Willen heraus kommt. Das ist die verkrampfte, fast schon gewaltsame Ausrichtung des Denkens, die unnötige Verhärtung und Barrieren aufbaut und das Fließen des Energiestroms blockiert. Schon früher (im zweiten Buchteil) haben wir uns deutlich gemacht: Alles ist fließende, schwingende Energie. Jeder Gedanke ist schwingende Energie. Auch hier zeigt sich die fundamentale Wichtigkeit dieser Tatsache, die nicht außer acht gelassen werden darf. Denn hier kann aus Überspannung nichts erzwungen werden.

Hier geht es vielmehr um die eher als »spielerisch« zu bezeichnende »Konzentration«. Wir sprechen in diesem Zusammenhang viel treffender und zugleich schlichter ganz einfach von der *»inneren Sammlung« als der unerläßlichen Grundlage* für die Weckung und Verlebendigung der Vitalkraft. Da ist keinerlei Überspannung am Werk, sondern das ganz natürliche, sozusagen totale Aufgehen in dem, was man tut. Beobachten Sie ein hundertprozentig in seinem Spiel gesammeltes Kind, und setzen Sie dagegen etwa den in seinem Siegesverlangen willensverbissenen Hochleistungssportler! Krasser werden Sie den Unterschied, um den es hier geht, kaum erleben können. Diese rechte innere Sammlung ist nun einmal die unabdingbare Voraussetzung für das wirkungsvolle Wecken und Steuern der Energieströme.

Leider muß der durchschnittliche geistig lebendige Mensch der westlichen Welt *diese rechte innere Sammlung erst wieder lernen,* weil sie ihm durch den einseitigen Gebrauch des Intellekts (»Kopflastigkeit«) verlorengegangen ist. *Hervorragende Hilfen dazu sind die ganzheitliche Eutonie und die Meditation im Zen-Stil,* die sich auf das glücklichste ergänzen. Diese beiden Techniken erfüllen voll und ganz die Forderung, die in der wohl besten Definition des Begriffs »Meditation« – die hier nochmals wiederholt sei – enthalten ist: »Sammlung des Geistes auf *einen* Punkt«. Daher sind sie nicht bloß oberflächliche Arbeit an den Symptomen. Sie wirken vom Fundament der Persönlichkeit her, indem sie tief ins Unterbewußte eingreifen und den Menschen in seiner Ganzheit erfassen: im Körper und in Seele-Geist. Sie lassen den Körper von neuem entdecken und seine lebenswichtigen Energieprozesse bewußt werden. So werden die psychischen Kräfte freigesetzt, da sich die harmonische Grundspannung im Gesamtorganismus einstellt. Und die Sammlung des Geistes läßt zur emotionalen Ruhe finden: Hast und Unsicherheit schwinden. Um so tiefer kann man vertrauensvoll aus den Quellen des Lebendigen schöpfen.

Das ist der tiefe Sinn der Kurse, die wir nun seit vielen Jahren abhalten. Das bewußte Denken und der bewußte Wille werden mehr und mehr zurückgedrängt. Der Mensch lernt, sich als ungeteilte Ganzheit, als Einheit zu erleben und zu »wissen«, in der Tiefe seines Wesens. *Für den Krebs- oder sonstig schwererkrankten Menschen bedeutet das unendlich viel.* Er erlebt es, er erfährt es in seiner Tiefe: »Ich bin«, »ich lebe«, da sein Denken und sein Wille eins werden mit den untergründigen Bewußtseinsschichten. So vergehen Unsicherheit und Angst, und es steht seine ganze, ungeteilte Lebenskraft hinter dem körpereigenen Abwehr- und Heilungssystem und stärkt es aus der tiefsten Wurzel.

Der innere Prozeß erlebt noch eine wesentliche Steigerung durch die *Übertragung der Meditation in den Alltag* im Sinn des schon erwähnten Grundsatzes: *TUE WAS DU TUST*. Wer sich darum bemüht, das von morgens bis abends zu tun, erlebt seine wahrhaft unerhörte persönlichkeitsbildende Wirkung. Die typisch seelisch-geistige Überforderung von heute drängt doch ständig dazu, gleichzeitig mehrere Dinge zu tun. Dadurch wird man fortlaufend innerlich zerrissen, man fühlt sich ständig gehetzt und muß »nervös« werden. Der menschliche Organismus kann dem nicht gewachsen sein. Also: Immer nur *eine* Sache tun, diese aber ganz, in innerer Sammlung (auch wenn sie im Augenblick ihre Zeit kostet). Hier liegen große Reserven, die jedermann und jeder Schwerkranke jederzeit mobilisieren kann dafür, daß seine innere Ruhe, seine innere Sammlung, die Geschlossenheit seiner Persönlichkeit oft in ungeahnter Weise wachsen.

Selbstverständlich können die eben herausgestellten Techniken der ganzheitlichen Eutonie und der Zen-Meditation, die für den Gewinn an innerer Sammlung so bedeutungsvoll sind, hier nicht genauer dargestellt werden. Der interessierte Leser findet alles Wesentliche dazu, einschließlich praktischer Anweisungen in dem grundlegenden Werk der beiden Verfasser, das nun seit mehr als einem Jahrzehnt schon Tausenden von Menschen wertvolle Anregungen vermittelt hat[111].

b) Ich schalte alle negativen Einflüsse aus

Sie kennen den üblichen Sprachgebrauch von der *»Krebsbekämpfung«*. Krebs wird wie alle anderen, besonders die schweren Erkrankungen, als der »Feind« betrachtet, den es zu »bekämpfen« und zu »besiegen« gilt. Da steht sofort die ganz wichtige Frage vor uns, *wieweit diese Einstellung richtig sein kann.* Natürlich ist sie die Folge des allgemein so empfundenen ärztlichen Kampfes gegen die Krankheit schlechthin, der sich in Sieg (Gesundung) und Niederlage (Erfolglosigkeit, im Extrem Tod) kundtut. Sind diese Einstellung und dieser Sprachgebrauch hilfreich?

Zunächst die Vorbemerkung: Hinter der Einstellung *»Der Krebs ist mein Feind«* steckt doch der mindestens unbewußt ständig wiederholte Gedanke: »Der Krebs kommt auf unerklärliche Weise in uns; wir sind hilflos ihm und damit dem sicheren Tod ausgeliefert.« Die Familie, Freunde, zuweilen auch Ärzte und in den medizinischen Hilfsberufen Tätige pflegen diese falsche, einseitige Vorstellung, die sich dann – wie wir im nächsten Kapitel sehen werden – selbst zu verwirklichen droht. Schon aus diesem Grund ist diese übliche Betrachtung recht unglücklich. Denn sie suggeriert ganz besonders zu »besiegende«, »niederzuwerfende« feindselige Kräfte, deren Opfer man unweigerlich selber werden muß, wenn einem die Niederzwingung dieses ja auch mit allen Mitteln kämpfenden »Feindes« nicht gelingt.

Psychologisch gesehen muß das Feindbild als solches schon die verderbliche Angst mit ihrem Lähmungseffekt auslösen bzw. verstärken. Sie baut ganz unnötigerweise zusätzliche Schwierigkeiten und Hemmnisse auf, weil sie die inneren Kräfte in der falschen Richtung konzentriert. Mit ihrer Fülle von damit verbundenen Gefühlen und Gedanken bindet diese Betrachtung kostbare Kräfte in fruchtloser, schädlicher Weise: nämlich in zweifelhaften Kämpfen, statt sie unmittelbar für die Heilung einzusetzen. Und damit sind wir am wesentlichen Punkt. *Es gilt nicht, Krebszellen zu »bekämpfen« und zu »besiegen«, sondern die Kräfte, die hinter ihnen stecken, aus der falschen Bahn,* in der sie jetzt in negativer Weise an der Zerstörung des Körpers arbeiten, *herauszulösen und sie wiederum auf die rich-*

tige Bahn zu bringen, wo sie in positiver Weise am Aufbau des Körpers arbeiten. Der »Kampf« »gegen« den Krebs bindet die irregeleiteten Lebenskräfte nur in der unfruchtbaren Auseinandersetzung, in der sie sich nutzlos verzehren. Nichts wird erreicht als die ständige Schwächung der noch zur Verfügung stehenden Kraft. Ganz schlicht ausgedrückt: Die in diesem Kampf gebundenen Lebenskräfte können nicht frei werden.

Damit ist das entscheidende Wort gefallen: Es gilt doch, *die Kraft, die hinter dem Krebs steht, freizusetzen*, sie zu lösen aus der falschen unfruchtbaren und verderblichen Bindung, ja, man ist versucht zu sagen: sie *zu erlösen*. Wenn das gelingt, dann wird die befreite, erlöste Kraft wieder ihrer ganz natürlichen Bestimmung und Steuerung getreu in lebensaufbauender und lebenserhaltender Weise tätig und mit all ihrer Energie das normale, gesunde Zellgefüge und damit die Gesundheit des Erkrankten wiederherstellen.

Über die feindliche Einstellung zu ihrer Krankheit haben es viele Kranke, gerade auch Krebskranke, gelernt, *sogar ihren eigenen Körper als Feind zu empfinden*. Schließlich steckt die Krankheit ja in ihm. Er war zu schwach, sie abzuwehren oder gar zu überwinden. Nur der Mensch, der die Einheit von Körper und Seele-Geist verloren hat, kann so empfinden. Und wieviele Menschen empfinden so! Wie könnte der Körper bei diesem Denken, bei dieser geistigen Einstellung der Helfer, der Partner der lebensnotwendigen Bemühung um die Gesundheit werden? Da haben wir wieder die innere Zerrissenheit statt der Einheit und Ganzheit des Menschen, die erst die so nötige Geschlossenheit des Kräfteeinsatzes ermöglicht. Muß noch betont werden, daß auf dieser Grundlage schwerlich mit einem Erfolg zu rechnen ist?

Betrachten wir das ganze Problem kurz von der geistigen Seite her. Die Weisen aller Zeiten und Völker waren und sind sich einig: Wer Kampf und Haß sät, wird eben das ernten. In vielen alten Büchern steht es geschrieben, und kein Geringerer als Jesus sagt es wörtlich, ganz eindeutig: »Wer Haß sät, wird Haß ernten.« Wer mit den Kräften kämpft, die hinter seiner Krankheit stehen, weil er sie als bösen Feind empfindet, wer zudem noch seinen eigenen Körper als Feind betrachtet – seinen eigenen Körper, der er doch in der Verkörperung seiner Seele-Geist in dieser Welt selber ist! –, wie könnte der je erwarten, daß ihm von diesen seinen »Feinden« Freundschaft und aktive Hilfe zuteil würde?

Wer schon seinen eigenen Körper als etwas Negatives, ja als Feind betrachtet, mit dem er zu kämpfen hat, der wiegt sich in seiner negativen Einstellung gern in *falschem Realismus, der jede Hoff-*

nung auf Heilung als bloße Utopie abtut. Der ist eben »außer sich«. Der ist meilenweit von der Erkenntnis entfernt, daß der Mensch ohne Hoffnung schon halb gestorben ist. Enttäuschungen wird er zwar nicht mehr erleben, aber dafür kann es auch trotz der besten Bemühungen darum nicht mehr aufwärts mit ihm gehen. In einem früheren Kapitel dieses Buches (Seite 77 ff.) haben wir uns klargemacht,

- daß der Geist und die geistige Einstellung das Primäre in uns ist;
- daß wir letztlich nur durch die Kraft unseres Geistes geheilt werden können;
- daß für den gereiften Menschen auch Tod und Sterben nichts Negatives, Furchterregendes sind, sondern nichts anderes als der Übergang in die neue, vom Gefängnis des Körpers befreite Daseinsform in der geistigen Welt, da wir zur wahren Wirklichkeit des Lebens erwachen dürfen;
- daß unsere Gedanken eine starke Kraft sind: die negativen, lähmenden ebenso wie die positiven, aufbauenden.

Welche Stärkung kann dem Schwerkranken über diese Gedanken hinaus doch die Überlegung zuwachsen lassen, die uns in diesem Buch auch schon ausführlich beschäftigt hat: Wieweit bin ich für meine Erkrankung selbst verantwortlich? (S. 99 ff.)! Wie neben anderen erfahrenen Ärzten und Denkern, so haben z. B. insbesondere die schon zitierten kritischen und weithin bekanntgewordenen Persönlichkeiten Dieter Beck (Leitender Psychiater) und Friedrich Weinreb (von lebenslanger Welt- und Geisteskenntnis geprägter Philosoph) den Gedanken so klar herausgearbeitet, daß die Krankheit, gerade *die lebensbedrohende Erkrankung, den Ruf nach Selbstprüfung an uns ergehen läßt:* Was haben wir falsch gemacht in unserem Leben? Weshalb hat unsere falsche Denkungsweise, die Wurzel unseres Tuns, unseren Körper dahingebracht, daß er uns gleichsam durch seine Revolte zum Nachdenken, zum Erkennen unserer fehlerhaften Einstellung zwingen will? So gesehen ist auch und gerade die schwere, lebensbedrohende Krankheit nicht unser Feind, sondern geradezu unser bester Helfer, ja unser Freund, so paradox, so vermeintlich unsinnig dieser Gedanke bei oberflächlichem Denken zunächst erscheinen mag. Denn nur durch den Schlag der bedrohlichen Erkrankung kommen wir zum rechten Nachdenken über uns selbst, wenn wir der Frage »Was habe ich falsch gemacht?« hinreichend nachzugehen den Mut haben. Ein uns befreundeter Arzt schrieb uns in diesem Zusammenhang das schicksalsschwere Wort: »Es gibt keinen Ersatz für die Wahrheit.«

Wir sollten diese Botschaft, die uns zuteil wird, verstehen und auf keinen Fall abweisen. Sie allein kann uns zur Wurzel des Übels führen, wenn wir ihre Sprache nur recht vernehmen. Dann wird uns die ganz spezifische positive Aussage erreichen und uns Heil bringen. *Damit verliert auch der Krebs mit seiner akuten Lebensgefährdung das Dämonische, das der allgemeinen Betrachtung anhaftet.* Es ist der fundamentale Unterschied, der uns hier gleichsam anspringt, ob uns etwas nur umbringen oder ob es uns im Grunde etwas für unser seelisch-geistiges Leben außerordentlich Wichtiges sagen will. Die übliche Auffassung vom Krebs spiegelt das vermeintlich geradezu Chaotische und Sinnlose seines Wesens wider, während der Krebs als persönliche Botschaft von Sinn erfüllt ist aus der tiefen Kraft der großen Lebensordnung heraus.

Ist dieses Bild von der schweren Erkrankung, vom Krebs, *nicht schon ein Heilmittel dagegen*, das in seinen Konsequenzen kaum überschätzt werden kann? Müssen wir diese Erkenntnis nicht dankbar annehmen? Wenn das alles nicht so wäre, wie ließe sich dann erklären, daß so viele unmittelbar betroffene Schwerst-, auch Krebskranke selbst immer wieder berichten: daß sie trotz aller Schmerzen und Schwierigkeiten die Erkrankung nicht missen wollten, daß sie lieber nochmals durch alles hindurchgehen würden als das zu verlieren, was sie durch die Krankheit gewonnen haben, daß sie dem Schicksal unendlich dankbar sind für den großen Gewinn, der ihnen als Mensch, als Persönlichkeit geschenkt wurde? Und wie viele Familienangehörige und Ärzte können ohne jeden Vorbehalt die große Erleichterung und die tiefempfundene Genugtuung dieser durch so viel Not und Schmerzen gegangenen Menschen bestätigen!

Aus allen diesen Gründen haben wir die Überzeugung gewonnen, daß dieses der schweren Erkrankung anhängende Feindbild in keinem Fall richtig und gut sein kann. Die Überzeugung kann sich nur noch vertiefen durch die Erkenntnis: *Alles was uns begegnet, alles was wir erleben, ist unser Leben.* Ob es uns gefällt oder nicht: Es ist unser Leben. Wir können es annehmen oder noch so verzweifelt dagegen ankämpfen: Es ist unser Leben! Wer zum eigenen Schicksal Ja sagen, seine Bedingungen ohne Wenn und Aber annehmen, ja ihm dankbar sein kann, auch wenn ihm zunächst Unbegreifliches widerfährt, der erträgt die Wahrheit. Für die Wahrheit gibt es keinen Ersatz, wurde vor kurzem festgestellt. So können wir zu uns selbst gelangen: Wir sind nicht mehr zerrissen, wir sind eins mit uns und befreien uns dadurch aus der Frustration, in der wir sonst – wie gar manche Menschen – hoffnungslos versinken würden.

Hier sind wir auch an der Quelle der zuletzt beschriebenen tiefen Befriedigung, ja des Glückgefühls über die Erkenntnis und den Gewinn, die so viele Schwerkranke aus ihrem Niederbruch haben ziehen können. Für viele ist ja schon die Erkenntnis, daß sie sich früher selbst zurückgewiesen, daß sie ihre eigenen Wünsche und Interessen immer wieder haben zu kurz kommen lassen, ein ganz wichtiger Schritt zur inneren Befreiung: zur Freisetzung der Kräfte in dem vorhin dargelegten positiven Sinn der entscheidenden Stärkung der inneren Kräfte. Jetzt arbeiten diese nicht mehr in ihrem »Kampf gegen den Feind« an der Zerstörung des Körpers, jetzt sind sie eins mit ihm!

Wer zu dieser Erkenntnis gekommen ist, der hat zutiefst begriffen, daß uns über die Not der Krankheit hinaus alle Schwierigkeiten und alles Leid im Rahmen der großen Ordnung das Tor öffnen zur richtigen Arbeit an uns selbst, zu unserer weiteren Entwicklung, Reifung, Vervollkomnung. *Auch das Leiden ist für uns notwendig*, mag es uns im Erleiden auch noch so schmerzen. Jetzt können wir es annehmen, uns ihm demütig beugen: Jetzt verliert das Leiden seinen Stachel, es rückt gleichsam in eine höhere Ebene hinauf, in der es seines Übels entleert wird. Denn wir wissen es ganz tief in uns: Es dient am Ende zu unserem Besten. Deshalb können wir sogar dankbar dafür sein!

So kann ich die Gedanken dieses Kapitels getrost zusammenfassen: *Schalten wir alle negativen Einflüsse aus unserem Denken aus! Damit öffnen wir der Summe unserer Heilungskräfte Tür und Tor zu ihrer vollen Entfaltung*. Und unser Leib, in dem diese Heilungskräfte ver-körpert sind, wird sich als unser bester Freund und aktivster Helfer in der Bemühung um unsere Gesundung erweisen. Aber immer steht dahinter die Tatsache, daß der Kranke die Botschaft seiner Krankheit gehört und sich danach gerichtet hat: daß er seine innere Einstellung und sein Leben änderte. Es muß noch einmal an das so treffliche Wort des großen Hippokrates, vor zweieinhalbtausend Jahren geprägt, erinnert werden: »Wenn du nicht bereit bist, dein Leben zu ändern, kann dir nicht geholfen werden!« Und ist nicht die Erkenntnis, auch wenn sie schmerzt, immer die Voraussetzung dafür, daß wir unser Leben ändern?

c) Ich arbeite mit meiner Vorstellungskraft

Nun müssen wir uns der Frage zuwenden, die sich bei manchen Lesern schon seit geraumer Zeit erhoben haben mag: »Wir sollen unsere (negative) Einstellung ändern. Wie kann ich das tun, wie kann ich die tief in mir verankerte Denkungsweise und Einstellung denn beeinflussen?« Das ist in der Tat eine Frage ersten Ranges. Eine hervorragende Hilfe dazu bietet uns die unerhörte Wirkungskraft der lebendigen Vorstellung. Darüber ist in den letzten Jahren so viel gesprochen und geschrieben worden, daß sich allzu genaue Darlegungen hier erübrigen. In dem grundlegenden Buch der beiden Verfasser können Sie das Wichtigste darüber in knapper Form zusammengefaßt nachlesen[112]. Es lohnt sich, daß Sie die kleine Mühe auf sich nehmen. Hier seien nur *die wesentlichen Schritte jeglichen bewußten Arbeitens mit der Vorstellungskraft*, anders ausgedrückt: jeglicher gezielter Selbstbeeinflussung, herausgestellt, die in entspanntem Zustand am wirkungsvollsten ist:

0. Voraus: Hochgradige Entspannung von Körper und Seele-Geist.
1. Die eindeutig immer nur positive Formulierung des Ziels (also z. B. nicht »Ich habe keine Angst mehr«, sondern »Ich bin immer sicher und ruhig«, »Mein Körper ist voller Kraft«, »Ich bin voller Lebenskraft«).
2. Die geistige Vorwegnahme des erstrebten Ziels, also die plastische Vorstellung des schon eingetretenen Erfolgs in den Einzelheiten und damit die volle Aktivierung der inneren Kräfte: »Ich bin ganz gesund, ich kann (z. B.) mein Bein frei bewegen und belasten.«
3. Die hinreichend lange Übung mit dem immer gleichen Vorstellungsbild: »Steter Tropfen höhlt den Stein«, dabei Einübung und Einprägung des reflektorisch gesteuerten Ablaufs der inneren Vorgänge im Sinn des erworbenen Reflexes.
4. Möglichst einige Wiederholungen am Tag, gründlich in aller Ruhe, einmal kurz vor dem Einschlafen (damit die Kraft des Bildes die ganze Nacht über im Unbewußten weiterarbeiten kann), tagsüber vertieft durch häufige kurze Sammlung darauf.

Die Kraft der Vorstellung ist in der Tat *eine unerhörte Kraft, wenn sie im richtigen Sinn eingesetzt wird.* Nicht umsonst sprach schon Ludwig Klages in seiner Lehre von der Wirklichkeit der Bilder von deren Kraft der Ein-bildung in den vitalen Vorgängen und Schichten des lebenden Organismus, die er durch die fundamentale psychologische Tatsache untermauerte, daß jedes Gefühl seine Stimmungs- und seine Antriebsseite hat[113]. Denn lebendige Vorstellungen haben die Tendenz der Verwirklichung, sie tragen sie gewissermaßen in sich. Man könnte getrost vom *Prinzip der sich selbst realisierenden Vorstellung* sprechen. Sie wirkt ja in die Tiefe der Persönlichkeit hinein. Auch die Simontons haben seit 1971 mit der bildhaften Vorstellung des Heilungsgeschehens, die sie als »Visualisierung« bezeichnen, so gute Erfolge erzielt, daß sie zu einem zentralen Element ihres Therapiekonzepts wurde[114].

Wie soeben betont, ist es wesentlich für den optimalen Erfolg, *mit der absolut positiv ausgerichteten Vorstellungskraft zu arbeiten.*

Wie im letzten Kapitel recht ausführlich begründet, sind daher z. B. für den Krebskranken die Vorstellungsbilder oder die Visualisierung des Kampfes mit den Krebszellen, die »angegriffen«, »vernichtet«, »aufgefressen« werden etwa von den Killerzellen, den weißen Blutkörperchen, weniger günstig, so sehr sie als Abkehr von den nurschulmäßigen Methoden der Krebs-»bekämpfung« einen großen Fortschritt bedeuten. Von ihrer Wurzel her ungleich wirkungsvoller sind Vorstellungsbilder von rein positivem Inhalt zu beurteilen, die auch nichts verkappt Negatives an sich haben. Daher sollte man die bildhafte Vorstellung von der Krebserkrankung in Gestalt von irgendwie furchterregenden Tieren, ob groß oder klein, ebenso von sonstigen unsympathischen oder gar gefährlichen Gebilden unterlassen. Jede Visualisierung von etwas, das auch nur irgendwie Negatives an sich hat oder ausstrahlt, stärkt direkt oder indirekt dieses negative Moment. Wozu soll sie also gut sein?

Bleiben wir demnach konsequent im positiven Bereich, indem wir uns immer wieder in innerer Sammlung dem Gedanken hingeben:

- »(Mein Körper scheidet alles aus, was nicht gut für ihn ist. Die Zellen meines Körpers (meines Magens, meiner Leber, Lunge, meiner Knochen usw.) sind ganz durchlebt von Lebenskraft und ganz gesund.« Und jetzt richten wir die gesammelte Vorstellungskraft in nur positiver Weise auf die schon wiederhergestellte Gesundheit, da die Lebenskraft unseren ganzen Körper und besonders die krankheitsbefallenen Zellen intensiv durchströmt und durchflutet.
- »(Die Krankheit, der Krebs, hat mir gesagt, was ich falsch gemacht habe. Ich habe es dankbar aufgenommen und richte mich danach.) Meine Lebenskraft baut meinen Körper auf. Zelle für Zelle wird von meinen Heilungskräften durchlebt und durchströmt. Ich bin ganz gesund.« Und sich wiederum das in lebhaften Bildern ausmalen!
- »Tag für Tag baut mein Körper Hunderte Millionen von neuen, gesunden Zellen in meiner (z. B.) Leber auf. Deshalb ist sie von Grund auf gesund.«

Wir sollten auch nicht starr am immer gleichen Bild festhalten. Denn es sollte sich und es kann sich je nach unserem Zustand und unserer Verfassung wandeln. Wer sich in innerer Sammlung einem derartigen Bild hingibt, wird des öfteren feststellen, wie sich sein Vorstellungsbild von allein, ungesteuert vom bewußten Denken, aus seinem Unbewußten heraus verändert. Diese Bilder, die sich dann von selbst einstellen, sind in aller Regel die Sprache unseres Unbewußten, und sie können uns in ihrer Symbolsprache (ähnlich wie in Träumen) sagen, was sich in uns tut. So lassen sie oft wertvolle

Rückschlüsse auf unsere innere Entwicklung zu, die wir nicht selten auch als Hinweise für unser weiteres Verhalten verstehen können. Mit der fortschreitenden Entwicklung unseres Befindens hat sich also auch die Arbeit an uns selbst fortschreitend so zu ändern, daß sie sich jeweils der Weiterentwicklung anpaßt. Das darf indessen unter keinen Umständen ein ständiges Wechseln und Schwanken bedeuten, denn die Arbeit mit Vorstellungsbildern verlangt hinreichende Beständigkeit, wenn sie wirksam sein soll. Aber für die langfristige optimale Entwicklung ist es von großer Bedeutung.

Achten Sie sorgfältig darauf, daß *Ihre Vorstellungsbilder* einheitlich und folgerichtig ganz im Sinn Ihrer Zielsetzung gehalten sind. Deshalb sollten sie *konsequent folgende Merkmale* aufweisen:

1. *Im Vordergrund müssen die kraftvollen Energieströme stehen*, die in Gestalt der mächtigen Abwehr- und Heilungskräfte des Organismus z. B. den ganzen Körper überschwemmen und sich insbesondere an den befallenen Organen oder Körperstellen intensiv verdichten. »Wir schwimmen in einem Meer von Energie, die uns allerorten umgibt« – so sagt der Naturwissenschaftler. Und der Gläubige betet mit dem Psalm 139.5 zu seinem Gott: »Von allen Seiten umgibst Du mich und hältst Deine Hand über mir.« Wo ist da ein Unterschied?
2. *Die Krankheit allgemein* oder die Krebszellen im besonderen *als das auszuräumende Übel nicht in den Vordergrund rücken*. Wenn sie überhaupt visualisiert werden, sie sich dann als etwas kraftlos Aufgeschossenes ohne festen Kern vorstellen, etwa ähnlich einem ins Kraut geschossenen Salatkopf, dessen Stämmchen und dessen Blätter schon kein festes Gefüge mehr haben. Wohl noch besser ist es aber, das Negative ganz im Hintergrund zu lassen, auf die bildhafte Vorstellung davon zu verzichten.
3. *Wer will, kann sich die mächtigen Abwehrkräfte des Körpers in einer endlosen Kolonne der weißen Blutkörperchen vorstellen*, die sich die aufgeschossenen, kraftlosen Krebszellen aufladen und auf natürlichem Weg aus dem Körper hinausbefördern. Im Vordergrund muß dann jedoch das Bild stehen: So wird der Körper gereinigt und immer kraftvoller bis in die letzte Zelle durchlebt und durchflutet von den Strömen der Lebensenergie, die die uneingeschränkte Gesundheit in sich tragen.
4. *Jede Vorstellungsübung mit dem absolut positiven Bild beenden:* Ich bin völlig gesund. Ich gehe mit Freude, mit Begeisterung meiner Arbeit, meinem geliebten Hobby nach. (Sich das in Einzelheiten ausmalen: sich plastisch in den Tätigkeiten sehen, die man

als Gesunder macht oder sich wünscht!) Auch die anderen Menschen sehen mich als kerngesund, voller Schwung und Energie. (Es sich in Einzelheiten vorstellen!) Ich erreiche, was ich mir vorgenommen habe. Ich erfülle den Sinn meines Lebens. (Auch das sich in Einzelheiten plastisch ausmalen!) – Die Zugkraft dieser lockenden, mitreißenden Vorstellung des schon erreichten Ziels hilft in starker Weise, auch die letzten Reserven der Abwehr- und Heilungskräfte zu mobilisieren.

Es kann anfangs sein, daß die Vorstellung des schon erreichten Ziels nicht gelingen will. Zumeist deshalb, weil der Zweifel immer wieder durchbricht, ob man in seiner Schwäche das Ziel je erreichen, oder gar der Zweifel, ob man überhaupt noch so lange leben könne. Solche »Anfechtungen« sind nur zu natürlich. Wir dürfen uns ja nicht darüber hinwegtäuschen, daß jeder Schwer- oder Krebskranke eine Art Wanderung an steilem Abgrund durchstehen muß: Er sieht auf seinem schmalen, an die senkrechte Felswand wie angeklebten Pfad, der voraus vielleicht noch viel schmaler erscheint, die gähnende Tiefe unter sich, und er muß sich doch den Mut zum Weiterwandern bewahren. Ist es ein Wunder, wenn sein ansonsten stabiles Gleichgewichtsgefühl hin und wieder bedrohlich labil wird und ihm dabei die Beine zittern? Er muß, will er sein Ziel erreichen, nach vorn und oben blicken und seinen Weg weitergehen, indem er sich immer wieder festigt, wenn die Angst ihn überkommt. Das kann keinem Erkrankten erspart bleiben.

Stellen sich solche Schwächezustände ein, dann kann sich natürlich der Glaube, der tiefe Glaube an das Positive nicht entwickeln, dann kann man davon nicht durchdrungen sein. Wenn das geschieht, *dann unterbrechen Sie im Augenblick am besten Ihre Übung und denken Sie an die positive Seite der Dinge:*

- daß die Krankheit Sie etwas ganz Wichtiges gelehrt hat, Sie auf den richtigen Weg gebracht hat;
- daß Sie ohne die Erkrankung innerlich sehr viel ärmer wären, daß Sie die innere Bereicherung, die sie bewirkte, nie hätten erleben können;
- daß das Leben jetzt sehr viel sinnvoller ist als es je war;
- daß Sie sich ganz fest vorgenommen haben, aus eigener Kraft oder durch Ihre eigene aktive Mitwirkung wieder gesund zu werden;
- daß Sie berechtigten Grund haben, daran zu glauben, daß auch Ihre Erkrankung so wie in vielen anderen Fällen durchaus positiv mit ihrer Gesundung (mindestens mit der Stabilisierung) ausgehen kann;

– daß Sie über all das auch froh sein können, weil es doch so viel Positives in sich trägt.

Dann wird es Ihnen sicher viel leichter fallen, mit der Übung von neuem zu beginnen, und aus der gesteigerten Zuversicht heraus sie im guten Sinn weiter- und zu Ende zu führen. Und wenn Sie sich bei allen Anfechtungen in diesem Sinn verhalten, werden Sie von Mal zu Mal an innerer Sicherheit gewinnen und bald diese zusätzliche Krücke nicht mehr benötigen. Sie werden rasch merken, welche gesteigerte Kraft Ihnen aus den regelmäßigen Vorstellungsübungen dieser Art zuwächst und wie damit zugleich Ihrem Leben ein neuer Sinn gegeben wird. Sie werden das dann bei *den praktischen Übungen zur Selbsthilfe* im letzten Teil dieses Buches an sich selbst erleben.

Erinnern Sie sich bitte an das Kapitel, wo wir uns erarbeitet haben, wie wichtig für den Kranken die Erkenntnis ist: »Mein Leben hat einen Sinn, ich habe eine Zukunft« (S. 91 ff.)! Wenn Sie daran denken, dann bedarf es in der Tat doch keiner Begründung mehr dafür, von welcher Bedeutung gerade in unserem Zusammenhang die soeben dargestellte Technik ist, mit der Wirkungskraft der plastischen Vorstellung zu arbeiten. Mit ihrer Hilfe können Sie *Ihr Selbstvertrauen und Ihre subjektive Gewißheit, mit der Krankheit fertig zu werden, in hohem Maß stärken*. Und das muß wiederum Ihre Lebenskraft von ihrer Wurzel her aktivieren und beleben und damit die Abwehr- und die Heilungsmechanismen Ihres Organismus gewaltig kräftigen.

d) Ich lenke meine heilenden Energieströme

Es muß hier nicht noch einmal wiederholt werden, daß nicht der Körper, sondern sein Geist der wahre Kern des Menschen ist. Daher kann der kranke Mensch im Grunde nur geheilt werden durch die Kraft des Geistes. Das bedeutet zunächst, daß er die Unordnung im Seelisch-Geistigen, die wahre Wurzel seiner körperlichen Erkrankung, erkennt und in seinem Inneren Ordnung schafft. Was wir in diesem Zusammenhang philosophisch als Geist bezeichnen, können wir religiös Gott oder naturwissenschaftlich auch Energie nennen. Die moderne Kernphysik hat ja zweifelsfrei aufgezeigt, daß alles was existiert fließende, schwingende Energie ist, ein Teil, ein Teilchen der unendlichen universalen Energiequelle. So haben wir schon früher hervorgehoben, daß auch der Mensch letztlich ein energetisches Wesen ist (S. 39 ff.). Aus dem unermeßlichen Ozean der uns unfaßbaren Urenergie, die alles geschaffen hat, was im unendlichen Universum geschaffen ist, trägt jeder von uns den

Tropfen in sich, der seine persönliche Lebenskraft ausmacht. Mit dieser seiner Lebensenergie kann jeder Mensch sein Leben verändern und so auch mit ihr als Heilkraft seine Gesundung bewirken.

So hat jeder Mensch die heilende Kraft potentiell in sich. Er muß sie nur durch richtiges Denken und durch richtige Lebensführung zur Entfaltung bringen. Dann findet er zurück zum tiefen Quell seiner Kraft, zu seinem Selbst. Dann kann er mit seinem Geist, der Teil ist der schöpferischen Energie, die aus ihrer Ordnung herausgefallenen Zellen seines Körpers wieder mit gesunder, kraftvoller Energie durchströmen und sie im Sinn der naturgemäßen Ordnung des Organismus wieder aufbauen zu erneuter Gesundheit.

Die unerläßliche Voraussetzung dazu, die heilenden Energieströme in der richtigen Weise in und durch den Körper zu lenken, *ist die Fähigkeit der rechten inneren Sammlung.* Sie darf nicht verwechselt werden mit bloß intellektueller oder willensmäßiger Zusammenraffung oder bewußter »Konzentration«. Alles Notwendige dazu wurde im ersten Kapitel dieses Buchteils ausführlich genug aufgezeigt (S. 118 ff.). Dort ist auch auf die so wesentlichen Hilfen der Eutonie und der Meditation im Zen-Stil so weit hingewiesen worden, wie das hier möglich ist.

Für die Praxis dieses »geistigen« oder »energetischen« Heilens sind die Hintergründe ebenso wie die konkreten Hinweise an anderer Stelle schon in leichtverständlicher Form systematisch aufgezeigt[115]. Es würde den Rahmen der vorliegenden Arbeit ganz entschieden sprengen, wenn auch nur die wichtigsten Grundsätze, Regeln und Erfahrungswerte hier in noch so knapper Form wiederholt würden. Soweit Sie hinreichend an den wichtigen Details interessiert sein sollten, können Sie das an Ort und Stelle in aller Ruhe nachlesen. Sie dürfen indessen sicher sein, daß alles für die erfolgversprechende Heilungstechnik Wesentliche in den *praktischen Übungen zur Selbsthilfe* enthalten ist, die Sie im letzten Teil dieses Buches vorfinden. Diesen Übungen können Sie sich also getrost überlassen.

e) Mein nächster Schritt ist immer der wichtigste

Im vorletzten Kapitel wurde darauf hingewiesen, daß Sie bei aller systematischen Bemühung um die Aktivierung der Abwehr- und Heilungskräfte des Organismus doch nicht starr am immer gleichen Vorstellungsbild festhalten sollten, wenngleich dieses im Sinn der notwendigen Folgerichtigkeit nur mit Bedacht Änderungen anzupassen ist. Jetzt können wir ergänzen: Darüber hinaus sollten Sie auch *nicht stets in der exakt gleichen Art vorgehen.* Denn alles was lebt entwickelt sich zwar langsam, aber doch unaufhaltsam weiter.

Demgemäß haben wir klugerweise die Arbeit an uns selbst von Zeit zu Zeit der fortschreitenden Entwicklung unseres Befindens anzupassen. Nur dann dürfen wir hoffen, in möglichst kurzer Zeit möglichst viel zu erreichen. Das zu der Frage, wie Sie den großen Verlauf Ihres Wiederherstellungsprozesses steuern sollten.

Über aller Ihrer Arbeit steht die *absolute Notwendigkeit Ihrer aktiven eigenen Mitwirkung* an allen Bemühungen um die Besserung Ihres Zustands. Ja, und das dürfte aus allen Überlegungen dieses Buches ganz klar geworden sein, kein anderer als Sie selbst haben die Hauptarbeit dabei zu leisten. Niemand auf der Welt kann Sie gesund machen als nur Sie allein, das heißt die Heilungskräfte in Ihnen selber, der »Arzt in Ihnen selbst« (Albert Schweitzer). Es geht um *Ihr* Schicksal, nicht um das des Arztes oder Ihrer Angehörigen oder Freunde. Diese können, jeder in seiner Art, Ihnen dabei helfen, mehr aber nicht. Ausschließlich in Ihrem Inneren muß sich das Wesentliche für Ihr Heilungsgeschehen vollziehen. Und da ist jede Einwirkung von außen her sehr beschränkt. Konfuzius (500 Jahre v. Chr.): »Der Weise sucht, was in ihm selber ist, der Tor, was außerhalb.« – Dieser nochmalige Hinweis auf eine vermeintliche Selbstverständlichkeit mag nach allen bisherigen Darlegungen überflüssig erscheinen. Wie viele, viele Menschen erwarten jedoch ihr Heil immer nur von außen: vom Arzt, von der Tablette oder Spritze, vom Krankenhaus, von der Firma, vom Staat, von der »Gesellschaft«, was immer sie darunter verstehen! Das ist entschieden einfacher als sich selbst zu bemühen. Aber: Es wird uns nichts geschenkt, wir müssen uns alles erarbeiten. Wer zu einem Ziel kommen will, muß sich auf den Weg machen.

Zu ihrem eigenen Unglück scheitern viele Menschen daran, daß sie sich trotz der richtigen Erkenntnis nicht zur Tat aufraffen können! So wie das größte Haus Stein um Stein, Stockwerk um Stockwerk aufgebaut werden muß, wie sich die größte anfangs unüberwindlich scheinende Entfernung aus bewältigbaren Teilstrecken zusammensetzt, so ist es auch hier: Das bloß verstandesmäßige Erkennen des Ziels und seiner Notwendigkeit und alles Denken daran und Sprechen darüber nützen gar nichts, wenn Sie nicht den Anfang machen mit dem Setzen des ersten Steins, mit dem Loswandern auf die erste Teilstrecke. Nur das ist am Ende entscheidend. Nur das kann die ersehnte Hilfe bringen. Fragen Sie sich also ohne jede Beschönigung: Was kann ich heute, im Hier und Jetzt, tun, als allernächstes, als erstes tun, um dahin zu kommen, wohin ich will? Keine Verschiebung auf morgen und übermorgen, keine Verzettelung der Kraft, mal das, mal jenes! Kennen Sie das alte Sprichwort »Der Weg zur Hölle ist mit guten Vorsätzen gepflastert« (denen die Ausführung fehlt)? Beantworten Sie die jetzt einzig wichtige Frage nach dem nächsten Schritt, der Sie wirklich ein Stückchen voranbringt. Und tun Sie diesen Schritt tatsächlich, ohne Aufschub. Jeder Schritt vorwärts, den Sie tatsächlich getan haben, macht es Ihnen leichter, dann den wiederum nächsten Schritt tatsächlich zu wagen und zu machen, weil Sie spüren: Es geht voran. Das und nur das ist Ihre Chance, aber Ihre *echte* und erfolgversprechende Chance!

Wenn Sie gelegentlich dabei müde werden und Sie aus einer augenblicklichen Stimmung heraus aufgeben möchten, dann machen Sie sich nur klar, daß solche *Anfechtungen aufzugeben* doch ganz natürlich sind. Welcher Mensch würde nicht hin und wieder von Zweifeln geplagt, vor allem wenn sich alte eingefahrene Denkgewohnheiten wieder einmal melden, die voll und ganz auszuräumen viel Zeit braucht? Wie Sie dann am besten vorgehen, um einen solchen Schwächezustand zu überwinden, das haben wir schon gegen Ende des vorletzten Kapitels behandelt, als es um das konsequente Durchziehen der Vorstellungsübungen ging (S. 130). *Merken Sie sich diese Stelle besonders vor,* und lesen Sie sie im Bedarfsfall achtsam durch: Es mag Ihnen helfen, eine Krise zu überwinden und entschlossen den nächsten Schritt zu tun. Er allein ist immer das Wichtigste. Wir leben stets, unausgesetzt von einer Sekunde zur anderen im Hier und Jetzt, in diesem Augenblick: Was kann es da Wichtigeres geben als den jeweils nächsten Schritt, der in dieser Sekunde unmittelbar vor mir liegt?

Es mag Sie beruhigen, von einer wichtigen Erfahrung zu hören, die wir über die Jahre hinweg gemacht haben. Oft sind gerade die Menschen, die sich anfänglich nur mit Schwierigkeiten, sozusagen mit starken seelischen Geburtswehen auf den rechten Weg begeben, diejenigen, die dann beständig und ausdauernd, ja zäh auch auf ihm verbleiben. Es sind die in ihren inneren Verläufen eher schwerblütigen Naturen, die zwar relativ langsamer als andere etwas aufnehmen, sich aber intensiv damit auseinandersetzen, und wenn sie die Richtigkeit einer Sache erkannt haben, dann beharrlich dabei bleiben. »Was lange währt, wird gut!« Was nützt die rasch und stark auflodernde Flamme des Strohfeuers der Begeisterung, die dann ebenso rasch wieder zur Asche zusammenfällt? Es ist bemerkenswert und liegt ganz in der Natur der Sache, daß die Simontons aufgrund ihrer jahrelangen Erfahrungen im Kern das gleiche berichten[116]. Solche »Geburtswehen« sind uns allen offensichtlich vom Geschick auferlegt, denn – es wird uns, wie gesagt, wahrhaftig nichts geschenkt, und »von nichts kommt nichts«.

2. Heilungsübungen: Überwindung der oft auftretenden Schwierigkeiten

Bis jetzt haben wir uns mit den Methoden prinzipieller Art auseinandergesetzt, die jedem zur Verfügung stehen, der systematisch an sich, an seiner weiteren Entwicklung, seiner menschlichen Vervollkommnung und Reifung arbeiten will. Es sind die Hilfen, die übrigens nicht nur dem schwer Erkrankten, sondern genauso dem (noch) Gesunden wertvollste Dienste leisten können. Leider sind sie in der materiell ausgerichteten Welt, in der wir leben, im allgemeinen viel zu wenig bekannt, weshalb sie in weiten Kreisen entweder gar nicht gesehen oder doch stark unterschätzt werden. In dem nun beginnenden Abschnitt dieses Buches wollen wir die Methoden genauer betrachten, die insbesondere dem Schwer-, vor allem dem Krebskranken helfen können, mit den typischen Schwierigkeiten seiner Krankheit fertig zu werden. Sie werden sehen, daß er mannigfachen Nöten, die ihn bedrängen und oft auf das schwerste belasten, durchaus nicht hilflos preisgegeben ist. Er muß sich nur auf seinen geistigen Hintergrund, auf seine geistige Natur besinnen.

a) Ich habe Familie und Freunde als Helfer

Da muß an erster Stelle auf die außerordentliche Bedeutung hingewiesen werden, welche die Einstellung und das Verhalten des Lebenspartners, von Eltern, Kindern und sonstigen Familienangehörigen sowie der Freunde dem leidenden Menschen gegenüber spielen. Diese Tatsache bedarf kaum einer Begründung, denn die dem Kranken Nächsten können wesentlich dazu beitragen, ihn seelisch-geistig auf- oder zugrunde zu richten. Erinnern Sie sich bitte an das Schema des seelischen Prozesses, wie das Selbstwertgefühl eines Menschen aufgebaut oder auch zerrüttet werden kann (S. 74)! Im allgemeinen müssen sie erst lernen, mit ihm in der rechten Weise umzugehen. Das ist sicherlich oft nicht leicht, es bedeutet aber auch eine große seelische Bereicherung für sie selbst. Im wesentlichen kommt es auf die folgenden Punkte an, die der knappen Darstellung halber in stichwortartiger Form gehalten sind:

- *Die Dinge nehmen, wie sie sind, und nicht, wie man sie haben möchte:* Die wechselnden Gefühle des Kranken in ihrer immer wieder aufscheinenden Widersprüchlichkeit annehmen (genauso wie die eigenen auch!).
- *Absolute Offenheit auf beiden Seiten:* Nur freie, offene, aufrichtige Äußerung der Gefühle beider Teile von Anfang der Erkrankung an kann die notwendige Vertrauensbasis schaffen, ohne die

eine echte Hilfe gar nicht möglich ist. Daher ungeschminkte Äußerungen ermuntern, sie auf keinen Fall bagatellisieren oder sonstwie abtun! Nichts verdrängen, sonst wühlt es im Unbewußten weiter. Daher auch unvernünftige Wünsche an einen selbst ebenso verständnisvoll wie sachlich klar zurückweisen. Nur die Vermittlung der Wahrheit gibt langfristig Stärke und Gleichmut. (Es gibt keinen Ersatz für sie!) Jedes Versteckspiel und erst recht Lügen bauen Mauern auf. Keine falsche »Freundlichkeit«, kein Hinausschieben notwendiger Eröffnungen aus Mitleid oder/und Feigheit, die echten, vollen Kontakt unmöglich machen. Ohne ihn ist keine positive seelische Beeinflussung möglich.

- *Verständnis und Toleranz zeigen:* Die tiefgreifende Beunruhigung und Erschütterung des schwer Erkrankten ebenso verstehen und verkraften lernen wie die eigene. Den Gram und Kummer des Erkrankten mit ihm teilen. Ihn so nehmen, wie er ist: Er muß er selbst sein dürfen, sonst muß er sich verschließen und in Einsamkeit verfallen. Reaktion bei Ausbrüchen: »Ich kann dich verstehen«, keinesfalls schmollen oder sich zurückziehen. Aber auch keine künstliche Gemeinsamkeit herbeireden wollen, sie wäre unecht und hohl.
- *Zuhören können, schweigen:* Es besagt oft viel mehr als oberflächliche, leere Worte. Viel mehr als diese kann es verbinden und Trost geben.
- *Das Gefühl der Zusammengehörigkeit stärken:* Es bei jeder Gelegenheit empfinden lassen. Körperliche Nähe suchen. Den Kranken in den Arm nehmen, häufig seine Hand halten und ähnliche Kontakte mit seinem Körper aufnehmen. Hilfsbereitschaft zeigen: »Womit kann ich helfen? Was kann ich für dich tun?« Das Gefühl von Zugehörigkeit, von Einbezogensein mindert Isolation und Einsamkeit, und entrückt die Angst vor Verschlimmerung oder Tod. Daher: Ganz einfach *da* sein für den Leidenden.
- *Den Kranken als normalen, vollwertigen Menschen behandeln:* Nicht wie ein Kleinstkind, das ständig bemuttert sein muß, oder als hilflos, als aktionsunfähig. Dadurch werden nur Gefühle der Abhängigkeit, Schwäche, Hilflosigkeit gezüchtet und verstärkt. Den Kranken sich selbst helfen lassen, soweit er nur irgend kann. (Familien-)Mißlichkeiten nicht von ihm fernhalten. Auch er braucht als mündiger Partner die Teilnahme am normalen Leben: ihn also den sein lassen, der er immer war.
- *Den Kranken bei jeder Gelegenheit aktivieren zwecks Aktivierung seiner eigenen Kräfte:* Die selbstverständliche Erwartung der Wiedergesundung ausstrahlen. Therapeutische Maßnahmen seelisch

unterstützen. Den Kranken soweit irgend möglich sich selbst versorgen lassen. Ihn dazu motivieren. Lob und Anerkennung dafür geben. Ebenso für gesteigertes Wohlbefinden, besseres Aussehen und jeden denkbaren Fortschritt. Ihm Lebensfreude vermitteln durch schöne gemeinsame Tätigkeiten mit ihm zusammen. Wenn es aufwärts mit ihm geht, ihn nicht vernachlässigen: gerade jetzt weitere Stärkung geben. Ihm helfen, Sinn und Aufgabe seines Lebens, seiner Zukunft besser zu erkennen (s. S. 91 ff.), ihm helfen, aus seiner Erkrankung schöpferische Impulse zu bekommen. – Ihm das Gefühl zu geben, man würde ihn aufgeben, würde zu tiefster Depression mit allen ihren Folgen führen müssen.

Speziell zum Verhältnis des Arztes zum Patienten: Beim 4. Europäischen Fortbildungskongreß der Ärzte in Bad Nauheim stellte Dr. Karsten Vilmar, Präsident der Bundesärztekammer, in seinem Referat »Ethik und ärztliche Fortbildung« fest, die Entwicklung der Medien, aber auch der elektronischen Datenverarbeitung mit ihren geradezu schwindelerregenden Möglichkeiten sei beängstigend. Der Mensch gerate in Gefahr, mit dem Einsatz moderner Technik mit seelenlosen Maschinen immer mehr zum »entpersonalisierten Objekt zu werden und seine menschliche Würde zu verlieren«[117]. Eine heute gängige und weitverbreitete Klage! Gerät er erst in Gefahr dazu? Gerade in dieser Situation ist der verantwortungsbewußte und menschlich gereifte Arzt aufgerufen, in seiner Einstellung zum Schwerkranken und dessen Behandlung alles das zu beobachten, was soeben ausgeführt wurde. Ganz besonders gilt das für das Gebot der Offenheit. In der hundertsten Klinik-Talkshow des Medizinjournalisten und Arztes Dr. Georg Schreiber kritisierte die Journalistin Marlene Linke, daß die Ärzte selber oft Ängste hätten und hilflos seien. Niemand sage daher dem Patienten, daß und wie es weitergehe. Die Kette der Mißverständnisse werde dadurch schier endlos. Die mangelnde Kommunikation ist – so heißt es weiter – denn auch das entscheidende Defizit in der Krebsbekämpfung[118].

Bei einer Tagung des Tumorzentrums Heidelberg/Mannheim und des Onkologischen Arbeitskreises Heidelberg im April 1983 kam Professor Gotthard Schettler, Direktor der medizinischen Universitätsklinik Heidelberg, auf *die noch immer aktuelle Frage der Aufklärung des Patienten* zu sprechen. Dazu führte Professor Christian Herfarth (Heidelberg) als Chirurg aus: »In der alten Schule wurde nicht aufgeklärt. Ich habe mich jedoch voll bekehren lassen: Wenn eine Therapiemöglichkeit mit kurativem Ziel da ist, klären wir auf. Wie sonst soll eine aggressive Therapie zu rechtfertigen sein?« Ein

Praktiker plädierte für volle Aufklärung – auch bei chancenloser Prognose, da der Arzt sonst als Lügner dasteht, wenn dem Kranken eines Tages die Wahrheit von selbst aufgeht[119]. Wäre das doch schon heute die Einstellung aller Ärzte: Wieviel menschliches Unheil und Säen von Mißtrauen gegen die Ärzteschaft allgemein würde das verhindern! Jeder Schwerkranke und seine Angehörigen haben nicht nur das Recht, sondern geradezu die menschliche Pflicht, vom Arzt volle, ungeschminkte Aufklärung über die tatsächliche Situation zu erwarten und zu verlangen. In vielen Fällen wird der Kranke sonst um seinen ihm wahrhaftig zustehenden menschenwürdigen Tod gebracht. Darüber anschließend. Zuvor nur noch der Hinweis, daß der Arzt auch an die notwendige Hilfe für die oft schwergeprüften Familienangehörigen denken soll, die in manchen Fällen mehr Hilfe brauchen als der Kranke selber. Bei nur geringem Aufwand kann er oft für alle Beteiligten äußerst segensreich wirken.

Speziell zur Vorbereitung auf den Tod: Über die richtige Einstellung zu Leben und Tod, um die wir uns alle bemühen sollten, wurde weiter oben schon das Wesentliche ausgeführt. Es wird sich lohnen, wenn Sie sich dem kurzem Kapitel darüber nochmals aufmerksam widmen. Jetzt geht es um die Frage, wie wir einen uns nahestehenden Schwerstkranken auf seinen bevorstehenden Tod so vorbereiten, daß er menschenwürdig sterben darf und wir jetzt und später ohne Schuldgefühle daran denken können. Voraussetzung dazu ist in jedem Fall eine realistische Einstellung, mit anderen Worten, daß wir uns noch Ungewohntes und menschlich Bedrückendes, Unangenehmes nicht zur Seite schieben und verdrängen, sondern ihm getrost ins Auge sehen:

- Das Erste und Wichtigste ist *absolute Offenheit*, wie vor kurzem schon so nachdrücklich betont. Wenn es an ihr fehlt, bringt man den Todkranken um das Beste, was er in der letzten Lebenszeit noch haben kann, und man belastet ihn möglicherweise noch für den Hinübergang in die andere Welt.
- Gerade auch über *Geldfragen*, die für die verbleibende Restfamilie, für die Erziehung der Kinder usw. ja so wichtig sind, sollte man offen sprechen. Das ist häufig eine große Erleichterung für den demnächst Scheidenden, besonders wenn er der Hauptverdiener für die Familie ist.
- Und für den Todkranken wichtig: *Wie man selber mit dem Schmerz über seinen Heimgang* durch den Trost über seine körperliche Erlösung *fertig werden wird*, wie etwa die Kinder trotz fehlender Mutter versorgt sind, wie sie auch innerlich wachsen u. dgl. Das erleichtert ihm den Heimgang oft in ungeahnter Weise.

- *Kinder, denen der Verlust eines Elternteils bevorsteht*, sollte man vor unnötigen und oft sehr belastenden Schuldgefühlen jetzt und für später bewahren, indem man ihnen in Einzelheiten des öfteren erklärt, daß ihr persönliches kindliches Verhalten nichts mit dem bevorstehenden Tod von Mutter oder Vater zu tun hat. Sonst könnte zum Beispiel schon jetzt der Grund dazu gelegt werden, daß auch sie später als Erwachsene Krebs entwickeln werden. Le Shan stellt deshalb die ernsthafte Frage, ob nicht hier mehr als in genetischen Faktoren die Ursache für »ererbten« Krebs zu suchen sei[120].
- *Solange der so unheilbar Kranke nicht gestorben ist, lebt er noch* und hat alle Rechte des Lebens. Ihn links liegen zu lassen, »weil ja doch nichts mehr zu machen ist«, wäre in hohem Maß seelische Grausamkeit. Es würde möglicherweise die letzte doch noch vorhandene Chance beseitigen, seinen Lebenswillen von Grund auf neu zu entfachen. Und es kann dazu beitragen, daß er nicht in Frieden, sondern mit Verbitterung und Zorn in die andere Welt hinübertritt.
- Schwere Krankheit, sich dahinschleppendes Leben und Sterben eines geliebten Menschen *führen nicht selten zu einem neuen und ganz tiefen Erleben der Gemeinsamkeit*, wie es sie zuvor nicht gab. Dabei werden alte Probleme aufgearbeitet und bereinigt und darüber tiefe seelische Beziehungen wiederbelebt oder neu geschaffen: Das Ergebnis ist oft eine ganz unerwartete seelische Bereicherung von großem Wert für den Bleibenden genauso wie für den in die geistige Welt Hinüberwechselnden.
- Alles was wir darüber nur wissen können, besagt, daß *wir mit dem gleichen Bewußtseinszustand dort im geistigen Reich ankommen*, in dem wir die Daseinsform hier verlassen. Deshalb sollte es uns allen heilige Pflicht sein, den Sterbenden bis über den letzten Atemzug hinaus, bis sich seine Seele vom Körper gelöst hat, zu begleiten. Alles in unseren Möglichkeiten Stehende sollten wir tun, damit er im Frieden mit sich selbst und seiner seitherigen Welt, die er nun verläßt, heimgehen darf.
- *Mit den zurückbleibenden Familienangehörigen* sollen die Freunde und Bekannte, auch der Therapeut, noch eine angemessene Zeit in Verbindung bleiben und sie über die krisenhaften Wochen hinwegbringen. So wird Entstehung oder Vertiefung von Schuldgefühlen möglichst vermieden oder doch in Grenzen gehalten. Bis zum Ende des Lebens kann ihr innerer Frieden davon abhängen.

Um den Sterbeprozeß, durch den jeder von uns einmal hindurch-

gehen wird, besser zu verstehen, fügen wir auf der folgenden Seite eine Übersicht über die verschiedenen Phasen der Einstellung zu Sterben und Tod bei, die auf die Arbeiten der heute weltweit bekannten Sterbeforscherin Elisabeth Kübler-Ross zurückgeht. Der schematischen Aufzeichnung von Mwalimu Imara über die fünf Phasen[121] fügen wir in äußerster Knappheit das Allerwichtigste darüber an, wie wir uns in jeder dieser Phasen dem Sterbenden gegenüber verhalten sollten. Leider versagt uns die Zwecksetzung dieses Buches noch genauere Ausführungen darüber, die sich jeder bewußt lebende Mensch zunutze machen sollte (siehe Literaturverzeichnis!).

Bemerkung zu Selbsthilfegruppen: In vielen Städten haben sich heute Gruppen von Menschen zusammengefunden, die das gleiche Schicksal zu tragen haben, z. B. Krebs. Die gemeinsamen Erfahrungen: Belastungen, Ängste, Enttäuschungen, Hoffnungen führen und halten diese Gruppen zusammen. Jeder kann von den Erfahrungen aller anderen Rat und Hilfe bekommen, nicht nur in seelischen, sondern auch in materiellen Nöten, z. B. für Auseinandersetzungen mit Krankenkassen u. dgl. Das einzelne Mitglied findet also oft große Hilfe und Erleichterung, schon weil es sich aussprechen und alles loswerden kann, was ihm sonst häufig nicht möglich wäre. Der einzelne fühlt sich in seinen Nöten nicht mehr allein gelassen, und das kann ihm einen starken Gewinn an innerer Befreiung und Selbstvertrauen einbringen. Das ist jedoch nur die eine Seite. Die andere liegt in der Gefahr, im Negativen zu versinken. Das vor allem dann, wenn die Krankheit mit ihren Auswirkungen bei jedem einzelnen allzu sehr in den Vordergrund rückt. Dann ist es entschieden besser, sich von einer solchen Gruppe zu lösen. Sie soll helfen und aktivieren, sie darf auf keinen Fall niederziehen und demotivieren.

Solche Gruppen verlangen eine sehr *verständnisvolle Leitung* (offizieller oder inoffizieller Art), welche immer wieder die richtige Mischung der für alle wichtigen Sachthemen im Verhältnis zur emotionalen Befreiung der einzelnen Gruppenmitglieder findet. Das ist keine leichte Aufgabe. Sonst handelt es sich möglicherweise bald nicht mehr um eine Selbsthilfegruppe, sondern um die Manipulierung oder gar Beherrschung der Mehrzahl durch die vorherrschenden persönlichen Interessen einzelner. Jedes Gruppenmitglied muß das gleiche Recht auf Entfaltung und Wertschätzung haben. Das verlangt die Einsicht aller anderen. Sie ist oft nur durch eine ebenso starke wie menschlich verständnisvolle Persönlichkeit zu erreichen, die als Leiter oder Moderator der Gruppe fungiert. Bei Unzuläng-

DIE FÜNF PHASEN DER EINSTELLUNG ZU STERBEN UND TOD
(nach Elisabeth Kübler-Ross)

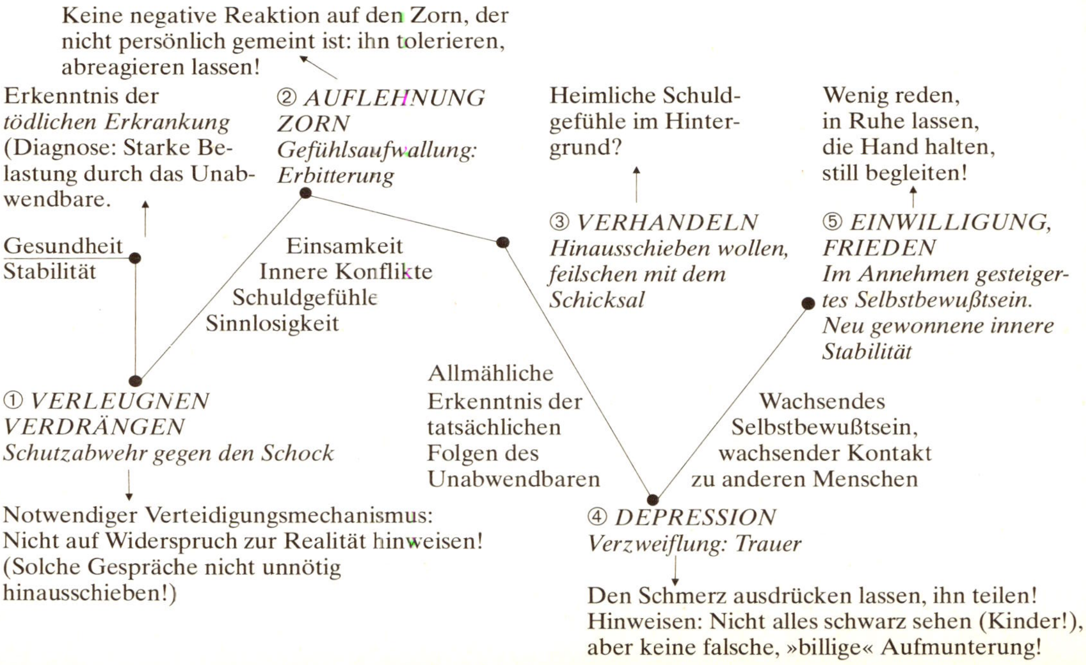
Keine negative Reaktion auf den Zorn, der nicht persönlich gemeint ist: ihn tolerieren, abreagieren lassen!
Erkenntnis der *tödlichen Erkrankung* (Diagnose: Starke Belastung durch das Unabwendbare.
Gesundheit
Stabilität
① *VERLEUGNEN*
VERDRÄNGEN
Schutzabwehr gegen den Schock
Notwendiger Verteidigungsmechanismus: Nicht auf Widerspruch zur Realität hinweisen! (Solche Gespräche nicht unnötig hinausschieben!)
② *AUFLEHNUNG*
ZORN
Gefühlsaufwallung: Erbitterung
Einsamkeit
Innere Konflikte
Schuldgefühle
Sinnlosigkeit
Heimliche Schuldgefühle im Hintergrund?
③ *VERHANDELN*
Hinausschieben wollen, feilschen mit dem Schicksal
Allmähliche Erkenntnis der tatsächlichen Folgen des Unabwendbaren
④ *DEPRESSION*
Verzweiflung: Trauer
Den Schmerz ausdrücken lassen, ihn teilen! Hinweisen: Nicht alles schwarz sehen (Kinder!), aber keine falsche, »billige« Aufmunterung!
Wachsendes Selbstbewußtsein, wachsender Kontakt zu anderen Menschen
Wenig reden, in Ruhe lassen, die Hand halten, still begleiten!
⑤ *EINWILLIGUNG, FRIEDEN*
Im Annehmen gesteigertes Selbstbewußtsein. Neu gewonnene innere Stabilität

lichkeiten der Gruppenleitung sind herbe Enttäuschungen kaum zu vermeiden. Dann verliert die Selbsthilfegruppe ihren Sinn und damit ihre Berechtigung.

b) Ich verarbeite meinen inneren Groll

Wie wir früher gesehen haben, können wir schwere Erkrankungen, nach vielen Untersuchungen insbesondere das Krebsgeschwür, als etwas betrachten, das körperlich nach außen drängt, weil der seelische Druck im Innern nicht mehr ausgehalten werden kann. Dadurch wird im Grunde nur etwas sichtbar gemacht, was schon lange da war, nur nicht erkannt wurde. Es konnte nicht erkannt werden, weil jede Abreaktion des inneren Drucks nach außen hin unterdrückt, abgewürgt werden mußte. Das ist *die typische Grundlage des – bewußt oder unbewußt – aufgestauten Grolls*, der oft in die hoffnungslose Verzweiflung einmündet. Natürlich können wir auch von unterdrückter Aktivität oder von gestauter negativer Aggression sprechen.

Zur Erinnerung: Es wurde im ersten und zweiten Teil dieses Buches deutlich herausgearbeitet, daß gerade der Krebskranke von belastenden Gefühlen aus seiner Vergangenheit geprägt wird, die er nicht loswerden kann. Es sind echte oder vermeintliche Zurückweisungen, Demütigungen, Vernachlässigungen durch Vater, Mutter, ältere Geschwister, von Lehrern, Lehrherren oder anderen Menschen. Jedesmal, wenn man sich an ein solches Erlebnis erinnert, wenn es wieder wach wird in unserem Denken, werden diese negativen Gefühle aktiviert, und sie erfüllen den Betreffenden immer wieder von neuem in ähnlicher Weise wie beim ursprünglichen Erlebnis. Das ist das Schlimme. Denn so schaukelt sich das vergangene Erlebnis gleichsam auf zu einer gegenwärtigen Dauerbelastung, aus dem einmaligen Ereignis wird dauerhaft bohrender Groll: die ständig fließende Quelle von innerem Streß mit allen seinen Folgen.

Solche energiegeladenen Emotionen müssen, wollen wir uns von ihnen befreien, *in irgendeiner Weise abreagiert werden*. Wie das auch immer geschehen mag, in jedem Fall setzt das voraus, daß wir *als erstes begreifen, selber derjenige zu sein, der das Problem im Grunde eigentlich (mit)geschaffen hat*. Das eigene Ich wurde angegriffen, wurde verletzt, entweder tatsächlich oder nur in unserem subjektiven Empfinden. Warum? Versuchen wir einzusehen, was wir unsererseits getan haben, um die mißliche, belastende Situation überhaupt entstehen zu lassen, und wie der andere, uns überlegene Mensch das wohl seinerseits erlebt haben mag und von seiner Warte aus auslegen konnte oder vielleicht sogar mußte. Wenn wir diesen

Überlegungen nur hinreichend Raum geben, immer wieder dann, wenn sich der Groll von neuem in uns rührt, werden wir bald ein gewisses, wenn nicht ein beachtliches Verständnis für das Verhalten des anderen aufbringen können. Auch wenn es uns seither vielleicht als krasses, schuldbeladenes Fehlverhalten erschien. Ein einfaches, wohl von jedem nachvollziehbares Beispiel: Ein Kind hat mit typisch kindlicher Hartnäckigkeit seine konzentriert arbeitende Mutter trotz aller Ermahnungen so lange durch bewußt lautes Schreien gereizt, bis sie die Fassung verlor und im augenblicklichen Zorn über das – fast normale – kindliche Verhalten übermäßig reagierte. Ist dann wirklich nur die Mutter »schuld«? Das wäre also der erste wesentliche Schritt: einzusehen, daß wir selbst zu der kritischen Situation unseren Teil beigetragen haben.

Und der zweite Schritt: Nachdem wir uns innerlich entspannt und auch eine körperliche Entspannungshaltung eingenommen haben, *verzeihen wir dem betreffenden Menschen sein uns seither so belastendes Verhalten.* Wir können ihn in unserer Vorstellung ganz formell, aber ehrlich um Verzeihung für unseren Groll gegen ihn bitten. Und dann wünschen wir ihm so aufrichtig wir nur irgend möglich etwas Schönes, etwas Gutes, etwas, worüber er sich bestimmt sehr freuen würde. Auch die Verwirklichung dieses Wunsches stellen wir uns plastisch vor samt der Freude, die der andere darüber erlebt. Schließlich freuen wir uns über die Erleichterung, die uns dieses Verfahren in der eigenen Seele dem früher »gehaßten« Menschen gegenüber gebracht hat. Das Ganze dauert nur wenige Minuten und muß nur bei jedem Rückfall in den alten Groll in stiller Sammlung gemacht werden: Auch Sie werden bald die Wandlung Ihrer Einstellung, das Schwinden des Grolls und die seelische Erleichterung an sich selbst erleben. So kann man lernen zu vergeben und zu verzeihen.

Hier sei nochmals an den *»psychologischen Mechanismus« der Überkompensation* von eigenen Minderwertigkeitsgefühlen, *von eigenen Fehlern* erinnert. Er wurde eingehend dargestellt, als wir uns mit der Frage auseinandersetzten, inwieweit wir selber für unsere Erkrankung verantwortlich seien . Bei dem Problem des Vergebens und des Erkennens unseres Beitrags zu dem uns quälenden vergangenen Ereignis ist er wiederum hochaktuell. Denn der immer wieder aufgewärmte alte Groll ist oft nur die Selbsttäuschung über die eigene nicht glückliche Verhaltensweise, die man im Grunde mißbilligt, vielleicht zu bereuen bereit wäre; man will sie nicht wahrhaben, weil das für den Selbstschätzungstrieb unerträglich wäre. *Wir können dem anderen nicht verzeihen, weil wir uns unser eigenes Fehl-*

verhalten nicht vergeben können! Wenn wir diese Zusammenhänge begreifen, dann sind wir sehr wohl in der Lage, »über unseren eigenen Schatten zu springen« und auch tiefverwurzelten Groll aufzugeben, unser Unbewußtes zu reinigen, zu befreien. Und damit stärken wir die Heilungskräfte unseres Organismus ganz beträchtlich.

So läßt sich abschließend feststellen: Der eine Mensch frißt seinen Zorn, seine negativen Gefühle, seine Aggressionen ständig in sich hinein, bis sie sich gegen ihn selber wenden, eines Tages in Gestalt des Krebsgeschwulstes sichtbar aufbrechen. Der andere bemüht sich, *die Kräfte, die in diesen Aggressionen stecken,* zu sublimieren, sie auf eine höhere Ebene hinaufzuheben. So polt er die negativ wirkende Kraft um in das positive Element der Überwindung, der Weiterentwicklung seiner selbst zu einer durchaus positiven Einstellung. Er kann dann – bewußt oder unbewußt – das tiefbefriedigende Gefühl genießen, seinen vielleicht langjährigen Groll gegen einen anderen Menschen in absolut gute Gefühle dem anderen und sich selbst gegenüber verwandelt zu haben. – Seine negative Aggression kann er in einem anderen Zusammenhang auch in Gestalt des Gefühls »Frieden« in positiver Weise sich ausleben lassen. Dazu werden Sie dann später, im praktischen Übungsteil dieses Buches, noch weitere Hilfen finden.

c) Ich überwinde meine Angst vor Krankheit, Rückfall, Tod

Schwere Krankheit und vor allem der Tod gehören zu den Tabus unserer Gesellschaft. Darüber spricht »man« nicht. So bleibt das Sterben unbegreiflich. Dabei ist es doch so natürlich wie unsere Geburt. Wenn unsere Zeit in dieser Daseinsform um ist, befreit uns der Tod aus den Nöten der Körperlichkeit. Er ist der Übergang in die beglückende Weite der geistigen Welt. Damit haben wir uns im Zusammenhang mit unserer Einstellung zu Tod und Sterben im zweiten Teil dieses Buches schon auseinandergesetzt. Wer den Tod nicht wahrhaben will, wer ihn verdrängt, bindet einen guten Teil seiner inneren Kräfte in dem sinnlosen Sichanstemmen gegen das Unabwendbare. Wer ihn akzeptiert, gewinnt diese Energie für sein Leben, für die Bewältigung seiner Schwierigkeiten in ihm.

Das Problem für viele, viele Menschen unserer Zeit ist es, *dahin zu kommen, daß sie den Tod akzeptieren können.* Da ein Rückfall in der Krankheit nach einer fühlbaren Besserung das Gespenst des Todes sofort wieder ganz nahe zu bringen droht, ist die Angst vor dem Rückfall im Kern auch nichts anderes als die Angst vor diesem kreatürlichen Tod. Das Problem ist also im Grund das gleiche.

Wenn es gelingen soll, diese Angst auch nur teilweise zu bewältigen, sie zu vermindern, muß die positive, die Lebenskräfte aktivierende Einstellung entsprechend gestärkt werden; und das macht es dann seinerseits wieder ein Stück leichter, mit der Angst fertigzuwerden. Das steht fest: Die vielen Versuche, vertiefende Gedanken über Krankheit und Tod vor dem Fernseher, am Biertisch, durch oberflächliche Gespräche oder auch durch Arbeitswut zu ersticken, diese Versuche bewirken nichts. Die innere Spannung und das Problem bleiben. Mag regelmäßige und einigermaßen anstrengende körperliche Arbeit oder Bewegung wie Joggen vorübergehend Spannung abbauen, für guten Schlaf sorgen, mag es zum Teil tiefergehende Gedanken wecken – eine echte Lösung des Problems ist auch das gewiß nicht.

Weiter oben haben wir den Weg des Schwer- oder auch Krebskranken verglichen mit einer Wanderung an steilem Abgrund (S. 130): Da ist die Angst vor dem Absturz entweder ganz in die Tiefe oder vor dem Ausgleiten mit lebensgefährlicher Rutschpartie nur zu natürlich. So hat besonders der Krebskranke seine *verständliche Angst, auch vor dem Rückfall*, der zuweilen nach beträchtlicher Besserung eintreten mag. Der Prozeß der seelischen Umstellung, der die Heilungskräfte weckt, nimmt normalerweise nun einmal keinen schnurgeraden Verlauf. Er ist dem ständigen Wandel des Lebens entsprechend zumeist ein Auf und Ab, mit seinen Höhen und Tiefen. Und er kann sich nicht von heute auf morgen vollziehen. So sind gewisse Rückschläge oder Rückfälle (»Rezidive«) manchmal unvermeidlich. Wenn sich ein solcher ereignet, dann braucht das also kein schlimmer Rückfall im eigentlichen Sinn zu sein. In jedem Fall ist er jedoch wie die Erkrankung selbst *eine Mitteilung des Körpers an uns, deren Inhalt verschiedenartig sein kann, z. B.:*

- Der Kranke hat in der letzten Zeit vor der Verschlechterung seines Zustands irgendwelche neu eingetretene Belastung erlebt von außen her oder in seinem Innern.
- Er arbeitet zu wenig an sich selbst zur Bereinigung seiner Gefühlsblockade, seines Grolls, so daß diese wieder die Oberhand bekamen.
- Er hat die echte Arbeit an seinen inneren Konflikten aufgegeben, er resigniert im Unbewußten, auch wenn er vielleicht äußerlichformal seine Übungen absolviert.
- Er kann sich übernommen haben, das heißt, verfrüht schon wieder zu hohe Ziele gesteckt und diese zu arbeitswütig verfolgt haben.
- Er klebt noch zu sehr an dem, was ihm die Krankheit an Vorteilen

einbringt und hat noch nicht den richtigen Weg zur Befreiung von diesen seinen emotionalen Hemmnissen herausgefunden.

Wer einen solchen Rückfall erleidet, hüte sich also davor, sich allzu sehr der Bestürzung darüber hinzugeben. Er spreche offen mit den ihm nahestehenden Menschen darüber und bitte sie um Verständnis für seine vielleicht schwankende Stimmung. Vor allem bitte er sie um Mithilfe bei der Suche nach den Ursachen, etwa an Hand der soeben vorgegebenen Punkte. Wer es gelernt hat, im rechten Sinn zu meditieren (S. 112, 120/121) und sich dabei für seine innere Stimme, für seinen geistigen Helfer zu öffnen (S. 119/120), der mag auch von hier einen klaren Hinweis auf den Grund seiner erneuten Schwierigkeit bekommen. Im übrigen wurde schon bei der Darstellung des rechten Arbeitens mit der Kraft der Vorstellung auf die Hilfen verwiesen, die jedermann zur Verfügung stehen, wenn er dabei gewisse Schwächezustände oder Rückschläge überwinden muß (S. 130). Auch im jetzt behandelten Zusammenhang können diese eine gute Unterstützung sein. Und ebenso wichtig ist auch und gerade hier die Grundforderung: Mein nächster Schritt ist immer der wichtigste (S. 132ff.)! Wer sich darauf konzentriert, der ist schon auf dem Weg heraus aus der Grube, in die er erneut gefallen war.

Es ist von größter Wichtigkeit, den Tabu-Schleier vor dem Tod wegzuziehen. Nochmals sei betont: Das ganz offene, dabei einfühlsame Gespräch über den möglichen oder den bevorstehenden Tod ist das wichtigste. Es ist durch nichts zu ersetzen. Familienangehörige und Freunde, ebenso Ärzte und Pflegepersonal vermeiden oft peinlich das Thema Sterben und reagieren auf Anspielungen des Todkranken mit vielleicht wohlklingenden, jedoch leeren Redensarten (»Wie kannst du so etwas sagen! Du wirst doch wieder gesund und noch lange leben!«). Damit machen sie das Verkehrteste, was sie nur tun können. Das steht jedenfalls fest: Wenn ein Todkranker instinktiv weiß, daß er bald sterben wird, dann hat er das Recht, sich darauf vorzubereiten, um in Frieden mit sich selbst und seiner Welt, die er zurückläßt, heimzugehen in das geistige Reich. Er hat also auch das Recht auf seinen bewußten Tod. Niemand kann ihm das streitig machen, wenn er sich nicht versündigen will am seelischen Gedeihen des Scheidenden.

Die ganz schlichte und offene Frage über die Möglichkeit zu sterben führt uns sofort zu der Erkenntnis, wie der Kranke zum Tod eingestellt ist. Sie hebt ihn über die Hemmnisse des Tabus hinweg, und das folgende Gespräch befreit ihn von einem guten Teil seiner Angst. Häufig ist es ja mehr Angst vor einem langsamen, schmerzvollen Sterben als vor dem Tod an sich. Vieles spricht dafür, daß die offene und freigewordene Auseinandersetzung mit dem Tod, da sie wesentlich zur inneren, seelisch-geistigen Befriedung beiträgt, auch die körperlichen Schmerzen lindert. Das wird von vielen, auf diesem Gebiet besonders erfahrenen Ärzten bestätigt. Seinen unabänderlichen Tod zu akzeptieren, nicht mehr mit dem Geschick zu hadern und gegen das bevorstehende Sterben zu kämpfen, muß schließlich den Frieden in den ganzen Menschen bringen, auch in seinen Körper. Wer sich frühzeitig seiner Angst vor dem Tod stellt und ihn so zu verstehen lernt, wie wir ihn in der hier nötigen Kürze behandelt haben, der hat ganz gewiß ein leichteres, ein befreites Sterben vor sich, ob es ihn bald erwartet oder erst in späteren Jahren.

Und wenn seine Stunde gekommen ist, braucht der ihm Nächste oder – sollte dieser nicht erreichbar sein – ein anderer mitfühlender Mensch nur bei ihm zu sein und ihn seine Nähe spüren zu lassen, indem er ihm die Hand hält. So erspart er ihm das Verlassensein in der Todesstunde. »Ich bin bei dir!« Auch wenn die Sinne zu versagen scheinen, auch wenn der Sterbende bewußtlos ist und vermeintlich nichts mehr wahrnimmt: Viele Zeugnisse von ins Leben Zurückgekommenen sprechen dafür, daß er doch alles wahr- und in sich aufnimmt. Deshalb ist es das oberste Gebot, den Sterbenden liebevoll zu begleiten, bis sich einige Zeit nach dem letzten Atemzug Seele-Geist vom Körper gelöst haben wird.

Die Hilfe für den Schwerkranken, dem der baldige Tod wahrscheinlich oder gewiß ist, wurde nun (auch S. 87, S. 138) hinreichend behandelt. Jetzt geht es nur noch um das, was der betroffene Mensch selber tun kann, um seine kreatürliche Angst vor dem Sterben zu überwinden, um seinen eigenen bevorstehenden Tod zu akzeptieren. Über das schon Besprochene hinaus sind im letzten Teil dieses Buches einige Übungen aufgeführt, die dabei von großer Hilfe sein können. Dabei ist *von besonderer Bedeutung die Übung*, bei der wir in der inneren Sammlung unserer Vorstellungskraft gleichsam außerhalb unser selbst stehend *Rückschau auf unser Leben* halten und es aus dieser uns ungewohnten Warte betrachten und beurteilen. Nicht selten läßt uns unser geistiger Helfer dabei zu höchst wichtigen Einsichten kommen über das, was wir noch zu tun haben in dieser Welt. Eine solche Einsicht ist oft so lebendig und intensiv, daß mit ihr schon der feste, unabänderliche Entschluß zu einem neuen Anfang geboren ist, das dann auch zu tun im Sinn des Wortes: »Heute ist der erste Tag vom Rest meines Lebens, meines neuen Lebens.« Das kann eine so von Grund auf positive Einstellung bewirken, daß es in der Tat das Tor zum Stillstand oder zur

Rückbildung der Erkrankung und zu einem neuen Leben öffnen mag, da man in früher ungewohnter Weise eins sein darf mit sich selbst. Deshalb kann gerade diese Übung auch in sonstiger kritischer Lebenslage, wo es nicht um Sterben und Tod geht, von unschätzbarem Wert sein.

d) Ich komme mit meinem Schmerz zurecht

Einleitend muß gleich festgestellt werden: *Die heute allgemein verbreitete Überzeugung ist, daß der Schmerz an sich etwas Schädliches* und für den Schmerzerleidenden Böses, Feindliches sei. Wir lehnen den Schmerz ab, wir wollen ihn nicht wahrhaben. Wir bemühen uns, ihn mit schmerzbetäubenden Mitteln wegzuzaubern. In dieses Bild paßt, daß bis heute auch die Mediziner nicht recht wissen, was er eigentlich ist, wie er zustandekommt und wie er zu beheben sei. Einwandfreie Erkenntnisse, Erfahrung, Übung fehlen.

Es ist sehr verständlich, daß ein Schwerkranker, erst recht ein Krebskranker, der seine bösen Erfahrungen mit Schmerzen hat – was übrigens nur bei etwa einem Drittel von ihnen der Fall ist –, alle Schmerzerscheinungen an seinem Körper peinlich beobachtet und schon bei kleinsten Hinweisen Sorge und Angst vor einem Rückfall oder einer neuen Metastasenbildung bekommt. Diese geradezu hypochondrische Einstellung muß man ihm als ganz natürlich empfindenden Menschen zunächst auch zubilligen.

Nun sollten wir *die zwei grundsätzlichen Arten von Schmerz*, was ihre Entstehung und ihre Wirkung anbelangt, sauber auseinanderhalten: *den körperlichen Schmerz und den seelischen Schmerz*. Oft ist es sehr schwer festzustellen, ob oder wieweit ein akuter Schmerz körperlich oder seelisch verursacht ist. Vielfach wird die Erfahrung gemacht, daß im Augenblick einer seelischen Belastung körperliche Schmerzen einsetzen. Das kann nahezu jedermann schon im Alltag besonders bei sensiblen Naturen beobachten. Viele Menschen berichten auch von beträchtlichen Schmerzen mitten in der Nacht, die sie aus dem Schlaf reißen: Im Schlaf ist nur unser bewußtes Denken ausgeschaltet, bedrängende Probleme bohren aber im Unbewußten weiter. Ebenso ist es eine allgemeine Erfahrung: Solange der Mensch einen Sinn in seinem Dasein vor Augen hat, kann er mit dem Schmerz, selbst mit schwerem Schmerz, fertigwerden, kann er ihn beherrschen und seine menschliche Würde wahren. Verliert er aber diesen Sinn, dann ist es aus damit.

Jetzt sind wir schon wieder bei der Tatsache der weit vorwiegenden Bedeutung von Seele-Geist gegenüber dem Körperlichen. Im Sinn der früher dargelegten Erkenntnisse muß doch *bei körperli-*

chem Schmerz, besonders bei ungewöhnlich hartnäckigem, *die Frage auftauchen, was dieser besondere Schmerz sagen will:* Stehen dahinter ungewöhnliche seelische Schmerzen, vielleicht tiefverankerte Schuldgefühle, die sich der bewußten Erkenntnis konsequent entziehen? Dann müßte sich der körperliche Schmerz als Stellvertreter für das übermächtige seelische Leiden von allein bessern, wenn es gelänge, der in die Seele eingegrabenen Hoffnungslosigkeit und Verzweiflung beizukommen und sie wenigstens teilweise aufzulösen. Und so ist es in der Tat. Der körperliche Schmerz ist also durchaus nichts, was nur negativ, schädlich, feindlich wäre. Er ist im Gegenteil etwas ganz Wertvolles, zuweilen unschätzbar Wertvolles: Er ist der Ausgangspunkt für die Überprüfung der seitherigen Lebensführung, einer positiven seelischen Veränderung und einer entsprechend positiven Neuorientierung. So sorgt er für gesteigertes seelisches Wohlbefinden, für die wesentliche Stärkung der Persönlichkeit, die sich selbst findet, die in sich ruhen kann, die wahrer und echter wird. Mit einem Wort: Der Mensch wird mehr er selbst. Und dann schwindet der körperliche Schmerz wiederum von ganz allein. Er hat also *eine ganz wichtige Funktion* zu erfüllen: den verdrängten seelischen Schmerz als die wahre Ursache des Leidens in seiner Wurzel zur Kenntnis zu bringen und damit ihn ebenso wie sich selbst aufzulösen.

Vorsicht bei der Lockung des Schmerzes, sich durch ihn mehr Beachtung, menschliche Zuwendung usw. zu »erschleichen«! Da sind wir erneut bei der Frage: *»Was bringt mir mein Schmerz, mein Kranksein ein?«* Wir haben uns mit ihr aus gutem Grund schon eingehend befaßt. Es lohnt sich im Zweifelsfall sehr, dieser Frage nochmals und vielleicht noch kritischer als zuvor nachzugehen.

Vorsicht vor dem falschen Mitleid mit dem an seinen Schmerzen Leidenden! Es läßt sein Gefühl des hilflosen Preisgegebenseins an Leiden und Schmerz nur noch stärker werden. Machen Sie ihm stattdessen lieber Ihr verständnisvolles Mitfühlen, Ihre menschliche Verbundenheit mit ihm in einer tieferen Bewußtseinsschicht deutlich: *Lassen Sie ihn die Achtung erleben, die Sie wegen der Meisterung seiner Schmerzen vor ihm haben*, und kräftigen Sie ihn so in seiner menschlichen Würde und seinem Lebenswillen überhaupt.

Im zweiten Teil dieses Buches wurde dargelegt, daß der Mensch ein energetisches Wesen ist, daß unsere Lebenskraft, auch unsere »Seele«, nichts anderes ist als Energie, daß die inneren Konflikte gestaute Antriebskraft, gestörter Energiefluß sind, und daß für die Heilung das Wesentliche die Freisetzung der Gefühle ist, also die Wiederherstellung des ursprünglich ungestörten Fließens und Strömens der Energie in unserem Organismus. Dr. Voll, der Entdecker der Elektroakupunktur: *»Schmerz ist der Schrei des Gewebes nach Energiedurchflutung.«* Mit dieser Erkenntnis haben wir einen unerhört wichtigen Aspekt für unsere Heilungsbemühungen vor uns. Wenn wir, aufgerufen durch den Schmerz, der uns die Störung des Energieflusses deutlich anzeigt, das Unsere tun, um die Stauung der Antriebskraft, die Energieblockade zu lösen, dann sind wir auf dem richtigen Weg. Wie das geschehen kann, haben wir auch schon in dem Kapitel »Ich lenke meine heilenden Energieströme« (S. 131ff.) betrachtet, wo auf die Voraussetzung der richtigen inneren Sammlung und die Hilfe der ganzheitlichen Eutonie (»Wohl-Spannung«, Spannungsausgleich) und der Meditation im Zen-Stil hingewiesen wurde. Die Erfahrung vieler Jahre an vielen Menschen hat zweifelsfrei aufgezeigt, wie sich seelische Probleme, innere Belastungen in dieser Weise aufarbeiten lassen und die von ihnen hervorgerufenen Schmerzzustände dabei langsam, aber sicher schwinden.

Im praktischen Teil dieses Buches finden Sie dazu *mehrere Übungen* aufgeführt. Beachten Sie bitte: Ihnen liegt die Tatsache zugrunde, daß *Angst und verstärkter Spannungszustand immer zusammengehören* als die seelische und die körperliche Erscheinungsform des gleichen Geschehens, das – vor allem in gesteigerter Form – dann auch den Schmerz herbeiführt. Also verlangt jede dieser Übungen die körperliche Entspannung, nämlich Lockerung, Lösung der Muskelspannung. Je besser diese gelingt, um so nachhaltiger ist die damit verbundene Lockerung oder Lösung auch der seelischen Blockade. Im übrigen wird an Ort und Stelle zu jeder dieser Übungen noch einiges zu sagen sein.

Zur Beherrschung, besser *zur Überwindung des Schmerzes hier noch* ein letzter, *sehr bedeutungsvoller Hinweis* von allgemeiner Gültigkeit. Ganz schlicht ausgedrückt ist es die einfache Methode des Sichablenkens vom Schmerz. Treffender gesagt: Die Technik, sich vom Schmerz »wegzukonzentrieren« dadurch, daß man sich auf etwas anderes »hinkonzentriert«, auf etwas, wo einem das recht leicht fällt: was einen brennend interessiert, was einem Freude, Spaß, Vergnügen bereitet. Wer es (etwa durch richtige Meditationsübung) hinreichend gelernt hat, kann sich auch ganz auf irgendeinen neutralen Denkinhalt oder auf irgendeinen anderen Körperteil als den schmerzenden innerlich einstellen und sammeln. Das besonders auf die Füße, auf den innigen Kontakt der Fußsohlen mit dem uns tragenden Boden (Denken Sie an den Doppelsinn der Redensart »Boden unter den Füßen haben«!). Wenn Sie das tun, wird sich z. B. der Zahnarzt, der auf Ihre Bitte hin ohne Betäubung eifrig in gefährlicher Nähe eines Nervs bohrt, sehr darüber wundern, daß Sie keine besondere Zeichen des Schmerzes von sich geben. Und *Sie spüren den Schmerz in der Tat gleichsam nur wie von ferne*, das aber nur so lange, wie Sie mit Ihrer Sammlung bei Ihrem Fußsohlenkontakt sind! *Die zwei Gründe dafür:*

1. *In unserem bewußten Denken kann zu ein und demselben Zeitpunkt immer nur ein einziger Gedankeninhalt sein.* Wenn es der hervorragende Fußsohlenkontakt ist, können wir nicht gleichzeitig an den Schmerz denken. Aber – das ist das Wesentliche: Es muß eine hundertprozentige innere Sammlung sein! Das ist die vollendete »Ablenkung«, die bei schweren Unfällen oder dem kämpfenden Soldaten den Verlust eines Körperglieds erst nach geraumer Zeit fühlbar werden läßt mit dem erst dann einsetzenden Schmerz.

2. *Alles und jedes ist, wie wir gesehen haben, schwingende, fließende Energie:* Schmerz ist Überspannung, und unser innerer Spannungszustand wird von Seele-Geist gesteuert. Mit der Sammlung des Geistes auf den innigen Kontakt der Füße zum Boden wird die Überspannung vom Körper abgeleitet und vom gewaltigen Spannungsfeld der Erde aufgesogen. Noch verstärkt wird das durch die kurze, intensive Vorstellung davon, die aber als solche dazu nicht notwendig ist. In ähnlicher Weise kann der vom Lampenfieber geplagte Redner seine Redeangst (auch Überspannung!) allein durch richtigen körperlichen Stand und guten Bodenkontakt zum großen Teil loswerden, was der Schreiber dieser Zeilen jahrelang an sich selbst und an vielen Teilnehmern seiner früher abgehaltenen Rhetorikkurse immer wieder erlebt hat.

Erinnern Sie sich jetzt an das Kapitel »Sinn im Leben sehen«: *Wer eine echte Lebensaufgabe vor sich sieht*, wer also Ziele hat, die ihn faszinieren, die ihn innerlich ganz und gar ausfüllen, weil sein Leben ohne sie völlig sinnlos wäre, der ist unablässig gepackt, ja »gejagt« davon und von den ihn ständig in Atem haltenden Überlegungen und Vorstellungen, wie er das erreichen könne. Ist der nicht in einer ständigen »Ablenkung« von »sich selbst«? Hat der sozusagen überhaupt noch die innere Kapazität frei dafür, sich Schmerzen hinzugeben?

Es sind wiederum *die unaufhörlichen Wechselbeziehungen von Seele-Geist und Körper*, die sich unablässig hin und her befruchten und fördern: Die positive seelische Einstellung kräftigt den Körper, und der Körper mit seiner jetzt gesteigerten Wirkungskraft wirkt zusätzlich belebend wieder zurück auf Seele und Gemüt, die dann ihrerseits von neuem dem Körper kräftige Impulse geben . . . Hier haben wir nicht den vielzitierten Teufelskreis, sondern das Gegenstück: den »Segenskreis«, besser die »Segensspirale« vor uns. Wie blind sind doch diejenigen Menschen, die diese im Kern so einfachen, ja fast selbstverständlichen Zusammenhänge nicht sehen, oft genug nicht sehen wollen, und was müssen sie dafür »bezahlen«! Tun wir das Unsere, dieses offene Geheimnis unseres Organismus, unserer Natur bewußt da auszuwerten, wo es uns aus Krankheit, Leid und Schmerz befreien kann, und wir werden hundertfachen Gewinn davon haben.

3. Aktivierung der sonstigen wesentlichen Heilungshilfen

Diese soeben nochmals angeschnittene Betrachtung des Menschen als eine Ganzheit sollte an sich selbstverständlich sein. Jede Veränderung und jede Maßnahme an irgendeinem »Teil« des Körpers muß sich in irgendeiner Weise immer auf die Ganzheit, also auf den gesamten Organismus auswirken. Und so ist es in der Tat. Es gibt noch eine Reihe weiterer Möglichkeiten, den Heilungsprozeß in starkem Maß zu unterstützen und zu beschleunigen. Immer geht es darum, die Abwehrmechanismen des Körpers zu stärken und die selbstheilenden Kräfte des Organismus zu aktivieren. Ganz im Sinne des zuletzt Gesagten spielt bei diesem Bemühen die seelische Beeinflussung des Körpers eine beachtliche Rolle.

Diese zusätzlichen Möglichkeiten, sich von schwerer Krankheit – welcher Art auch immer – zu befreien oder sie mindestens leichter erträglich zu machen, sollen jetzt kurz aufgewiesen werden. Es versteht sich, daß wir im Rahmen dieses Buches das nicht in allen bedeutungsvollen Einzelheiten tun können, denn das würde gleich mehrere Bücher füllen. Solche gibt es in allen aufgeführten Fachrichtungen heute bereits von berufener Hand. Der interessierte Leser kann sich dort alle Detailinformation beschaffen, die er für seine eigenen Bemühungen braucht. Hier kann nur ein Überblick über die wesentlichen Momente gegeben werden. Das ist andererseits auch dringend notwendig, weil diese bereits von der Natur vorgegebenen Zusammenhänge und Beziehungen im Zeichen des schon exzentrisch werdenden Spezialistentums unserer Zeit selbst von sogenannten Fachleuten oft nicht gesehen werden.

a) Ich aktiviere die Heilkraft von Atem und Bewegung

Atem ist Leben, leben heißt atmen. Der Atem führt unserem Körper das zu, wovon wir in erster Linie leben: Sauerstoff. Die Asiaten sind bis zum heutigen Tag davon überzeugt, daß wir mit der Atemluft nicht nur Sauerstoff, sondern Lebensenergie schlechthin aufnehmen, wofür z. B. die Inder seit alters das Wort »Prana« gebrauchen. In unserer überzivilisierten und lebensfern gewordenen Welt vergessen wir die umfassende Bedeutung des »selbstverständlich« vor sich gehenden Atemprozesses, oder wir betrachten sie gar als unwesentlich. Dabei kann jedermann, der einmal nur wenige Wochen lang bewußt und in richtiger Weise intensiv geatmet hat, in eigener Erfahrung feststellen, welche Auswirkungen das für den ganzen Organismus, nicht nur für den Körper, sondern auch für Seele-Geist, haben kann.

Die die Atmung aktivierende richtige Bewegung ist für die Stärkung der Abwehr- und Heilungskräfte von der größten Bedeutung. Der bekannte Arzt Ernst van Aaken, der Vater der weltweit gewordenen Jogging-Bewegung, wies schon 1970 in einer Arbeit darauf hin, daß z. B. der trainierte Ausdauersportler neunmal weniger Krebs bekommt als der durchschnittliche Mensch[122]. Er ist auf Grund seiner jahrelangen Erfahrung und vieler dokumentierten Krankengeschichten zutiefst überzeugt, daß vermehrte Sauerstoffzufuhr in den Organismus dem Krebs in wirksamer Weise vorbeugt. So schuf er das »Waldnieler Lauftraining« für Krebskranke und ganz allgemein für ältere Menschen. Das einzig Erstrebenswerte ist auch ihm der aktive Patient, der sich weigert, in das passive Versorgtwerden und in die untätige Erwartungshaltung abzusinken: der seine eigenen Lebenskräfte mobilisiert und so von sich aus nach seinen besten Fähigkeiten die selbstheilenden Kräfte der Natur unterstützt. Das so lange, bis sich ihm die Natur gegebenenfalls nach den Gesetzen, die sich unserer Kenntnis entziehen, zu weiterer Hilfe verweigert.

Van Aaken betont immer wieder, wie wichtig *die tägliche flotte und ausdauernde Bewegung* für die Vermeidung der üblichen Zivilisationskrankheiten überhaupt und besonders des Krebses sei. Sie solle durch irgendeine anstrengende körperliche Arbeit oder durch Laufen oder Radfahren bis zur Schweißbildung oder wenigstens eine halbe Stunde lang mit erhöhter Pulszahl von 130 pro Minute vor sich gehen, aber so, daß noch eine Unterhaltung möglich ist. Bei aufkommender Atemnot ist die Anstrengung sofort zu verringern. Außerdem empfiehlt er, die Gesamtdurchblutung des Körpers täglich durch ein heißes Bad zu steigern[123]. Der Wert der flotten, intensiven Bewegung wirkt sich über die Aktivierung des Kreislaufs und der damit eintretenden Steigerung der Durchblutung der Extremitäten ebenso wie der inneren Organe im ganzen Organismus aus: Der Stoffwechsel wird durch seine Aktivierung und Beschleunigung stark verbessert, und der ganze Körper wird durch das häufige mehr oder weniger intensive Schwitzen in ganz natürlicher Weise entgiftet, was in seiner Bedeutung kaum überschätzt werden kann. Zudem muß eine solche systematische Bewegung auch bei unschönem und kaltem Wetter zu gesteigerter Abhärtung führen, die ja wiederum nichts anderes als erhöhte Abwehrkraft des Körpers bedeutet.

Auch die Simontons haben *mit körperlicher Aktivität sehr gute Erfolge erzielt*, zunächst in Richtung schmerzlindernd und spannungslösend. Sie betonen, daß speziell Krebskranke weit mehr zu körperlichen Aktivitäten fähig seien als im allgemeinen angenommen wird, und daß sich diese hervorragend auswirken, besonders auch auf die »Lebensqualität«. Aus ihren Beobachtungen und Erkenntnissen entwickelten sie ein spezielles Bewegungstraining, wobei sich als vor allem wirkungsvoll eine Kombination aus Gehen und Laufen erwies. (Aber ebenso wie van Aaken und alle diesbezüglich erfahrenen Ärzte warnen sie nachdrücklich vor Übertreibungen des körperlichen Trainings, vor Überanstrengung des Kreislaufs!) Es bewährte sich bestens besonders auch wegen der positiven Beeinflussung des Gemütszustands[124]. In einem lebhaft bewegten Körper kann schließlich keine niedergedrückte, depressive, pessimistische Stimmung herrschen, sondern nur das Gegenteil! Jedermann kann die Wirkung der aktiven Bewegung seines Körpers (die unserem bewußten Willen unterliegt) als wichtiges Hilfsmittel zur Befreiung von trüben Stimmungen (die der Beeinflussung des Willens direkt nicht unterliegen) an sich selbst beobachten.

Der durch seinen Nobelpreis weltbekannt gewordene Berliner Biochemiker Professor Otto Warburg ging auf Grund seiner Forschungen und Entdeckungen so weit, *die gestörte Atmung geradezu als Ursache der Krebserkrankung zu betrachten*. Die von van Aaken in Zusammenarbeit mit ihm über Jahre hinweg durchgeführten vergleichenden Untersuchungen an Hunderten von Menschen führten zu der gesicherten Erkenntnis, daß sich Krebs durch Förderung der Sauerstoffaufnahme zu einem gewissen Grad verhüten, wahrscheinlich sogar das bösartige Wachstum hemmen läßt. Die heilsame Wirkung von gesteigerter Sauerstoffaufnahme läßt sich jedenfalls nicht bestreiten[125]. Auf die Erkenntnis Warburgs geht ja auch die von dem Dresdener Professor Manfred v. Ardenne entwickelte Krebs-Mehrschritt-Therapie zurück. Ebenso liegt auch für Dr. Paul G. Seeger, der sein Leben der Krebsforschung gewidmet hat, die Krebsursache in der Störung bzw. Blockade der Sauerstoffverwertung. In über hunderttausend Versuchen wiesen er und Schacht (1956–64) nach, daß durch Aktivierung der Zellatmung die Wucherung der Krebszellen gebremst und umgekehrt durch Blockierung der Zellatmung diese Wucherung außerordentlich aktiviert wird[126].

Ein lebendiges Beispiel für die unerhörte Wirkung intensiver Atmung gibt Norman Cousins ab, ein amerikanischer Medizinjournalist, dem von einer »schwersten unheilbaren Lähmung« (spondylitis rheumatica ankylosans, eine zu Gelenkversteifung führende Wirbelsäulenentzündung) befallen alle medizinischen Heilungsbemühungen nicht helfen konnten. In seiner großen Not – von den Ärzten hoffnungslos aufgegeben, Tag und Nacht von nichtendenden Schmerzen gepeinigt, der Körper durch Überdosis schmerzstillender Mittel vergiftet – machte er nach dem Umzug vom Krankenhaus in ein Hotelzimmer die Entdeckung, daß ihm zehn Minuten »zwerchfellerschütterndes Lachen« schon zu Beginn seiner Lachtherapie mindestens zwei Stunden schmerzfreien Schlafes einbrachten. Nach einiger Zeit systematischen Lachens kam er völlig ohne Medikamente und Schlaftabletten zu langen Perioden natürlichen seligen Schlafes ohne Schmerzen. Es ist geradezu faszinierend, die Geschichte seiner Selbstheilung, eben der Aktivierung der selbstheilenden Kräfte seines Organismus durch Atem und Bewegung kennenzulernen[127].

So können z. B. *bei Krebskranken* nicht nur die Krebszellen nicht mehr richtig atmen, sondern zumeist auch die Krebspatienten selber. In *flacher, verkrampfter Atmung* ziehen sie die Luft wie einen Fremdkörper ein, was ihre innere, das Krebswachstum begünstigende Spannung, ihre Isoliertheit anzeigt. *Wer richtig, das heißt entspannt atmet*, ist in der Einheit mit seiner Welt, in der er lebt, und mit sich selbst. »Es« atmet aus ihm heraus[128]! Hier zeigt sich wiederum der therapeutische Wert der ganzheitlichen Eutonie, die ohne jede bewußte Bemühung darum erfahrungsgemäß von allein einen ganz natürlichen, tiefen Atem gewinnen läßt und so den Körper reichlich mit diesem wichtigsten Lebenselexier versorgt.

b) Ich kräftige meinen Organismus durch richtige Ernährung

Soeben wurde darauf hingewiesen, daß sich Krebs durch Förderung der Sauerstoffaufnahme zu einem gewissen Grad verhüten, wahrscheinlich sogar das bösartige Wachstum hemmen läßt. Nun spielen bei der Aufnahme des Sauerstoffs durch den Organismus auch die Nahrungsbestandteile eine beachtliche Rolle, die stoffwechselaktiv sind. Damit tut sich schon das Problem der richtigen Ernährung bei der Krebserkrankung auf, was sinngemäß natürlich auch für andere schwere Krankheiten zutrifft. Bei der Zielsetzung dieses Buches ist es ganz unmöglich, auf dieses vielumstrittene und weitgreifende Gebiet genauer einzugehen. Hat sich doch mittlerweile eine beachtliche Fachliteratur dazu entwickelt[129]. Hier kann nur auf die wesentlichen Fakten kurz eingegangen bzw. hingewiesen werden.

Die Schulmedizin hat jahrzehntelang die Tatsache abgelehnt, daß zwischen Krebs und Ernährung enge Zusammenhänge bestehen können und tatsächlich bestehen. Das, obwohl schon in jener Zeit eine Fülle von Ärzten und Ernährungsspezialisten – einige Professoren und viele praktizierende Ärzte in verschiedensten Ländern – *mit Ernährungsumstellung oder einer besonderen Krebsdiät* nachweislich erhebliche, oft verblüffende und aufsehenerregende Besserungen oder gar Heilerfolge erzielten. Es brauchen nur die Namen Bircher-Benner, Max Gerson, Werner Zabel genannt zu werden. Zur Ablehnung und Nichtbeschäftigung damit genügte der Einwand »wissenschaftlich nicht gesichert«[130]. Diese Zeit dürfte gottlob endgültig vorbei sein.

Nach den Untersuchungen von Professor Dr. Wagner vom Deutschen Krebsforschungsinstitut Heidelberg ist die *Krebssterblichkeit zu 35 % zurückzuführen auf die Ernährung*. Dieser Prozentsatz setzt sich zusammen aus direkt aus der Nahrung aufgenommenen krebshervorrufenden oder -fördernden Stoffen, aus Fehlernährung durch Mangelkost oder Mastkost (Fett) und aus Vergiftung der Nahrungsmittel durch bestimmte Giftstoffe, die sich in ihnen entwickeln können[131]. Ein – wenn auch noch nicht erhellter – Zusammenhang zwischen Ernährung und Krebs wurde auch in großangelegten epidemiologischen Studien festgestellt, also in breitangelegten Untersuchungen über die Verteilung von Seuchen und Krankheiten in der Bevölkerung[132]. Ebenso weisen die Simontons auf verschiedene Untersuchungen hin, die dafür sprechen, daß Krebs ebenso wie andere Degenerationskrankheiten speziell durch zuviel Nahrungsaufnahme gefördert wird[133]. Und manche Forscher gehen so weit zu sagen, daß bis zu 60 % aller bösartigen Tumoren auf falscher Ernährung beruhen[134].

Das Wesentliche bei der Hilfe gegen Krebs durch richtige Ernährung sind die Entgiftung des Körpers, z. B. auch die Wiederherstellung der normalen Bakterienbesiedlung des Darms (bei Krebs liegen immer Fäulnisbakterien im Darm vor, die negativ mitwirken, denn Fäulnis ist das Gegenteil von Sauerstoffatmung) und Stärkung des natürlichen Abwehrmechanismus und der natürlichen Heilungskräfte. Welche Art von Ernährung kann uns dazu verhelfen? Das ist die Kernfrage, um die es hier geht. Wie schon gesagt, kann diese Frage hier nicht in allen erforderlichen Einzelheiten beantwortet werden. Deshalb müssen wir uns auf die wichtigsten hinreichend gesicherten Hinweise und auf einen mehr groben Überblick beschränken. Dem Betroffenen oder Interessierten kann es kaum erspart bleiben, sich durch entsprechende Studien ausreichend in dieses weitgreifende Gebiet zu vertiefen.

Der schon mehrfach erwähnte Dr. van Aaken weist vor allem auf die Notwendigkeit hin, *möglichst wenig zu essen*, etwa eintausendsiebenhundert Kal. pro Tag als Energieaufnahme, und darauf, *möglichst wenig Fremdstoffe aufzunehmen* wie Alkohol, Nikotin, Rauschgifte jeder Art, unnötige Medikamente und Gifte der Umwelt[135].

Der ebenfalls mehrfach erwähnte Krebsforscher Paul G. Seeger *warnt nachdrücklich vor Zucker:* Nach einer großangelegten Studie stieg zusammen mit dem Zuckerkonsum die Zunahme der Brustkrebserkrankungen bei Frauen, auch parallel zum Verzehr von *Fett und Eiweiß (Schweinefleisch)*. An anderer Stelle weist er auf die Zunahme der drei Wohlstandskrebsarten Dickdarm-, Brust- und Prostatakrebs hin, die in direktem Zusammenhang steht mit dem Pro-Kopf-Verbrauch an *tierischem Eiweiß, Fetten, Cholesterin und Zukker*. Und er warnt ebenso mit Nachdruck vor dem *Kunstdünger* als getarntem Karzinogen, vor allem im Zusammenhang mit Magenkrebs: Die landwirtschaftlichen Gebiete in USA stellen Magenkrebshochburgen dar. Die höchste Magenkrebssterblichkeit weisen Japan, Chile und Ungarn auf, und die Sterberaten an Krebs steigen parallel zum Einsatz von Kunstdünger und dem Nitratgehalt der Gemüse. In Japan wurde 1951–55 pro Kopf zwanzigmal so viel Nitratdünger ausgestreut wie in den USA[136].

Hier ein – natürlich grober – *Überblick über die wichtigsten Ernährungsregeln* im Zusammenhang speziell mit Krebs, die in weitem Umfang getrost verallgemeinert werden dürfen im Sinn einer gesunden Ernährung überhaupt. Dieser Überblick geht zurück auf einen kürzlichen Bericht des Forschungsrats der Amerikanischen Nationalen Akademie der Wissenschaften »Diät, Ernährung und Krebs«, wo zur Verminderung des Krebsrisikos empfohlen wird: Einschränkung des Fettverbrauchs, verstärkter täglicher Konsum von Obst und Gemüse sowie ungemahlenem Getreide und schließlich Zurückhaltung bei geräucherten und gepökelten Speisen und bei alkoholischen Getränken (letzteres vor allem in Verbindung mit Zigarettenrauchen). Beim Fettkonsum liegen die stärksten Beweise für den Zusammenhang mit Krebs vor. Je größer die Menge gesättigter und ungesättigter Fette in der Nahrung ist, um so häufiger treten

Brust-, Dickdarm- und Prostatakrebs auf. Und mit Verringerung der Fettaufnahme sinkt die Häufigkeit der Tumoren. (In der amerikanischen Aufstellung fehlt in erster Linie die Warnung vor Zucker und vor den Folgen des Kunstdüngers sowie der Pflanzen- und sonstigen giftigen sogenannten »Schutz«-mittel, die die fein ineinandergreifende und aufeinander wechselweise abgestimmte große Ordnung der Natur zerstören. Diese Warnung darf nach allen bei uns vorliegenden Erkenntnissen getrost noch angefügt werden, siehe Seeger!) Und umgekehrt können Nahrungsmittel, die viel Karotin (eine Vorstufe des Vitamins A) oder Vitamin C enthalten, ebenso wie verschiedene Gemüse (Kohlgewächse oder Kreuzblütler) die Krebshäufigkeit an Blase, Dickdarm, Haut, Lunge, Magen und Speiseröhre verringern. Sind vielfach die inneren Zusammenhänge wissenschaftlich noch nicht einwandfrei geklärt, so ändert das nichts an diesen Tatsachen[137].

Ein notwendiges Nachwort zum Thema richtige Ernährung oder gar *besondere Diät.* Wer sich irgendeiner Therapie überläßt, die ihm ein anderer: der Arzt oder ein sonstiger Therapeut, gleichsam auferlegt und sie mehr oder minder passiv erduldet, wird bei weitem nicht den Nutzen daraus ziehen wie derjenige, der aktiv an sich arbeitet, der sich wohlinformiert der Hintergründe seiner Heilungsbemühungen bewußt ist und sein eigenes Denken und alle seine Kraft einsetzt. So wie das ganz allgemein für seine Besserungs- oder Heilungschancen gilt, so auch im besonderen für den gesteuerten Einsatz einer speziellen Diät. Daß sich diese Einstellung freilich schlecht mit dem im heutigen Krankenhaus geschätzten friedlichen und alles erduldenden »Patientengut« verträgt, ist eine andere Sache.

Andererseits lauert auch hier *eine gewisse Gefahr, der heute nicht wenige »Ernährungsfanatiker« erliegen:* Die jedes Häppchen und jeden Schluck, die sie zu sich zu nehmen gedenken, zuerst peinlichst überprüfen etwa auf die Möglichkeit eines Grämmchens Zucker oder Fett, das darin enthalten sein könnte; die jede Speise zuerst auf die geistige Goldwaage legen, ob sie auch wirklich ganz genau der Vorschrift entspreche und ob sie auch nicht eine Kleinigkeit zu viel oder zu wenig von der verordneten Menge habe. Diese hypochondrische Angst greift störend in die unbewußten Steuerungsmechanismen unseres Körpers ein und muß die ansonsten ganz natürlich sich vollziehenden Abläufe auf die Dauer durcheinanderbringen. Wer erkannt hat, daß der Kern des Menschen nicht sein Körper ist, sondern Seele-Geist, der steht über dieser selbstquälerisch-kleinlichen Überwachung seiner körperlichen Vorgänge. Der behält immer das Mindestmaß an innerer Freiheit, das alle Prozesse seines Organismus sich ganz natürlich vollziehen läßt, und der zieht in jedem Fall den besten Nutzen auch aus seiner Nahrung. Um nicht mißverstanden zu werden: Selbstverständlich wird er auf gesunde Ernährung oder auch auf saubere Einhaltung einer bestimmten Diät achten. Aber er macht sich nicht in übertriebener Einbildung der Gefahren zu ihrem Sklaven, unter Verlust jeglicher innerer Sicherheit. Wer seine Augen offen hat, dem führt das Leben auch gar nicht selten vor, wie trotz aller Bemühung, gerade wegen der unnatürlichen Bemühung, der erstrebte Zweck nicht erreicht wird!

c) Ich stärke meine Persönlichkeit durch kreatives und sinnvolles Tun

Die Anthroposophen haben in ihre Therapie ein ganz wichtiges Element eingebaut, das man außerhalb dieser Bewegung in den vergangenen Jahren allzu sehr unterschätzte oder vielfach nur als eine Art Spielerei betrachtete: die Hinführung des Schwer-, des Krebskranken zu *künstlerisch-kreativer Arbeit* wie Modellieren, Töpfern, Malen, Zeichnen und dgl. bis hin zu der von Rudolf Steiner aus der menschlichen Ausdrucksfähigkeit heraus entwickelten besonderen Ausdruckskunst, die Gesang oder Sprache mit Bewegung vereinigt, der Eurhythmie. Wir können getrost den ganz schlichten, individuellen Ausdruckstanz anfügen, der in den körperlichen Bewegungen das zu einem Teil ausarbeiten oder abreagieren läßt, was sich im Innern des Menschen tut; ob er nun von animierender Musik beflügelt wird oder auch nicht! Die Beschäftigung des körperlich oder seelisch Kranken in diesem »kreativen«, selbstschöpferischen Sinn hat nicht nur – wie es bei mehr oberflächlicher Betrachtung scheinen mag – die Aufgabe, den Kranken von sich selbst, von seiner Krankheit und den damit verbundenen Schwierigkeiten und Schmerzen abzulenken. Sie geht weit darüber hinaus, auch wenn die Ergebnisse dieser »Beschäftigung« vom Formalkünstlerischen her gesehen durchaus nichts Bemerkenswertes darstellen sollten: Das kreative Tun hebt die innere Erlebnisfähigkeit des in seiner Krankheit Verhafteten. Sie steigert sein Selbstvertrauen, sein Selbstverständnis. Sie gibt dem, was er tut, was er auch in seiner vielleicht begrenzten Lebenszeit noch tun kann, einen Sinn. Ja, sie kann ihm einen tiefen Sinn geben, der ihn in seinem Wesen stark bereichert.

Damit sind wir bei *der großen Bedeutung dieses Tuns,* die erst in den letzten Jahren mehr und mehr erkannt, aber bei weitem noch nicht annähernd ausgewertet wird. Erinnern Sie sich bitte an das letzte Kapitel im zweiten Buchteil »Sinn im Leben sehen«! Dort ist schon ausgeführt worden, und deshalb braucht es hier nicht wiederholt zu werden, daß uns die Krankheit an den Sinn unseres Lebens heranführen will. Denn das kann, wenn der Kranke dafür aufnahmebereit ist und ihren Ruf vernommen hat, zu einer starken Unterstützung des Heilungsprozesses führen. Es kann nicht oft genug gesagt werden: Der Kern des Menschen ist nun einmal seine Seele, sein Geist, und der Körper muß den Antrieben folgen, die ihn von daher erreichen, solange er in seiner biologischen Widerstands- und Lebenskraft nicht total überfordert wird. Wer wollte auf diesen mächtigen, belebenden Impuls verzichten, der seine Abwehr- und Heilungskräfte zuweilen ganz unerwartet stärken kann? Und wer könnte es als Außenstehender verantworten, nicht das Seine getan zu haben, diesen so hilfreichen Impuls zu wecken?

Menschen, die von innerem Schaffensdrang angetrieben sind, werden bekanntlich oft sehr alt, und das bei guter oder mindestens erträglicher Gesundheit. Das ist bei Künstlern aller Richtungen ebenso der Fall wie bei Dichtern und Philosophen oder bei Staatsmännern. Und beim Großvater oder der einfachen Oma des Alltags, die sich für das Großziehen von elternlosen Enkelkindern verantwortlich fühlen, ist es nicht anders. Immer ist es die echte Aufgabe, das brennende Interesse, ihr gerecht zu werden, die diesem mächtigen, belebenden Impuls den Schwung gibt, weil sie – wie die Sprache so treffend sagt – den Menschen »beseelt«, beseelt aus der Tiefe seines Herzens, seines Erlebens heraus. So stärkt jedes sinnvolle und jedes kreative Tun die Persönlichkeit des Kranken und damit seine Genesungs- und Heilungschancen.

d) Ich nutze die biologischen Behandlungsmöglichkeiten

Wie von vielen berufenen Stellen immer wieder betont, ist die heutige Situation bei der »Krebsbekämpfung« durch die klassischen Mittel der Schulmedizin: Operation, Bestrahlung und Chemotherapie von Teilerfolgen abgesehen (die in Anbetracht der gewaltigen darin investierten Mittel recht bescheiden sind) wenig erfreulich. Die »Erfolge« sind praktisch Stillstand und Resignation. Entgegen der früheren medizinischen Betrachtung setzt sich die Erkenntnis immer mehr durch, daß *die Stärkung der körpereigenen Immunkräfte von der größten Bedeutung* ist. Gerade diese natürlichen Abwehr- und Heilungskräfte des Organismus können *speziell durch biologische Mittel* wesentlich gestärkt werden, wie vielfache Erfahrungen niedergelassener Ärzte deutlich zeigen. Deshalb ist es unerläßlich, daß im vorliegenden Buch, das eben diesen Gedanken von der psychologischen Seite her weiter vertiefen und verbreiten möchte, wenigstens kurz auf diese Möglichkeiten verwiesen wird. Zum einen verbessern die biologischen Mittel die Lebensqualität des Krebskranken ganz beträchtlich, zum anderen steigen seine Heilungschancen bei ihrer rechtzeitigen Anwendung in beachtlichem Maß. Das betont nach allen bisher vorliegenden Erfahrungen auch die vor einiger Zeit gegründete »Gesellschaft für biologische Krebsabwehr«, die sich intensiv für weitere klinische Studien und Forschungen ebenso wie für den praktischen Einsatz der bereits bewährten biologischen Mittel einsetzt, die in den vergangenen Jahrzehnten hochgradig vernachlässigt wurden[138]. Sie sieht ihre Aufgabe darin, *sämtliche* medizinischen Möglichkeiten – und nicht bloß die seither einzigen »offiziell« anerkannten – zu erfassen und sie voll auszuschöpfen, vor allem solche, die in möglichst ungiftiger Weise das Schicksal des Krebsbedrohten und des Krebskranken verbessern können. Wie die verantwortlichen Vertreter der »Gesellschaft für biologische Krebsabwehr« betonen, spielen dabei die Mittel zur Stärkung der körperlichen Abwehrkräfte eine wesentliche Rolle in der Vorsorge, der eigentlichen Therapie und der Nachbehandlung. Biologische Mittel sind beispielsweise bakterielle und Pilzprodukte, Mistelpräparate, Enzyme und Vitamin-Hochdosierungen. Sie sind allgemein gut verträglich, zum Teil bereits jahrelang erprobt, zum Teil auch noch erprobungsbedürftig. Der interessierte Leser kann sich genauere Informationen von der aufgeführten Gesellschaft zukommen lassen[139].

Professor Alfred Schroedter, seit 1978 Leiter des Instituts für Medizinische Grundlagenforschung in Luzern, weist ebenso in nachdrücklicher Form auf den großen Wert der *Heilungsmöglichkeiten im biologischen und naturheilkundlichen Bereich* hin. Dabei verweist er z. B. auf Thymus- und Vitamin-C-Injektionen, auf Mistelextrakte oder auf die sibirische Taigawurzel Eleutherococcus; ferner auf die Neuraltherapie und die Sauerstoff-Mehrschritt-Therapie (Manfred von Ardenne) und betont, daß auch diese bewiesen haben, wie wirksam sie sind, aber trotzdem vielfach nicht ernstgenommen werden. Selbst da, wo Morphium versagte, sei schon vor zehn Jahren mit Pestwurzpräparaten Schmerzfreiheit erzielt worden, jedoch im Gegensatz zu Morphium bei geistiger Frische der Kranken[140].

Bekannt ist *die besondere Eigenart der Mistelsubstanzen:* Trotz ihrer hohen Wirksamkeit gegen die Krebszellen regen sie das gesamte Abwehrsystem des Organismus in seiner Wirksamkeit an. Sie dämpfen es nicht, noch schalten sie es gar aus wie viele andere medizinische Maßnahmen. So erscheint die Mistel tatsächlich als eine der am meisten versprechenden Heilpflanzen gegen Krebs. Leider haftet den Mistelpräparaten das weltanschauliche Odium der Anthroposophie an. Deshalb wurden und werden sie noch heute vielfach von vornherein abgelehnt, wobei die beharrlich Ablehnenden sich nicht die Frage vorlegen, wieweit sie selbst in ihrer Voreingenommenheit fixiert sind[141].

Der mehrfach erwähnte Krebsforscher Seeger hat die Möglichkeiten einer biologischen Therapie, die sich aus experimentellen Erkenntnissen ergeben, übersichtlich zusammengestellt und aus seiner reichen Kenntnis ganz verschiedenartiger in- und ausländischer Forschungstätigkeit beleuchtet und belegt. Für den Fachmann, der sich der weiteren Verfolgung dieser Möglichkeiten widmen will, ist hier sicherlich so etwas ähnliches wie *eine Fundgrube von Anregungen* gegeben, auf die hier aufmerksam gemacht werden soll[142]. – Zwar hat der Deutsche Bundestag schon 1976 eine besondere Förderung der unkonventionellen Methoden der Krebsbekämpfung gefordert, aber leider hat sich das bis heute praktisch kaum ausgewirkt.

Bei dieser Besprechung der bilogischen Gegebenheiten sei noch auf einen besonderen und bedeutungsvollen Zusammenhang hingewiesen, der heute noch zuweilen ins Reich der Fabel verwiesen wird, obwohl er seit hundert Jahren in ganz verschiedenen Ländern x-mal überzeugend aufgewiesen und empirisch bewiesen wurde: *der Zusammenhang von geopathogenen Strahlen*, also aus der Erde kommenden gesundheitsgefährdenden Strahlungen, *und schwerer Krankheit*, z. B. Krebs. Seeger, der mit Nachdruck darauf hinweist, bringt auch hier eine knappe und doch inhaltsschwere Übersicht über eine ganze Reihe von Forschern und den vorliegenden Erkenntnissen über diese Tatsache[143]. An ihr kann heute nur noch der zweifeln, der sie einfach nicht wahrhaben *will.* Unterirdische Wasserläufe, Schichtverwerfungen mit ihren netzförmigen Strukturen sowie geopathogene Kreuzungspunkte sind die kritischen Momente, die ein guter Rutengänger ausmachen kann. Auch der vor kurzem schon erwähnte Professor Alfred Schroedter betont die Gefährlichkeit dieser in der Erde liegenden, krankheitsfördernden Reizzonen aus seiner kritischen Betrachtung und Erfahrung heraus[144]. Der Autor dieser Zeilen hat selbst seit mehreren Jahren eine ganze Reihe von praktischen und zum Teil menschlich erschütternden Fällen dieser Art beobachten können. Wohl ist prinzipiell jeder Mensch rutenfühlig, aber ohne entsprechend gründliche Ausbildung und ohne langjährige Erfahrung sollten keine gegebenenfalls folgenreichen Feststellungen getroffen und Urteile abgegeben werden. Gut ausgebildete, verantwortungsbewußte Rutengänger können angefordert bzw. vermittelt werden von den Leitern entsprechender Ausbildungskurse, die sich mittlerweile eines guten Rufes erfreuen. Sie geben darüber alle nötigen Informationen[145].

E.
ZUSAMMENFASSENDE GEDANKEN UND HINWEISE ZUR INDIVIDUELLEN THERAPIE

1. Der tiefe Sinn des Krankseins

Wer seine Erkrankung mehr oder weniger passiv über sich ergehen läßt, der ist ihr rat- und hilflos ausgeliefert. Der muß sich in seiner Welt auf sich selbst zurückgeworfen fühlen: einsam, allein und verloren. Und die unbewußte Angst des Einsam-Verlorenen füllt ihn aus. Solange das der Fall ist, muß er wahrhaft krank sein, im vollen und umfassenden Sinn dieses Wortes, krank am Körper und krank in der Seele. Denn er ist abgeschnitten vom einzig wahren Quell der Einheit mit sich selbst und in ihm selbst, die allein ihm die Kraft geben könnte, mit allen noch so bösen Widrigkeiten dieser unvollkommenen Welt innerlich fertigzuwerden. So ist er und so bleibt er ein Kranker, seinem Leiden hilflos ausgeliefert.

Wer seine Erkrankung aber nicht passiv über sich ergehen läßt, sondern sich aktiv mit ihr auseinandersetzt, kann die Frage nicht loswerden: Wo kommt die Krankheit her? Was ist ihr Sinn? Warum trifft sie mich, und was will sie mir sagen? Der hat die Chance der Heilung in sich. Der weiß, daß ihn der vielzitierte und alles entschuldigende »Zufall« nicht von irgendwoher ohne Sinn erreicht hat, sondern daß er mindestens wesentlicher Mitakteur für das ist, was ihm nicht ohne Grund »zufallen« mußte. Und deshalb trägt er die Fähigkeit und die Kraft zur Gesundung in seiner Persönlichkeit. Er weiß es im allgemeinen nur nicht, sofern er nicht schon gelernt hat, diese Kraft in ihrer tiefsten Wurzel freizusetzen. Aber er »weiß« in der Tiefe seines Geistes – wenn vielleicht auch noch nicht in der oberflächlichen Ebene seines bewußten Denkens –, daß er sein eigenes Schicksal gestaltet.

So wird ihm die Krankheit zur echten Bereicherung seines Lebens. Denn er erlebt in ihr, daß er ähnlich wie der Tropfen Wasser im unendlichen Ozean getragen ist im großen kosmischen Geschehen, in das sein persönliches Werden und Vergehen zu jeder Stunde seines Daseins eingebettet bleibt. Und so trägt ihn die tiefinnere Überzeugung, daß er sich ihm getrost und ohne Angst übergeben darf, daß er in ihm wahrhaft geborgen ist. In diesem seinem »Gottvertrauen« betet der »religiöse« Mensch und erlebt darin die Einheit und Geborgenheit in der unendlichen göttlichen Welt. Der vermeintlich Nichtreligiöse kann das gleiche »schicksalsgläubig« in seiner inneren Verbundenheit mit der gewaltigen, allumfassenden Schöpfung erleben, in der er sich als winziges und doch sinnvolles Glied in aller ihrer Unermeßlichkeit ebenso geborgen weiß. Das Wesentliche ist bei beiden, daß sie ein übergeordnetes Wertsystem in sich tragen, an das sie sich unabhängig von zeitgebundenen Begriffen oder von augenblicklichen Situationen zutiefst gebunden fühlen. Aber der eine wie der andere darf diese Erkenntnis nicht bloß im Kopf und auf den Lippen tragen. Er muß sie aus der Tiefe seines Gefühls heraus im Alltag leben, sie zu leben mindestens ernsthaft bemüht sein. Dann, und nur dann fühlt sich jeder der beiden wahrhaft geborgen und getragen von und in seiner Welt. Dann sind beide unerschütterlich im Fundament ihrer Persönlichkeit.

Sie werden herausgehoben und befreit aus der Enge dieses kurzen, »kleinen« Daseins mit seinen hundert Ängsten und Einschränkungen, in denen alle die verhaftet bleiben, die sich nicht einem übergeordneten Wertgefüge verpflichtet wissen. Im Gegensatz zu diesen leben sie in der Weite des »großen« Seins und damit in der inneren Sicherheit, die Angst und Kleinmut dahinschwinden läßt. Jetzt ist die Krankheit auch nicht mehr das alles andere überschattende, überwältigende Geschehen. Jetzt bekommt sie ihren wahren Stellenwert: die Aufforderung nachzudenken über die Veränderung, die sich da vollzogen hat dadurch, daß einem die Erkrankung »zugefallen« ist. Und aus dieser Erkenntnis wächst der Kranke heraus aus dem passiven Erdulden, und er wächst hinein in den vollen Krafteinsatz des aktiven Handelns, der genährt wird aus der Tiefe seines Wesens.

Das ewige Gesetz der Polarität, das wir früher schon besprochen haben (S. 106 ff.), steht wieder vor uns: die Einheit von Nacht und Tag, von Tod und Leben, von Krankheit und Gesundheit. Wer den Sinn der Krankheit erkannt, wer sie im Herzen angenommen hat, der weiß: Der Krankheit muß die Gesundung folgen, sei es noch in dieser Welt oder erst in einer anderen nach der Befreiung aus den Engen und Nöten dieses Lebens dann, wenn wir unseren Körper ablegen, wenn wir »sterben«, das heißt, wenn wir eingehen dürfen in die größere Freiheit der geistigen Welt. So führt die innere Auseinandersetzung mit der Krankheit zu einer in die Tiefe gehenden Wandlung im Innern, die sich selbstverständlich auch nach außen hin bemerkbar macht. Die Krankheit ist nicht mehr das große Ärgernis, die große Sinnlosigkeit, gegen die man sich verzweifelt stellt und doch nichts erreicht als nur weitere Schwächung, Hoffnungslosigkeit und Verzweiflung. Jetzt führt sie zum Verarbeiten von erlittenem schmerzlichem Verlust, zur Befreiung aus quälendem Problem, zu ganz neuer Erfahrung, zu neuem Leben in einer höheren Ebene des Menschseins, in der man sich wiederfindet. Jetzt ist sie der Ausgangspunkt zum Reifen, zum Weiterwachsen in das wahrhaft volle Menschentum.

So wird man aus ihr heraus geboren zu neuer Gesundheit, einer Gesundheit im tiefen Sinn des Wortes: der Gesundung im Wesenskern, in der Tiefe von Seele-Geist, der Gesundung im Herzen. Dann ist es gar nicht mehr so wichtig, ob auch die Gesundung im Körperlichen folgt. Wenn ja, dann wissen wir, daß der Kranke im Sinn der großen Ordnung in dieser Welt noch eine Aufgabe hat an anderen oder in sich selbst. Und wieviele Menschen haben das mit ihrer Genesung schon erkannt, nachdem ihnen der Sinn und die Bedeutung ihrer Erkrankung aufgegangen waren! Wenn das jedoch nicht der Fall sein sollte, wenn die körperliche Gesundung ausbleibt, dann weiß sich der Kranke eins mit der jenseitigen Welt, in der er schon hier geborgen ist. Und dann vollendet sich sein Leben in der vollkommensten Weise in tiefem Frieden. Von dem leichten Sterben, ja von der offensichtlichen Glückseligkeit dieses Menschen beim Verlassen seiner körperlichen Hülle berichten immer wieder Angehörige ebenso wie Ärzte und Pflegepersonal in Kliniken und Heimen. Sie können ein Lied davon singen, welch inneres Wachstum Menschen durch ihr Leiden zuweilen in kurzer Zeit durchlaufen können!

In jedem dieser beiden Fälle öffnet sich uns der Sinn dessen, was der große Mystiker Meister Eckehart vor siebenhundert Jahren in die schon einmal zitierten Worte geprägt hat: »Merket wohl, alle nachdenklichen Gemüter: Das schnellste Roß, das Euch zur Vollkommenheit trägt, ist Leiden . . . Nichts ist so gallebitter wie leiden – und nichts so honigsüß wie gelitten haben.« Und dem von ihm beeinflußten Mystiker Jakob Böhme ist vor 400 Jahren aus diesem Erlebnis der tiefsinnige Vers zugewachsen:

»Wem Zeit wie Ewigkeit
und Ewigkeit wie Zeit,
der ist befreit
von allem Streit.«

2. Sinnvolle Verwertung der Erkenntnisse im Einzelfall

Alle Ausführungen dieses Buches führen zu dem Schluß, daß diejenigen Menschen, die mit sich selbst eins sind, die in sich ruhen, für die ihr Leben sinnvoll ist, die eine echte Aufgabe vor sich sehen und aus ihrer inneren Ruhe heraus ihre Tätigkeiten danach ausrichten, nahezu gefeit sind gegen schwere Krankheit und so auch gegen Krebs. Ihr reiches, erfülltes Leben läßt sie mit gefährlichen inneren Krisen ebenso fertig werden wie mit äußeren Schwierigkeiten. All das Mißliche bleibt bei ihnen nur vorübergehende Episode. Und wer von schwerer Krankheit befallen wird, hat dann und nur dann *die größten Heilungschancen, wenn er die Hoffnung auf Heilung nicht sinken läßt,* wenn er das helle Licht der Hoffnung immer wieder aufleuchten sieht und sich starken Herzens seiner Führung anvertraut: Sein ständig stärker werdendes Selbstgefühl und seine ständig neu gekräftigten Lebensgeister werden ihn weitertragen zu neuem Leben. Wer aber nur an seinem Körper klebt, nur ihn und sein Leiden sieht und keinen Sinn in seinem weiteren Leben entdekken kann, der wird sich schwerlich aus der Bedrohung seines Körpers herausarbeiten können. Denn der bloße Körper vermag wenig oder nichts ohne den Lebensgeist, der ihn allein mit Atem und Kraft erfüllen kann.

Als erstes muß jeder von uns *lernen, auf die warnende Stimme seines Körpers zu hören* und sie nicht – wie es so oft geschieht – zu ignorieren. Das ist auch für Sie zunächst das wichtigste. Das Nichtbeachten mag für einige Zeit nach außen hin gutgehen, aber die Reaktion des Körpers kommt unabwendbar nach. Wenn Sie z. B. einmal mit Ihrer Gallenblase oder dem Magen Schwierigkeiten hatten, dann wissen Sie, wie sich diese empfindlichen Körperorgane sofort mit mehr oder minder starken Schmerzen melden, wenn Seele-Geist irgendwie überfordert werden durch irgendwelchen Streß: Überlastung, Überarbeitung, zu starke Ausrichtung auf die Wünsche anderer bei Vernachlässigung der eigenen, übermäßiger Zeitdruck, auch bei zu wenig Bewegung, fehlerhafter Ernährung, zu wenig echter Muße oder ungenügendem Schlaf. Und Ihre Erfahrung hat Sie gelehrt: Wenn Sie diese buchstäblich schmerzhaften Warnungen Ihres Körpers vernehmen und sich danach richten, indem Sie die überstarke Belastung abbauen, kehrt in Gallenblase oder Magen bald wieder Ruhe ein. Wenn Sie das aber nicht tun, dann brauchen Sie sich nicht darüber zu wundern, wenn Ihre natürlichen Abwehr- und Heilungskräfte überfordert werden und wenn Sie Ihr

Körper schließlich mit ernsthafter Erkrankung unüberhörbar auf Ihr Versäumnis aufmerksam macht.

Was können Sie dann in Ihrem besonderen Fall tun? Vermutlich werden Sie prüfen und zunächst versuchen, Ihre Schwierigkeiten mit den mehr äußeren, körperlichen Mitteln in den Griff zu bekommen, z. B. durch ausreichende Bewegung, richtige Ernährung, mehr Schlaf und mehr Mußestunden von echter innerer Entspannung. Allerdings wird das im allgemeinen nur dann ausreichende Hilfe bringen, wenn Ihre innere Fehlhaltung in recht bescheidenen Grenzen blieb. Andernfalls bleibt es Ihnen nicht erspart, in eine schonungslos selbstkritische Prüfung einzutreten, wie es in diesem Buch genauer beschrieben ist, damit Sie den Kern Ihres Übels möglichst klar erkennen. Ein verständnisvoller, Ihnen nahestehender Mensch oder ein erfahrener Therapeut kann Ihnen dabei entscheidend helfen. Und was dann?

Statt vieler Worte, die doch nur eine unnötige Wiederholung wären, faßt *die folgende Übersicht* in knapper Form noch einmal alle konkreten Ansatzpunkte zusammen, die geeignet sind, die innere Heilkraft Ihres Gesamtorganismus zu wecken und zu stärken. Sie sind in diesem Buch alle behandelt worden; ein Blick ins Inhaltsverzeichnis wird Sie im Bedarfsfall sofort an die richtige Stelle führen. Mögen die körperlichen Momente dabei selbstverständlich ihre Bedeutung haben, so ist das Wesentliche doch Ihre seelisch-geistige Haltung und Einstellung. Deshalb kann Ihnen auch nicht ein einzelner Faktor (etwa bloß in der Ernährung) die Zauberhilfe bringen, wie das leider oft behauptet wird, so bedeutungsvoll der Beitrag dieses einen Faktors individuell auch sein mag. Das Entscheidende ist immer – und darauf laufen alle diese Hinweise hinaus – die möglichst restlose Aktivierung Ihrer körpereigenen Abwehr- und Heilungskräfte, die zum Unglück für so viele Menschen oft gar nicht gesehen oder vergessen werden. Dabei schwimmen wir gleichsam in einem Meer von Energie, die uns rings umgibt und die allüberall in uns selber ist, in jeder unserer Zellen! Wir brauchen sie nur im richtigen Sinn »anzuzapfen«, sie zu aktivieren, und sie wird uns im Rahmen der großen Ordnung sogleich helfend zur Verfügung stehen.

Wundern Sie sich bitte nicht, wenn an dieser Stelle nicht von ärztlicher Hilfe gesprochen wird. Sie wissen: Es geht uns hier ausschließlich um die weithin hochgradig vernachlässigte seelisch-geistige Seite. Heute ist es so gut wie selbstverständlich, daß sich jeder Kranke, erst recht jeder Schwerkranke in die Hände eines Arztes begibt. Er

KONKRETE ANSATZPUNKTE ZUR RESTLOSEN AKTIVIERUNG DER INNEREN HEILKRAFT: STÄRKUNG DER KÖRPEREIGENEN ABWEHR- UND HEILUNGSENERGIEN

Sorgfältige selbstkritische Überprüfung der seelischen Situation, etwa an Hand der Übersicht »Krebspersönlichkeit« (S. 34):
Wie weit bin ich für meine Erkrankung selbst verantwortlich?
Was bringt mir mein Kranksein ein?
Wie muß ich mein Leben verändern?

Positive Lebenseinstellung (– → +)
Ich arbeite mit meiner Vorstellungskraft.
Ich schalte alle negativen Einflüsse aus.
Ich habe die richtige Einstellung zu meiner Erkrankung und zu Tod und Sterben.

Die unbewußten seelischen Kräfte mobilisieren
Ich sammle mich und meine Lebenskraft.
Ich lenke meine heilenden Energieströme.
Mein Leben hat einen Sinn, die Zukunft fordert mich.
Ich stärke meine Persönlichkeit durch sinnvolles Tun.
Ich habe Familie und Freunde als Helfer: Wir sind offen zueinander.

Fertigwerden mit:
dem Groll *dem Schmerz* *der Angst:*
Siehe die praktischen Übungen zur Selbsthilfe auf Seite 179ff.!

Die körperlichen Kräfte mobilisieren
Ich aktiviere die Heilkraft von Atem und Bewegung.
Ich kräftige meinen Organismus durch richtige Ernährung.
Ich nutze die biologischen Behandlungsmöglichkeiten.
Ich sichere mich gegen schädliche Energieschwingungen (geopathische Störfelder).

→ Mein nächster Schritt ist immer der wichtigste! ←

»WIR SCHWIMMEN IN EINEM MEER VON ENERGIE«

sollte zu ihm nur volles Vertrauen haben, wie das beim guten alten Hausarzt – der im Zeichen der Spezialisierung der ärztlichen Tätigkeiten heute im Aussterben begriffen ist – selbstverständlich war. Dieser sah und erkannte in seinem Patienten in aller Regel den ganzen Menschen: nicht nur seine physiologische Erscheinung, sondern ebenso seine seelische, seine Gemütseinstellung und seine Denkungsweise. Und die aus seiner Erfahrung geborene psychologische Behandlung war ihm fast ebenso selbstverständlich wie die medikamentöse. Heute ist das zum Unglück vieler kranker Menschen – schon wegen der Organisation unseres »Krankheitswesens« – ganz anders, wie eine steigende Flut von Klagen immer deutlicher macht. Klagen, die nicht nur von Patienten, sondern genauso von einsichtigen Ärzten kommen.

Daß die Ärzteschaft heute in der Behandlung schwerer Krankheiten, z. B. ganz besonders des Krebses, *in zwei Lager gespalten ist*, wird gerade von den betroffenen Medizinern selber oft genug betont. Auf der einen Seite stehen die schulmäßig-traditionell gebundenen, vorwiegend nur am Körper orientierten, auf der anderen sind die biologisch, naturheilkundlich ausgerichteten, die Seele-Geist des Kranken ganz selbstverständlich in ihre Diagnose und Therapie einbeziehen. Gerade in der Krebstherapie ist diese Spaltung der Ärzteschaft fast schon sprichwörtlich. Die letzteren werden auch immer zurückhaltender in der Verordnung von Medikamenten und Präparaten der chemisch-pharmazeutischen Industrie, weil sie nie vergessen, daß es kaum ein »Heilmittel« ohne Nebenwirkung, oft gefährliche Nebenwirkung, geben kann. Sie fällt dann zumeist nur in die Obhut eines anderen Facharztes. Dieser Tatsache sollten Sie sich als betroffener Mensch bewußt sein und sich einen Arzt wählen, der wirklich Ihr volles Vertrauen haben kann. Sie haben das Recht, und Sie haben vor sich selbst und vor Ihren Nächsten auch die Pflicht dazu.

Genauso haben Sie das Recht zu wissen und sich erklären zu lassen, aus welchem Grund welche Maßnahmen in bezug auf Ihren Körper ergriffen werden, von einer »einfachen« Spritze bis zu einer lebensbedrohenden Operation, zu der Sie Ihre Zustimmung geben oder auch verweigern können. Der aktive Patient mag des öfteren unbequem sein – seine Heilungschance ist jedoch ganz beträchtlich höher! Vergessen Sie nie: Der Arzt ist es nicht, der Sie »gesund macht« – er kann nur die bestmögliche Hilfestellung für Ihren Heilungsprozeß geben. »Gesundmachen« können Sie sich nur selber durch die Weckung und optimale Stärkung der Heilungskräfte, die in Ihnen selber sind!

Das Aller-, Allerwichtigste für Sie ist also, daß Sie selbst das für Sie Notwendige tun. Überlegen Sie nach sorgfältiger Abwägung aller Hilfsmöglichkeiten, die Sie in der vor kurzem aufgeführten Übersicht finden, und bei Einbeziehung aller für Sie wichtigen sonstigen Umstände, wie Sie klugerweise vorgehen. *Am besten legen Sie sich einen Plan zurecht*, der Ihnen das nötige Gerüst für Ihre eigenen Bemühungen abgibt. An ihn können Sie sich immer halten, wenn Sie einmal im Augenblick nicht wissen, was Sie tun sollen, oder wenn Sie – was menschlich nur zu verständlich ist – gelegentlich »müde« werden in Ihren eigenen Anstrengungen. Die fortschreitende eigene Bemühung wird Ihnen rasch das Gefühl geben, daß es im großen trotz gelegentlicher kleinerer Rückschläge aufwärtsgeht; und das wird Sie motivieren, Ihren Plan auch weiterhin auszuführen und Ihr Programm zu erfüllen.

Dabei wissen Sie: *Das im Augenblick Wichtigste ist immer der nächste Schritt, der zu tun ist.* Das wurde schon früher ausführlich dargelegt. Unser Leben ist das unablässige Weitergleiten von gestern über das Heute zum Morgen, vom soeben vergangenen über den gerade in diesem Moment gegebenen zum nächstfolgenden Augenblick. Das lassen wir gern außer acht, wenn uns etwas momentan nicht gefällt. Aber: »Den verlorenen Augenblick bringt keine Ewigkeit zurück!« Kann es da, wenn wir unser Leben so betrachten, in der Tat in diesem Augenblick etwas Wichtigeres geben als das, was wir im nächsten machen? Diese so realistische und einfache Überlegung mag Ihnen im kritischen Fall zur Kraft verhelfen, dann den richtigen nächsten Schritt auch tatsächlich zu tun, sofort zu tun.

Dann ist es nahezu unvermeidlich, *daß sich Ihnen die »Segensspirale«* öffnet, wie sie früher schon einmal genannt wurde (S. 152): Die steigende Hoffnung und Zuversicht in Ihrer Seele kräftigt Ihren Körper, und diese körperliche Kräftigung beflügelt wiederum Ihre Seele in ihrer Hoffnung und Zuversicht, was dann erneut dem Körper Auftrieb gibt ... Wenn Sie diese ständige Wechselwirkung erleben, die sich auch in Ihnen als einem ganzen, ungeteilten Menschen vollzieht, dann führt Sie das unaufhaltsam nach oben, der Genesung entgegen. Daß es dabei Rückschläge geben kann und muß, da das Leben ein ständiges Auf und Ab ist, wurde schon mehrfach betont. Das darf Sie nicht entmutigen, und Sie haben die erforderlichen Hilfen in einer solchen Krisenzeit ja schon kennengelernt (S. 130). Ihre positive Selbsteinschätzung, Ihr Selbstvertrauen und Ihre seelische Stärke wachsen weiter und weiter und führen Sie einem neuen Leben in einer höheren Ebene der gewachsenen Reifung zu.

3. Jeder Kranke gestaltet seine Zukunft selber weit mehr, als er zunächst glaubt

Allen diesen Überlegungen liegt die Erkenntnis zugrunde, gegen die sich merkwürdigerweise so viele Menschen sträuben, *daß jedermann sein Leben selber gestaltet.* Schon die Stärke seiner Belastung wird für jeden im wesentlichen davon mitgeprägt, wie er persönlich die Belastung sieht und welche Bedeutung er ihr beimißt. Der eine empfindet sie, gebunden in seinem objektiv kleinen und subjektiv als Zentrum der Welt erlebten Ego, als außergewöhnlich und niederdrückend, der andere, der geöffnet ist für andere Menschen, im Vergleich zu diesen als zwar unerfreulich, aber doch relativ bescheiden und durchaus erträglich. Der spätrömische Kaiser und Philosoph Mark Aurel (121–180) hat das in die schlichten Worte gebracht: »Unser Leben ist das, was unsere Gedanken daraus machen.« Wir selber sind es, die unser Leben »machen«. Es gibt keinen Zufall im üblichen, landläufigen Sinn. Was uns »zufällt«, haben wir selbst in irgendeiner Weise mindestens mit aufbereitet. Ist es mit dem sogenannten Glück etwa anders? Allzu viele glauben, es müsse von außen kommen, und warten immer nur darauf. Sie wollen es nicht wahrhaben – weil es unbequem ist und Forderungen an die eigene Person stellt –, daß sie am Ende ihr eigenes Glück oder Unglück doch nur selber machen. So hat Epiktet, als ehemaliger Sklave am römischen Kaiserhof (etwa 50–140) wohl dazu berechtigt, das unmißverständliche Wort geprägt: »Es ist die eigene Schuld des Menschen, wenn er nicht glücklich ist.« Wer sich für unglücklich hält und das Glück von außen erwartet, wird es nie finden. Wer anders könnte es ihm erarbeiten, wenn nicht er selber?

Wie im Leben ganz allgemein, *so hat jeder Mensch* auch dann, wenn sich für ihn ein Problem zur inneren Krise steigert, *die Wahl, sich in der einen oder anderen Weise zu entscheiden.* Mag er es auch in seinem bewußten Denken im Augenblick nicht erkennen, so hat er doch diese Wahl. Jeder, der auf der Erde wandelt, findet sich – der eine mehr, der andere weniger – in Lebensabschnitten der äußeren oder der inneren Not, seien es materielle oder seelische Verluste, menschliche Enttäuschungen oder herbe Schmerzen welcher Art auch immer. Aber bei weitem nicht alle fallen dem zum Opfer. Wohl geben sich die einen dem passiv hin und verlieren sich rettungslos darin; allenfalls erschöpft sich ihre Aktivität im Hadern mit dem Schicksal, warum es ausgerechnet sie getroffen habe: Es sind die Anwärter auf schwere Erkrankung, auf noch größere innere Not und auf einen unnötig frühen Tod.

Und die anderen *suchen, was in ihnen selber ist:* Sie forschen kritisch, was sie gegebenenfalls selbst falsch gemacht haben, zu der quälenden Mißlichkeit ihrerseits beigetragen haben mögen, und sie ziehen ihre Schlußfolgerungen daraus. Auf jeden Fall verlieren sie nicht ein Stück ihrer menschlichen Würde, die auf der selbständigen Denkfähigkeit beruht. Sie geben sich dem Unglück nicht hin. Sie bleiben aktiv in der Gestaltung, in der Mitgestaltung ihres Geschicks. Sie nehmen ihr Leben in die eigene Hand und geben es nicht bloß passiv-erwartungsvoll in die Hände anderer Menschen: eines Arztes, Pfarrers, Therapeuten, Freundes, Familienangehörigen oder wer es sonst sei, so wichtig deren Hilfe auch sein mag. Denn sie wissen, daß sie letztlich trotz aller Hilfe von anderen und von außen her als selbständige Menschen doch nur auf sich selbst gestellt sind, und daß ihnen niemand helfen kann, wenn sie es nicht selber tun.

Diese Menschen wissen: Wenn ein quälendes inneres Problem, wenn belastende Gefühle zur schweren Erkrankung, zu Krebs führen können, dann müssen gegenteilige Gefühlszustände auch zur Gesundung führen, mindestens aber einen wichtigen Beitrag leisten können. Und sie haben erkannt, *daß es für sie letztlich nur zwei Möglichkeiten gibt, wenn sie mit ihrem quälenden Problem und ihrer Erkrankung wirklich fertig werden wollen.* Sie haben erkannt, daß jedes Sich-hindurch-lavieren-Wollen zwischen diesen einzig realistischen Möglichkeiten eine echte Heilungschance gar nicht aufkommen läßt und sie nach kurzem Versuch einer klaren Entscheidung immer wieder im Keim erstickt. Sie haben erkannt, *daß sie sich ganz klar entscheiden müssen:*

ENTWEDER müssen sie sich unter Wiedergewinnung ihrer eigenen Persönlichkeitskraft durchsetzen mit ihrer persönlichen Entfaltung allen familiären und sonstigen Widerständen zum Trotz, ohne Wenn und Aber. Am besten nach der schon von den Römern so trefflich formulierten Gesetzlichkeit des »fortiter in re – suaviter in modo« (»eindeutig in der Sache – sanft, nett in der Form«), aber dann ohne Gewissensbisse! Das setzt, wie gesagt, voraus, daß man das eigene naturgegebene, volle Lebens- und Entfaltungsrecht erkennt und die Überentfaltung des anderen ebenso sicher wie ruhig in die naturgegebenen Schranken zu weisen vermag. Und wenn es der andere nicht wahrhaben will, dann ist es *sein* Problem und nicht mehr das eigene: dann möge *er* damit fertig werden! Diese innere Freiheit zu finden, sich zu ihr durchzuringen entgegen einer vielleicht langjährigen unglücklichen und verfestigten Entwicklung, ist natürlich in erster Linie ein geistiges Problem. Darin liegt seine Schwierigkeit. – Neben dieser gibt es nur die andere Möglichkeit:

ODER sie müssen die Schwierigkeiten, das Problem in der Tiefe ihres Wesens annehmen, mit allen Konsequenzen voll annehmen, ohne Reserven, also ebenso ohne Wenn und Aber. Das setzt voraus, jeden Groll gegen wen oder was auch immer aufzugeben. Und das ist am Ende nur dem möglich, der getragen ist von dem besonderen Sinn, den das eigene Leben hat, und den es immer wieder zu erleben gibt. Anders ausgedrückt: Wenn das kritische Problem trotz aller damit verbundenen Schwierigkeiten nicht angegangen und gelöst werden kann, dann bleibt nur der Weg, weiterhin mit ihm zu leben, trotz allem mit ihm zurechtzukommen. Und das ist eben nichts anderes als es zu akzeptieren, es ganz bewußt anzunehmen. Auch das ist ein geistiges Problem, und darin liegt seine Schwierigkeit.

Wer könnte bestreiten, daß das in der Tat ein schwerer Weg ist? Ihn zu gehen wird leichter, wenn Sie *drei ganz entscheidende Gedanken in Ihr alltägliches Leben hineinnehmen und ständig in sich tragen.* Sie sind Ihnen schon mehrere Male begegnet und sollen wegen ihrer großen Bedeutung für die richtige Lebenseinstellung gerade in dieser Form abschließend noch einmal zusammengefaßt werden:

1. Jeder von uns empfindet sich – subjektiv – als den Mittelpunkt der Welt, weil sich alles Geschehen in unseren Sinnen als um uns herum, um uns als Zentrum darstellt und zunächst so erscheinen muß. Und was sind wir objektiv? *Ein* einzelner Mensch aus einer Zahl von bald fünf Milliarden, lebend auf einem winzigen Stern aus jeweils Milliarden von Sternen in Millionen von Sonnensystemen. Allein dieser Gedanke kann uns überzeugend *die naturgegebene Überheblichkeit unseres ICH* deutlich machen. Wir haben in diesem Buch mehrfach den trefflichen Vergleich des einzelnen Menschen mit einem Tropfen aus dem unendlichen Ozean der über allem stehenden und alles schaffenden Energie oder Lebenskraft gebracht. Ein Vergleich, der uns die Einbettung des einzelnen in seiner heute so überstark betonten Individualität in die gewaltige Grenzenlosigkeit des über uns stehenden Kosmos oder der göttlichen Welt ins rechte Maß rücken kann. Aus dieser Erkenntnis und tiefen Überzeugung wachsen dem »religiösen« Menschen Gottvertrauen ebenso wie dem formal-religiös ungebundenen seine Schicksalsgläubigkeit und somit dem einen wie dem anderen seine Geborgenheit in allem Geschehen dieser Welt zu und damit die innere Stärke seiner Persönlichkeit.

Wer das in seiner ganzen Bedeutung erfaßt hat, der kann sich in der engen individualistischen Bindung an sein ICH, ohne Beschönigung gesagt: im bloßen Egoismus, nicht mehr wohlfühlen. Der weiß sich in der Tiefe seines Wesens gebunden in den drei Grundideen der platonischen Ideenlehre: dem Wahren, dem Rechten und dem Schönen. Sie sind auch ihm von der Natur und von allem Anfang an als oberste Richtschnur seines Handelns eingegeben. Und so fühlt auch er sich der Grundforderung aller Hochreligionen aller Zeiten unterworfen: *der Forderung der tätigen Liebe, der tätigen, liebevollen Zuwendung zu seinen Mitmenschen*, an der er nach der großen Gesetzlichkeit gemessen wird. Er weiß sich aufgerufen zu liebevollem Denken, Reden und Handeln. Der versteht das Wort des weisen Lao Tse: »Der Grund, warum ich großes Übel leide, ist, daß ich ein ICH habe. Hätte ich kein ICH, welches Übel gäbe es dann noch?« Der ist sich auch der gefährlichen Kinder unseres *ICH* bewußt: der Angst, der Unbeherrschtheit und der Unduldsamkeit, die nichts anderes sind als die seelisch-geistigen Krankheitskeime.

Je mehr er aus *dieser Einbettung seines kleinen ICH in die große göttliche Ordnung* heraus in dem eben beschriebenen Sinn das Rechte zu tun sich bemüht, um so mehr wird ihn das Gefühl der Ruhe, des Gleichmuts, der Harmonie mit sich selbst und mit allem und damit ein früher nicht gekannter innerer Frieden erfüllen. In der aktiven und selbstlosen Hinwendung zum DU findet er sich SELBST. So wird sein Leben sinnvoll und reich, wie es noch nie war. Und so wachsen ihm aus der Wurzel seines Wesens alle Kräfte zu, die er dringend braucht: im Einsatz für andere und zum eigenen Heil, auch zur Bewältigung seiner Erkrankung.

2. Zum zweiten vergessen Sie im Alltag niemals *die unerhörte Bedeutung Ihrer Gedankenführung: Jeder Gedanke ist eine Kraft*, die als schwingende, fließende Energie weiterträgt und ihre Folgen nach sich zieht. Ärger, Angst, quälende Zweifel arbeiten in Ihnen weiter, je mehr Sie sich diesem negativen, Ihre Kräfte sinnlos und fruchtlos verzehrenden Denken überlassen. Um so übermächtiger muß es dann werden gegenüber den guten, den positiven, den schützenden und heilenden Kräften in Ihnen. Gerade dadurch laufen diese dann Gefahr, ihrer Stoßkraft verlustig zu gehen, ja besser gesagt: beraubt zu werden. Und eben diese Stoßkraft ist für die Wiederherstellung Ihrer Gesundheit das Wichtigste überhaupt!

Lassen Sie daher, wie Sie es erfahren haben (besonders S. 122 ff.), alle negativen, belastenden Gedanken fallen und *sammeln Sie sich ganz im positiven Denken:* Jeder neue Tag ist ein Geschenk, das Strahlen der Sonne oder der Segen des Regens, das Lächeln eines lieben Menschen oder eines unbekannten Kindes auf der Straße, jeder Atemzug, der Ihrem Körper ebenso wie Ihrer Seele

Leben und Kraft schenkt, wenn Sie ihn nur im richtigen Geist dankbar in sich einsaugen. So können Sie vertrauensvoll aus Ihrer begrenzten körperlichen Lebenskraft das Höchstmaß an Energie gewinnen, um mit Ihrem Problem fertigzuwerden. So stärken Sie Ihre eigenen bescheidenen Kräfte von der Wurzel her durch die große und unerschöpfliche Kraft, die nur darauf wartet, Ihnen zu Hilfe zu kommen. Wir schwimmen in einem Meer von Energie, das so viele Menschen gar nicht sehen! Und: *Niemand ist für Sie so sehr verantwortlich als nur Sie selber.* So wird das unumstößliche Gesetz von Ursache und Wirkung Ihr bester Helfer: Nur was Sie säen, werden Sie ernten können. Das ist Ihnen gewiß, wo und wann Sie die Ernte dann auch einbringen. – Freilich: Wenn Sie nichts gesät haben, werden Sie vergebens auf eine Ernte warten!

3. Und zum dritten und letzten: *Lernen Sie, Ihr Leben anzunehmen.* Auch darauf wurde schon früher nachdrücklich hingewiesen (S. 125). Was Ihnen auch widerfährt, ob Sie es zunächst als gut oder schlecht, als schön oder häßlich empfinden – es ist Ihr Leben! Sie können sich noch so verzweifelt gegen das Unabänderliche wehren: Es ist Ihr Leben! Wenn Sie es aber annehmen, Ja zum eigenen Schicksal sagen, sich dem demütig beugen, was Ihnen von der großen Ordnung geschickt wurde, dann verliert das Leiden seinen Stachel. Es wird seines subjektiven Übels entleert, es rückt in eine höhere, objektive Ebene hinauf. Ja, dann können wir sogar dankbar dafür sein, weil wir wissen – auch wenn wir es im Augenblick vielleicht nicht verstehen können –, daß es am Ende doch zu unserem Besten dient. Dann reifen wir an unseren Schwierigkeiten und Leiden, wir werden mehr und mehr eingebettet in die große Ordnung der Welt und allen Geschehens. Dann sind wir in allem geborgen.

Dann sind wir eins mit uns selbst: In der Harmonie, in die Sie auf diese Weise hineinwachsen, sind alle Ihre inneren Kräfte freigesetzt. Sie verzehren sich nicht mehr sinnlos in rettungslos unfruchtbarem Kampf gegen das Unabänderliche. Es ist wie in der Auseinandersetzung mit dem Sterben. »Der Tod ist sicher, aber ungewiß die Stunde«: Wenn Sie sich ohne die heute übliche Scheu und Selbsttäuschung damit auseinandersetzen und es akzeptieren, daß auch Ihre Todesstunde nahe sein kann, dann verschwenden und verlieren Sie Ihre Energie und Lebenskraft nicht mehr länger in Angst und Verdrängen, Sie setzen sie frei für die Wiederherstellung Ihrer Gesundheit. Um wieviel größer muß Ihre Chance des Erfolgs werden!

Nun schließt sich der Kreis. Wir kommen zurück zum Ausgangspunkt dieser Betrachtung, wonach es letztlich nur zwei Möglichkeiten für Sie gibt, mit Ihrem quälenden Problem und Ihrer Erkrankung wirklich fertig werden zu können: *Die vor Ihnen liegende ganz klare Entscheidung*, sich ENTWEDER unter Wiedergewinnung Ihrer vollen Persönlichkeitskraft mit Ihrer persönlichen Entfaltung den Widerständen zum Trotz durchzusetzen ODER Ihr Problem in der Tiefe Ihres Wesens anzunehmen, in jedem Fall aber Ihre Entscheidung ohne Wenn und Aber zu treffen und zu ihr zu stehen. *In jedem dieser beiden Fälle brauchen Sie Ihre ganze Kraft.* Sie wird Ihnen in der Tat dafür in vollem Umfang freigesetzt,

- wenn Sie sich selbst und die anderen Menschen so sehen, wie Sie im Leben zueinander stehen, mit den Rechten und Pflichten beider Seiten;
- wenn Sie die eben nochmals zusammengefaßten drei wesentlichen Gedanken in ihrer tiefen und entscheidenden Bedeutung erfassen;
- wenn Sie sich bemühen, Ihr Denken, Ihr Reden, Ihr Tun und Lassen im täglichen Leben danach auszurichten.

Arbeiten Sie in dieser Weise an sich – nicht als ein passiv Getriebener, sondern als aktiv selbständig Handelnder –, und es wird sich *ein grundlegender Wandel in Ihnen anbahnen, der Ihre ganze Persönlichkeit ergreift:* Mögen Sie jetzt im Körper auch krank sein, Sie werden zur relativ kleinen Gruppe der in Wahrheit gesunden, in ihrer Seele, im Kern ihres Wesens durch und durch heilen Menschen stoßen, denen das wahre Glück und der tiefe Frieden geschenkt ist. Sollte es Ihnen das Schicksal aus einem besonderen Grund nicht verwehren, so werden körperliche Kräftigung und Genesung nicht ausbleiben. In jedem Fall werden Sie den Druck und den Streit dieser Welt, den falschen Ehrgeiz und die Angst des Versagens, das heuchlerische Spiel des gesellschaftlichen Zwangs mit seinen hundert Nötigungen hinter sich lassen und ganz Sie selbst sein dürfen, in einer köstlichen inneren Freiheit, die Sie weit hinaushebt über Schmerz und Widrigkeit. So werden Sie in ganz tiefem Sinn das Kostbarste kosten dürfen, das Goethe in der Weisheit seines Alters so ausgedrückt hat:

»Höchstes Glück der Erdenkinder
sei nur die Persönlichkeit!«

Gibt es, kann es in der Tat ein höheres Ziel für uns Menschen in dieser vorübergehenden Erdenwanderung geben, als zu dieser wahren Freiheit der echten Persönlichkeit heranzureifen? Kann es eine schönere Krönung des Menschentums geben, und findet darin nicht alles erlittene Leid in überragender Weise Würdigung und Krone?

DIE PRAKTISCHEN ÜBUNGEN ZUR SELBSTHILFE

Wie arbeite ich mit dem praktischen Übungsteil?

Wenn ich dich anrufe, so erhörst du mich
und gibst meiner Seele große Kraft.
(Psalm 138, 3)

Der nun folgende Teil des Buches ist der praktischen Arbeit gewidmet. In ihm kommen ganz präzise Anleitungen, wie gearbeitet werden kann, um ein Höchstmaß an heilender Energie im Körper, in Seele-Geist freizusetzen.

Ich möchte Ihnen empfehlen, sich diesen Buchteil erst einmal in aller Ruhe und Aufmerksamkeit durchzulesen, damit Sie wissen, was er enthält. Erst dann könnten Sie mit besten Erfolgsaussichten mit dem Übungsprogramm beginnen.

Bevor Sie mit der Praxis anfangen, wäre es gut, sich *zwei Fragen von größter Wichtigkeit* zu stellen. Die Fragen heißen:

- Will ich überhaupt gesund werden? (Ist es meine tiefste Sehnsucht, meine Krankheit zu überwinden?)
- Bin ich zur Veränderung in mir (in meinem Leben) wirklich bereit?

Warum diese Fragen? Einfach deshalb, weil sie sinnvoll sind. Im Laufe unserer Arbeit mit Menschen haben wir uns angewöhnt, diese Fragen dem Kranken zu stellen: Willst du *wirklich* gesund werden? – Bist du zur Veränderung bereit? – Und waren gar manchmal erstaunt zu hören: Ja schon, meine Mutter möchte es, mein Mann, meine Frau, meine Familie. – Und auf unser neuerliches Fragen kam dann stockend: Ich eigentlich nicht. Ich möchte lieber in Ruhe sterben. Oder: Warum soll ich das? Das hat doch keinen Sinn! – Auch ein solcher Standpunkt hat seine Berechtigung. *Jeder* hat das Recht, da zu sein, wo er steht. Es ist *sein* Leben. Wir haben uns nicht darüber zu erheben. Und wir können uns auch nicht für einen anderen verändern, nicht für ihn gesunden, nicht für ihn das Leben lieben.

Erst dann, wenn Sie zu diesen beiden Fragen ein ganz aus der Tiefe Ihres Herzens, aus der Tiefe Ihres Wesens *kommendes JA sagen können*, erst dann scheint es sinnvoll zu sein, mit einem solchen praktischen Übungsprogramm zu beginnen. Erst dann, wenn ich in mir die tiefe Sehnsucht nach Gesundung verspüre, habe ich auch die Kraft in mir zur Wandlung, zur Veränderung.

Wenn also ihr JA zu diesen beiden Fragen aus der Tiefe Ihres Wesens gekommen ist, wenn da schon die Hoffnung auf Heilung wie ein helles Licht aufleuchtet, dann wäre es Zeit, *sich einen Übungsplan zu schaffen* (dazu nochmals S. 170 f. lesen). Der Plan sollte so aufgestellt werden, daß je nach Schwere der Krankheit ein- bis dreimal am Tag geübt wird. Bin ich z. B. einigermaßen gesund, so genügt es wohl, einmal am Tag eine Entspannungs- bzw. Heilungsübung zu machen. Das wird mir meine Gesundheit weitgehend erhalten helfen. Bin ich jedoch krank, so sollte ich mir zweimal am Tag diese halbe Stunde gönnen, in schwereren Fällen, z. B. Krebs, dreimal. Vielleicht ist es gut für mich, *die Übungen auf Band zu sprechen*, um es gerade am Anfang leichter zu haben. Wenn ich das tun möchte oder andere bitte, das für mich zu tun, dann sollte genügend Zeit zwischen den einzelnen Sätzen bleiben, damit alles in Ruhe nachvollzogen werden kann.

Das tägliche Programm sollte enthalten:

1. *Entspannungs- und Heilungsübungen* (je nach Schwere der Krankheit einmal, dreimal täglich)

a) zur Vorbereitung Entspannungsübungen
im Liegen (S. 191) oder
im Sitzen (S. 192)

b) Danach eine der Heilungsübungen
Heil-Sein (S. 194) oder
reines Licht (S. 196) oder
kurze Heilmeditationen (S. 197)

Gezielte Gedanken zum Abbauen von Krebsgeschwulst oder dgl.: S. 123–130, besonders S. 128.

Diese Übungen bilden den absoluten Kern des Programms.

2. *Stille-Übungen* (einmal täglich)
Die Kraft der Stille (S. 200) oder
Dienst am Höchsten (S. 201) oder
Sprache des Herzens (S. 202) oder
Wortmeditation (S. 203)

3. *Besondere heilerische Übungen* (nach Bedarf und Wunsch) Ruhevolle Kraft (S. 205): Wenn ich mich auftanken möchte. Zurechtkommen mit dem Schmerz (S. 206): Wenn ich mit meinem Schmerz arbeiten möchte. (Siehe auch S. 148 ff, besonders S. 150!
Ableiten des Schmerzes,
Arbeit mit dem Schmerz über den Atem,
Arbeit mit dem Schmerz über die Vorstellung von Farbe,
Umgang mit dem Schmerz aus spiritueller Sicht.
Strom des Lebens (S. 210): Wenn ich mich innerlich reinigen möchte.

Schutzmantel (S. 213): Wenn ich mich in meiner Aura aufbauen und zugleich vor äußeren negativen Einflüssen schützen möchte.

Umwandlung von Groll in Verzeihen (S. 214): Wenn ich spüre, daß mein Groll meiner Gesundung im Wege steht.

Seelenfrieden (S. 216): Wenn ich anderen Frieden wünsche, werde ich selbst voller Frieden.

Überwindung der Angst vor Tod und Sterben (S. 217): Wenn ich spüre, daß die Angst vor dem Tod mein Gesundwerden behindert. (Siehe auch S. 146!)

Gedenken an meinen Tod (S. 219): Wenn ich die letzte Übung noch vertiefen möchte.

Geborgenheit (S. 221): Wenn meine Sehnsucht nach Hilfe aus geistiger Sicht groß ist.

Geistige Hilfen beim Einnehmen von Medikamenten (S. 223): Wenn ich auch da mehr das Heilerische sehen möchte.

Weitere auch hier wertvolle, heilende Übungen sind in den Büchern von Marie-Luise Stangl »Jede Minute sinnvoll leben« und »Die Welt der Chakren« (beide Econ) enthalten. »Jede Minute sinnvoll leben« beschäftigt sich in den Übungen mehr mit dem Alltag, während in »Die Welt der Chakren« in erster Linie Übungen für die Bewußtseins- und Energiezentren (Chakren), Heilungs- und Farbübungen enthalten sind, darunter sechs Übungen ausgesprochen für Kranke.

Wenn Sie die Anfechtung überkommt, mit dem Üben aufzuhören, dann lesen Sie bitte nochmals die S. 130/131!

Wenn Sie einen Rückfall erleiden sollten und daher mutlos werden, vertiefen Sie nochmals die Gedanken auf den Seiten 145/146!

Über all dem Üben, das uns eine halbe Stunde, eine Stunde oder mehr am Tag zu uns selbst führt, uns selbst erfahren läßt, uns heiler werden läßt, *steht das bewußte Da-Sein in jedem Augenblick – in jeder Minute unseres Alltags*. Erst wenn ich mich in der ACHTSAMKEIT übe, in jener kostbaren Hinwendung auf den Augenblick und mein Da-Sein in diesem Augenblick, geht mir das Geheimnis meines Lebens auf: im ewigen JETZT. Achtsamkeit üben, d. h. Wachsein in jedem Augenblick auf meine Gedanken und Gefühle – so erfahre ich auch den Schatten in mir, das, was es in das Lichte zu heben gilt. Achtsamkeit üben, d. h. auch Wachsein für mein Reden und Handeln, so daß ich jederzeit all der Regungen in mir bewußt werde, die mich von meinem Weg abbringen könnten. In der Achtsamkeit erfahre ich alle Dinge und alles Geschaffene neu und mich in der Hinwendung dazu, so daß mir Rilkes Worte:

> Nichts ist mir zu klein, und ich lieb es trotzdem
> und mal es auf Goldgrund und groß,
> und halte es hoch, und ich weiß nicht, wem
> löst es die Seele los ...

in einer neuen und tiefen Dimension des Denkens und Fühlens aufgehen können. Aus all dem erwächst mir eine große Dankbarkeit für alles, was mir begegnet. Denn ich begreife tief in mir: Alles, was es auch sei, ist ein Teil meines Lebens, wann und wo und wie immer es mir begegnet.

»Bemüht euch um die Achtsamkeit – es ist der gerade WEG zur Erlösung« soll Gautama Buddha zu den ihn begleitenden Mönchen gesagt haben. Er meinte damit Erlösung vom Leiden, wie ja seine ganze Lehre um dieses Erkennen kreist: Das Leben ist Leiden und zugleich der Weg, mich davon zu befreien. Wenn wir unsere Krankheit, unser Leiden so erfahren, dann kann es uns aufzeigen: Wir sind herausgefallen aus der Welt der Ordnung und des Lichts und können uns durch Erkenntnis, durch Übung und Wandlung wieder dorthin zurückbegeben – auf diesen WEG, von dem wir hätten nicht abkommen sollen.

Die gleichen Gedanken finden wir in der christlichen Welt. Denken wir nur an das Vaterunser und seine Bitten: Vergib uns unsere Schuld, wie auch wir vergeben unseren Schuldigern (Wer nimmt den zweiten Teil, der die Bedingung ist für die Erfüllung des ersten Teils, schon ernst genug? Siehe oben: Übung mit dem Groll!); und erlöse uns von dem Übel, von dem Bösen. Was ist das Übel anderes als das, was uns leiden macht? Wenn wir getragen sind von der tiefen Sehnsucht nach der anderen wahren Welt, nach der Welt der Ordnung und des Lichts, so werden wir die Kraft haben, uns von dem, was uns auf dem Weg dorthin hindert, zu *lösen.* Dann werden wir *erlöst.*

A.
ERFORSCHUNGSÜBUNGEN

1. Welche Botschaft gibt mir meine Erkrankung?

Alle die in diesem praktischen Übungsteil aufgeführten Übungen verhelfen auf direkte oder indirekte Weise dem Übenden zur Heilung, mindestens jedoch zur Besserung seiner Erkrankung, zur Linderung von Schmerzen und ganz allgemein gesehen zu einer Verbesserung seiner Lebensqualität. Von größter Wichtigkeit jedoch ist dabei, daß der Kranke nicht nur an seinem Symptom »Krankheit« arbeitet, sondern tiefer schürft. Daß er also nach den verborgenen Ursachen forscht, daß er fragt, was ihm die Krankheit sagen will; daß er die Botschaft hört, die die Krankheit ihm bringen will. Nur so wird er es vermögen, mit sich *selbst* in eine tiefe Beziehung zu kommen, in jenes Eins-Sein mit sich, in dem die Krankheit ihre Bedeutung als »Fingerzeig« verloren haben wird – eben weil die Botschaft verstanden wurde.

Die Botschaft meiner Erkrankung oder *Was steht hinter meiner Krankheit?*
Zuerst schalte ich alles aus, was mich in dieser Stunde meiner Selbsterfahrung stören könnte, allen Lärm, Telefon, Unterbrechungen von Menschen (und seien sie mir die liebsten). Ich ziehe mich in ein ruhiges Zimmer zurück, vielleicht, wenn sonst niemand im Hause ist, oder gehe irgendwo hinaus in die Natur, wo ich weiß, daß niemand mich stört.

Dann versetze ich mich in einen gelösten Zustand, entweder über die Entspannungsübungen im Liegen (S. 191) oder Sitzen (S. 192), oder über die Übung »Die Kraft der Stille« (S. 200), vielleicht durch das Hören von Musik, die mich entspannt, oder wie auch immer.

Wenn ich ganz in diesem gelösten Zustand bin, frage ich mich in der Tiefe meines Seins: »Welche Botschaft will mir meine Erkrankung bringen?« oder »Was steht hinter meiner Krankheit?«

Ich horche in mich hinein und auf alles, was bei dieser Frage in mir vor sich geht, auf alle geheimen Regungen, auf körperliche Zeichen, auf Gedanken, auf Gefühle. Vielleicht möchte ich mir auch einiges davon aufschreiben. Die nachfolgende Übersicht kann mir helfen, mich noch mehr zu erkennen und die Botschaft besser zu verstehen, wenn ich sie mit meinen Gedanken aufmerksam durchgehe. (Das erspart mir, diese Kontrollfragen erst meinerseits zusammentragen zu müssen.)

- Leide ich unter tiefem emotionalen Schmerz?
- Habe ich den Tod eines Ehepartners zu verkraften oder den Tod eines Kindes?
- Leide ich unter dem Verlust einer für mich zentral wichtigen menschlichen Beziehung?
- Habe ich mich von meinem Lebenspartner getrennt, oder bin ich geschieden und leide noch darunter?
- Habe ich den Tod eines Angehörigen oder eines Freundes zu verarbeiten?
- Hatte ich einen Unfall, eine Körperverletzung?
- Stehe ich vor meiner Pensionierung, oder wurde ich pensioniert?
- Habe ich meinen Arbeitsplatz verloren, oder habe ich Angst davor?
- Stehe ich inmitten beruflicher/geschäftlicher Veränderungen, oder stehen sie mir bevor?
- Habe ich sexuelle Probleme?
- Habe ich Probleme mit Schwangerschaft – Wechseljahre?
- Stehen Veränderungen in der Familie, in den Lebensbedingungen bevor, oder bin ich mittendrin?
- Habe ich finanzielle Probleme?
- Leide ich unter chronischem Streß, chronischer Überarbeitung?
- Bin ich oft müde? Körperlich oder emotional erschöpft?
- Fühle ich mich oft unglücklich?
- Fühle ich mich oft in eine tiefe Hoffnungslosigkeit verstrickt?
- Komme ich mir oft wertlos vor?
- Leide ich unter Entbehrungen wie zu wenig Anerkennung, Zärtlichkeit, Liebe?
- Habe ich eine egoistische Grundeinstellung zum Leben?
- Habe ich Angst vor Krankheit, Sterben, Tod?
- Habe ich Angst vor Verantwortung?
- Habe ich Angst vor Gefühlen, Liebe?
- Setze ich mich selbst dauernd irgendwelchem Druck aus?
- Lasse ich mich allzu schnell von anderen unter Druck setzen?
- Halte ich an allem fest, gleichgültig, was es ist?
- Was kann ich nicht lassen?
- Was kann ich nicht hinnehmen?
- Was kann oder will ich nicht sehen, kann oder will ich nicht hören?

- Was fresse ich in mich hinein, kann ich nicht schlucken?
- Mit was oder wem will ich nicht in Kontakt kommen?
- Was will oder kann ich nicht zulassen?
- Wem oder was in meinem Leben weiche ich aus?
- Unterdrücke ich ständig meine eigenen Gefühle und Wünsche?
- Kann ich Ärger und Wut angemessen ausdrücken?
- Welche Probleme in meinem Leben verdränge ich?
- Bin ich überaktiv, muß ich immer etwas zu tun haben?
- Bin ich äußerlich immer liebenswürdig und gütig, auch wenn es in mir kocht?
- Sind meine Beziehungen zu Vater/Mutter/Geschwister geordnet (auch wenn sie schon tot sind)?
- Sind meine Beziehungen zu Lebenspartner/Kindern befriedigend?
- Sind meine Beziehungen zu den Menschen geordnet, mit denen ich umzugehen habe?
- Bin ich mit meinem Lebenspartner/meinen Kindern im reinen?
- Fühle ich mich oft zurückgewiesen?
- Nehme ich mich zu wichtig?
- Kümmere ich mich zuviel um die Dinge dieser Welt?
- Ist mein religiöses Empfinden im Einklang mit dem tiefen Sinn von »religio« (der Wiederverbindung mit der großen, unendlichen, göttlichen Kraft, die über allem steht)?
- Bin ich mir (meines Lebens) überdrüssig?
- Hat mein Leben einen tiefen Sinn?
- Empfinde ich meine Krankheit als Bestrafung, als Grausamkeit, als Ungerechtigkeit?
- Sehe ich in meiner Erkrankung einen Sinn?
- Zeigt meine Krankheit Fehler in mir auf, die nicht in dieser Aufstellung enthalten sind? Wenn ja, welche?
- An was will mich meine Erkrankung hindern?
- Zu was will meine Krankheit mich hinführen, mich gar zwingen?
- Will meine Krankheit mich auf einen Weg zurückbringen, von dem ich hätte nicht abweichen sollen?
- Wenn ich heute sterben würde: Was wäre die »Gabe meines Lebens«?

Wenn ich die Botschaft oder die Botschaften meiner Krankheit vernommen habe, mache ich mir klar, daß dies allein meine Erkrankung noch nicht aus der Welt schafft bzw. eine Heilung herbeibringt. Ich muß mich und mein Leben ändern, in welcher Richtung auch immer. Und so stelle ich tief in mir die Frage:

Bin ich zur Veränderung bereit?

Wenn ja, so kann ich darangehen, einen »Plan« auszuarbeiten, wie ich mich selbst von meiner Fehlhaltung, die hinter meiner Krankheit steht, befreien kann. Ich mache mir klar, daß ich sozusagen an einem Scheidepunkt meines Lebens stehe, von dem aus ich zu neuen Erfahrungen des Seins hinreifen kann, auch wenn es manchmal schwer sein wird.

Wenn ich mir jedoch in der Tiefe meines Herzens sagen muß, daß ich nicht zur Veränderung bereit bin, so sollte ich mir klarmachen, daß ich damit auch an meiner Krankheit festhalte. »Brauche ich sie also«? Darüber mehr in der nächsten Übung »Was bingt mir meine Krankheit ein?«

Eine Weile bleibe ich vielleicht noch in der Ruhe und lasse alles sich vertiefen, was ich von mir erfahren habe. Vielleicht kann ich auch in ein Gefühl von Dankbarkeit hineingehen. Dankbar dafür, daß ich möglicherweise etwas ganz Entscheidendes über mich und meine innere Entwicklung erfahren habe, – dankbar, weil ich meine Erkrankung jetzt vielleicht mit anderen Augen sehe, – dankbar, daß ich jetzt mehr Verständnis für alles aufbringe, für meinen Körper, für sein Revoltieren, für die Schmerzen. Auf sanfte Weise löse ich mich schließlich von diesem Erkennen und Erleben und versuche, diese meine inneren Erfahrungen mit meiner äußeren Welt in Einklang zu bringen.

2. Was bringt mir mein Kranksein ein?

Die Erforschungsarbeit »Die Botschaft meiner Erkrankung« und »Was bringt mir meine Krankheit ein? (Krankheitsgewinn)« haben Ähnlichkeiten miteinander und überlappen sich zuweilen. Ich kann sehr wohl an meinem tiefen emotionalen Schmerz, den ich z. B. in meiner Krankheit erleiden mußte und den ich bis zum heutigen Tag noch nicht verkraftet bzw. verarbeitet habe, krank werden. Und ich kann sehr wohl durch dauernden Streß, durch chronische Überarbeitung krank werden. Einfach, weil die psychische und die physische Überlastung mir zuviel werden, und weil der Körper gleichsam »aussteigt« aus der Ordnung und mir zu verstehen gibt, daß ich etwas in meinem Leben, in mir selbst, zu ordnen habe.

Hinzu könnte – muß nicht! – kommen, daß mein Kranksein mir kleine oder vielleicht sogar große Vorteile bringt, ja, daß die Krankheit manches in mir erst zulassen kann, was sonst in mir verborgen bliebe. Beispiele: Durch die Krankheit drücke ich meine emotionalen Bedürfnisse aus, die ich sonst in gesunden Tagen mich nicht auszudrücken »getraue«. – Oder die Erkrankung steht stellvertretend für meine Schuldgefühle, die ich sonst nicht los werde. – Oder sie steht stellvertretend für schwere seelische Konflikte, die ich (noch) nicht angehen kann oder will. Wohlgemerkt, dies alles spielt sich nicht im Bewußten ab. Kaum ein Mensch wird *freiwillig* z. B. eine schwere Krebserkrankung auf sich nehmen aus den oben oder den im folgenden genannten oder aus ähnlichen Gründen. Und doch *ist* es so, wie wir in jahrelanger Beobachtung an krebskranken Seminarteilnehmern beobachten konnten, und wie es weltweit beobachtet wird.

Ich muß also, um zu gesunden, um heil zu werden, nach den mir bis jetzt vielleicht meinem Bewußtsein verborgenen Vorteilen meiner Krankheit suchen, nach einem eventuellen Krankheitsgewinn, den ich sicher nicht so ohne weiteres zugeben oder gar aufgeben möchte. Aber es ist für meine Gesundung unabdingbar, ihn mir einzugestehen und die Veränderung in mir und in meinem Leben anzugehen, denn der Preis, den ich sonst zu bezahlen hätte, ist zu hoch.

»Was bringt mir meine Krankheit ein?« (Krankheitsgewinn)
Zur Einführung eine kurze Zusammenfassung:

Zuerst schalte ich alles aus, was mich in dieser Stunde meiner Selbsterfahrung stören könnte, allen Lärm, Telefon, Unterbrechungen von Menschen (und seien sie mir die liebsten). Ich ziehe mich in ein ruhiges Zimmer zurück, vielleicht, wenn sonst niemand im Hause ist, oder gehe irgendwo hinaus in die Natur, wo ich weiß, daß niemand mich stört.

Dann versetze ich mich in einen gelösten Zustand, entweder über die Entspannungsübungen im Liegen (S. 191), oder Sitzen (S. 192), oder über die Übung »Die Kraft der Stille« (S. 200), vielleicht durch das Hören von Musik, die mich entspannt oder wie auch immer.

Wenn ich ganz in diesem gelösten Zustand bin, frage ich mich in der Tiefe meines Seins:

»Was bringt mir meine Krankheit ein?«
»Welche Vorteile habe ich, weil ich krank bin?«

Ich horche in mich hinein und auf alles, was bei dieser Frage in mir vor sich geht, auf alle geheimen Regungen, auf körperliche Zeichen, auf Gedanken, auf Gefühle. Vielleicht möchte ich mir auch einiges davon aufschreiben. Vielleicht wird mir auch die nachfolgende Übersicht (als zusammenfassende Kontrolliste) helfen, mich noch mehr zu erkennen und die Botschaft besser zu verstehen.

- Brauche ich mehr Anerkennung, Zuneigung, Liebe?
- Möchte ich mehr meine emotionalen Bedürfnisse ausdrücken, in welcher Richtung auch immer?

- Möchte ich die Aufmerksamkeit bestimmter Menschen auf mich lenken?
- Möchte ich im Mittelpunkt stehen?
- Brauche ich eine Rechtfertigung für Ausspannen, Urlaub, ruhigere Tageszeiten?
- Nehmen andere nicht genug Rücksicht auf mich?
- Wächst mir meine Aufgabe über den Kopf?
- Möchte ich mehr Zeit für mich gewinnen?
- Möchte ich, ohne Schuldgefühle haben zu müssen, einmal nur für mich da sein dürfen?
- Möchte ich nicht mehr so viel Verantwortung tragen?
- Will ich mich vor irgend etwas »drücken«?
- Möchte ich mich gewissen Entscheidungen, die ich treffen muß (z. B. Ehescheidung, Berufsveränderung), entziehen?
- Möchte ich mich meinen Kritikern (Gläubigern) entziehen?
- Brauche ich den »Schutz« der Krankheit?
- Will ich mich von Schuldgefühlen befreien?
- Habe ich durch meine Krankheit finanzielle Vorteile?
- Fliehe ich in die Krankheit, um mir mancher Dinge in meinem Leben (in mir) nicht bewußt zu werden?
- Müßte ich Veränderungen in meinem Leben (in mir) zustimmen und will das nicht?
- Kann ich mich durch die Erkrankung mir unangenehmen sexuellen »Verpflichtungen« entziehen?
- Habe ich das Gefühl, daß ich durch die Krankheit mich mehr geistigen Dingen zuwenden kann?
- Habe ich Angst vor dem Leben »draußen«?
- Möchte ich in der Stille meiner Krankheit neue Kräfte für das Leben sammeln?

Wenn ich jetzt den Gewinn, den Vorteil meiner Krankheit für mich erfahren habe, mache ich mir klar, daß dieses Erkennen allein meine Erkrankung noch nicht aus der Welt schafft bzw. eine Heilung herbeibringt. Ich muß mich und mein Leben ändern. Ich muß bereit sein, auf diese Vorteile zu verzichten und in der Arbeit in mir da ansetzen, wo ich jetzt die Klarheit gewonnen habe.

Ich mache mir bewußt, daß das nicht leicht sein wird. Aber ich sehe auch ganz klar, daß der Preis, den ich sonst zu bezahlen habe, viel zu hoch ist.

Ruhig überlege ich mir, welches wohl mein allernächster Schritt sein wird, um aus der Sackgasse, in die ich unbewußt hineingeraten bin, herauszukommen. Und wenn dieses Allernächste nur ein Schrittchen sein wird, so werde ich doch eben dieses Schrittchen tun, heute noch. Ich atme tief und ruhig und stelle mir vor, daß ich mit jedem Atemzug neue Kraft hereinnehmen kann, neue Kraft bekomme, um diese meine innerliche Veränderung anzugehen. Ich mache mir klar, daß es schön ist, in diese Veränderungen hineinzugehen. Daß es Reifen, daß es Wachsen bedeutet, und daß dies auch manchmal mit Schmerz verbunden sein wird.

Eine Weile bleibe ich vielleicht noch in der Ruhe und lasse alles, was ich von mir erfahren habe, sich vertiefen. Vielleicht kann ich auch in ein Gefühl von Dankbarkeit hineingehen. Dankbar dafür, daß ich vielleicht etwas ganz Entscheidendes über mich und meine innere Entwicklung erfahren habe, – dankbar, weil ich meine Erkrankung jetzt mit anderen Augen sehen kann, – dankbar, daß ich jetzt mehr Verständnis für alles aufbringe, für meinen Körper, für sein Revoltieren, für die Schmerzen. Auf sanfte Weise löse ich mich schließlich von diesem Erkennen und Erleben und versuche, diese meine inneren Erfahrungen mit meiner äußeren Welt in Einklang zu bringen.

B.
ENTSPANNUNGS- UND HEILUNGSÜBUNGEN

1. Entspannungsübungen

a) Grundübung für das Entspannen im Liegen

Ich lege mich auf den Boden (oder auf mein Bett) an einem möglichst ruhigen Ort. Niemand sollte mich jetzt stören. Vielleicht möchte ich mich auch etwas warm zudecken.

Dann gehe ich für eine kleine Weile in das Gefühl hinein,

DA zu SEIN.

Was löst das in mir aus? Kann ich einfach still und ruhig dasein, ohne irgend etwas zu wollen und zu wünschen?

Ich spüre dann meinen Kopf auf der Unterlage liegen. Und ich versuche, ihn ganz loszulassen. Ich stelle mir vor, daß ich ihn ganz dem tragenden Grund anheim gebe. Alle Spannungen fließen ab, alle Gedanken. Ich versuche, ganz leer zu sein.

Mein Fühlen geht dann zu meinem Hals. Auch ihn lasse ich, obwohl ich den Abstand von der Unterlage fühle, gleichsam dorthin sinken. Alle Spannung lasse ich dort los, und ich fühle, wie mein Hals (Halshaut und Halswirbel) sich ganz ausruhen können.

Weich fließt mein Bewußtsein vom Hals zu den Schultern. Auch hier lasse ich mich los: alle Verspannungen, die ich vielleicht fühle, oder um die ich weiß, lösen sich. Ich lasse mich in meinen Schultern mehr und mehr sinken. Und ich lasse all das los, was ich so auf meinen Schultern trage: alle Sorgen und Ängste, all meine Bürde, einfach alles – ich gebe es ab.

Auch meine Arme und Hände lasse ich noch mehr zum Boden sinken, bis ich sie ganz gelöst und doch wach und lebendig fühle.

Dann gleitet mein Bewußtsein zum Rücken. Ich spüre ihn auf der Unterlage breit und sicher aufruhen. Und ich lasse ihn mehr und mehr los. Die Wirbelsäule darf sich ablegen und ausruhen, die Schulterblätter, der ganze Rücken. Alle Verspannungen gebe ich ab, alles Festhalten, alles Schmerzliche. Jetzt bin ich an meiner körperlichen Mitte angelangt, am Becken. Ich spüre es auf der Unterlage und lasse es mehr und mehr sinken, breit und weit. Und ich gehe in das Gefühl hinein, daß ich jetzt mit meinem Bewußtsein in meiner MITTE bin. Ich genieße das. Es ist schön, in der Mitte zu sein, einfach so, ohne irgend etwas zu wollen oder zu wünschen.

Dann spüre ich aus dieser meiner Mitte heraus meine Beine auf der Unterlage liegen. Ich lasse sie mehr und mehr sinken und gebe alle Verspannungen ab, die ich noch irgendwo spüre. Mein Bewußtsein gleitet dann für einige Augenblicke lang auf die Fersen, die ich ganz wach in ihrem satten Kontakt zum Boden wahrnehme. Einfach in den Fersen sein, die Kontakte fühlen zum tragenden Grund und von dort her etwas Sicheres, Ruhiges strömen fühlen.

Von den Fersen her spüre ich dann langsam zuerst meine rechte Fußsohle in ihrer ganzen Länge und Breite bis hin zu den fünf Zehen. Auch diese versuche ich, ganz wach eine nach der anderen zu erleben. Und dasselbe tue ich an der linken Fußsohle mit meinen Zehen.

Nun fühle ich mich im Ganzen daliegen, von Kopf bis Fuß. Ich gebe mich ganz diesem stillen, friedlichen Gefühl hin, das ich jetzt habe. Ja, ich öffne sozusagen Körper, Seele und Geist weit für diese Erfahrung des Seins, in die ich hineintauche, bis in den tiefsten Grund.

Wenn Sie diese Übung bis hierher gemacht haben, so haben Sie sich auf sanfte Weise in einen gelösten, entspannten Zustand gebracht, in dem Sie einige Zeit verweilen möchten. Wenn Sie danach wieder an Ihr Tagwerk gehen wollen, so räkeln Sie sich gut durch, strecken und dehnen sich und gähnen vor allem so viel und so lange, bis Sie sich ganz und gar erfrischt und tatkräftig fühlen.

Wenn Sie jedoch diese Entspannungsübung gemacht haben, um in diesem entspannten Zustand eine weitere gezieltere Übung zu machen, so unterbleibt jetzt das Dehnen und Strecken. Jetzt sind Körper, Seele und Geist gleichermaßen weit geöffnet, um Impulse für die körperlich-seelische Gesundung, für Heilung im umfassenden Sinn entgegenzunehmen. Jetzt kann der tiefste Seelengrund sich auftun für die wahrhaft schöpferische heilende Kraft, die in jedem von uns wirken möchte, wenn wir es nur zulassen.

Dann folgt jetzt unmittelbar Ihre Heilungsübung.

b) Grundübung für das Entspannen im Sitzen

Ich setze mich an einem möglichst ruhigen Ort auf einen Stuhl oder in einen Sessel (oder auf den Boden, wer dies gewohnt ist) und achte darauf, daß meine beiden Füße sicher und fest auf dem Fußboden aufruhen und die Wirbelsäule locker-gerade ist. Niemand sollte mich stören. Vielleicht möchte ich eine Decke über meine Beine legen oder um meine Schultern. Es sollte mir angenehm warm sein.

Dann versuche ich, langsam, das Laute, das vielleicht noch in mir ist, zu lassen und in eine innere Stille hineinzugehen wie an einen vertrauten Ort. Dort weile ich etwas, ruhig und still, ohne irgend etwas zu wollen oder zu wünschen.

Ich spüre jetzt meine Sitzfläche auf der Unterlage, die Sitzbeinknochen, das ganze Becken. Und ich stelle mir vor, daß alles, was ich in meinem Bauch-Beckenraum an zuviel Spannung habe, gleichsam dort herausfließt (wie Wasser) und hinab zum Boden. Mit jedem Ausatmen lasse ich mich etwas mehr auf die Unterlage sinken. Vielleicht kann ich das Gefühl haben, daß mein ganzes Becken weit und gelöst ist und ich in dieser Mitte meines Leibes richtig zu Hause bin. Es ist schön, einfach zu Hause zu sein.

Diese ruhevolle Wachheit lasse ich nun vom Becken aus in meine Beine hinunterströmen: in die Oberschenkel – in die Knie – in die Unterschenkel – in die Füße. Sollte ich noch irgendwo in den Beinen etwas Verspanntes fühlen, so lasse ich es gleichsam hinunterfließen, den Beinen entlang (wie Wasser) und ab in den Boden.

Ich nehme dann ganz wach meine Fußsohlen am Boden wahr: die Fersen, die Sohlen, die zehn Zehen. Gibt mir das ein Gefühl von Ruhe, Sicherheit, Vertrauen? Alle diese Gefühle, die sich einstellen, weite ich aus und vertiefe sie.

Mein Bewußtsein gleitet jetzt sanft zurück zum Becken, zur Mitte. Von dort wandere ich den Rücken mit meinen Gedanken, mit meinem Gefühl hinauf. Wo gibt es Verspannungen? Ich versuche, sie gedanklich zu lösen (so wie man einen Knoten löst oder wie sanfte zarte Fingerspitzen verspanntes Gewebe lösend massieren) und lasse dann die Verspanntheit an mir abgleiten (wie Wasser) zum Boden hin. Je mehr ich das tue, um so mehr kann ich mich gelöst in meinem Becken auf dem Stuhl niederlassen.

Auch die Schultern versuche ich auf diese Weise zu lösen. Ich vergegenwärtige mir, was ich so auf meinen Schultern »trage« und versuche, dies alles jetzt zu lassen, und sei es nur für die Zeit meiner Übung.

Aus den gelösten Schultern heraus spüre ich meine Arme. Ich lasse auch sie los, bette sie gleichsam weich und locker auf meine Oberschenkel oder auf die Armlehnen des Stuhles und spüre sie bis in die Fingerspitzen.

Mein Bewußtsein gleitet langsam zu meinem Hals. Wenn ich es mag, kann ich ganz, ganz langsam meinen Kopf ein wenig hin- und herwiegen, um den Hals mehr wach zu machen und mehr zu lösen. Ich stelle mir vor, wie die Verspannungen aus den Halswirbeln und aus dem ganzen verspannten Gewebe heraus – und hinunter in Richtung Boden abfließen. (Wenn mir das sanfte weiche Hin- und Herwiegen des Kopfes nicht liegt, so stelle ich mir das Lösen der Verspannungen eben ohne dieses Bewegen vor.)

Zuletzt nimmt mein Bewußtsein den Kopf wahr. Wo kann ich da Verspannungen fühlen? Ich fange an zu lösen: die Stirn. Ich denke mir, daß jemand sehr Liebes mir darüberstreicht und mir alles fortstreicht, was mich da stört – alle Spannung, alle Falten, alles zu viele Denken. Wieder fließt alles ab nach unten, in Richtung Boden.

Ich fühle, daß meine Augen von den Augenlidern bedeckt sind. Ich spüre diesen feuchten warmen Schutz der Augäpfel. Wenn meine Augen sich verspannt anfühlen, so löse ich sie ganz sanft. Werden die Augen dadurch feuchter?

Auch meine Wangen versuche ich so zu lösen. Die Kiefergelenke sind gelöst (Kiefer nicht aufeinander gepreßt) und der Mund leicht geschlossen. Wo ruht meine Zunge im Mund? Vielleicht kann ich spüren, daß ein tiefer Atemzug (Seufzer) durch mich hindurchgeht, wenn ich meine Kiefergelenke noch weiter lockere.

Nun bin ich ganz gelöst von Kopf bis Fuß. Ruhevoll wach sitze ich da und kehre ein in die Stille, die mir aus der Übung wurde und die nun in mir ist. Ich tauche ein in diese ruhevolle Wachheit wie in ein ruhiges Gewässer und lasse mich davon erfüllen und umhüllen.

In dieser Weise ruhe ich so lange, wie mir das möglich ist und ich mir das wünsche. Dann fange ich an, mich zu räkeln, zu strecken, zu dehnen und zu gähnen so lange, bis ich mich ganz und gar erfrischt und tatkräftig fühle. (Wenn eine gezieltere Übung nach der entspannenden Vorübung gemacht wird, so unterbleibt das Dehnen und Strecken.)

2. Heilungsübungen

a) Heil-Sein

Die nachfolgende Übung wird Ihnen helfen, in das kranke Gebiet heilende Energieströme hinzusenden. Dabei ist es nicht von großer Bedeutung, *was* Sie für eine Krankheit haben, *wie* sie heißt, *wo* sie ist. Ob das eine Krebsgeschwulst ist, ein Leberschaden, Arthritis im Knie oder was immer, ist nicht entscheidend. Es kommt einzig und allein darauf an, daß Sie die Übung mit Hingabe und Vertrauen machen, ganz darauf bedacht, die selbstheilenden Kräfte in Ihnen selbst zu mobilisieren und durch den Atem zu kräftigen, sozusagen den »inneren Arzt« in Aktion zu bringen. Sicher ist es leicht zu verstehen, daß eine solche Übung, nur einmal gemacht, nicht viel helfen oder vielleicht nur ein momentanes Sich-besser-Fühlen bringen kann. Diese oder ähnliche Übungen müssen, sollen sie in der Tiefe wirksam sein, tagtäglich, bei schwerer Krankheit mehrmals täglich geübt werden. Nur so ist ein Erfolg möglich.

Zuerst kommt eine Entspannungsübung im Liegen (wie auf S. 191). (Wer Probleme im Rücken hat, bleibt besser sitzen. So übt es sich leichter.) Erst wenn Sie in tiefer Entspannung sind, hat die nachfolgende Übung ihre höchste Wirkung.

Ich lenke nun sanft mein Bewußtsein auf die Stelle in meinem Körper, wo ich Schwierigkeiten habe (Krebsgeschwulst, krankes Organ, Operationswunde, Gelenk oder wo sonst). Ich bin einfach eine kleine Weile dort, in reinem Bewußtsein. Und ich versuche mir klarzuwerden, was ich dort bereinigen und ordnen möchte. Ganz entspannt beobachte ich, wie diese Stelle auf mein Bewußtsein reagiert. Wird sie allein durch mein bewußtes Dort-Sein schon harmonischer, entspannter, gelöster? Oder wird der Raum, in dem die Stelle liegt, vielleicht freier, lichter, weiter? Oder reagiert das Gewebe durch Schmerz?

Dann beginne ich, mit den ZELLEN meines erkrankten Organs zur reden, z. B. so oder ähnlich: »Ich habe verstanden, daß ihr in Unordnung geraten seid, weil etwas in *mir* in Unordnung ist. Ich war immer so voll Unrast und Hetze und habe mich vielleicht zu wenig um euch gekümmert. Es tut mir leid, daß ihr erst aus der Ordnung geraten mußtet, bevor ich es merken konnte, daß ihr vielleicht mehr Ruhe, mehr Energie, mehr Zuwendung, mehr Aufmerksamkeit braucht. Ihr habt mir Signale und Botschaften gegeben, aber ich konnte sie nicht hören. Deshalb habt ihr zu diesem äußersten Mittel der Krankheit gegriffen. Ich verstehe das jetzt.

Doch ich bitte euch, jetzt, wo ich die Zusammenhänge begriffen habe, mir zu helfen, daß alles wieder gut wird. So möchte ich jetzt da, wo ihr seid, heilende Atemenergie hinschicken, und ich bitte euch, diese Energie in euch aufzunehmen und sie umzuwandeln in die Heilkräfte, die ihr braucht.«

Jetzt fange ich an, den Atem auf das erkrankte Gebiet zu lenken. Wenn mir das schwerfällt, dann stelle ich mir einfach vor, daß dort die Nase säße, mit der ich es ja gewohnt bin ein- und auszuatmen. Beim Einatmen denke ich mir das Gebiet ganz *offen* und weit für die heilende Atemenergie. Beim Ausatmen stelle ich mir vor, daß alles Ungeordnete und Unharmonische, alles Verspannte und Verkrampfte, alles Geschwulstige und Verknotete sich gleichsam auflöst und abfließt. Ich *öffne* mich also einatmend dem Heilen, der Ordnung, dem Leben und *lasse* ausatmend das Ungeordnete weggehen, abfließen. Dies übe ich eine Weile. (Sollte es mir etwas schwindlig werden, so ist das ein Zeichen, daß ich über-ventiliert habe. Ich halte mich dann an dem negativen Gefühl nicht fest, sondern gebe still das bewußte Atmen auf und ruhe mich etwas aus, um dann – sanfter – noch einmal neu zu beginnen.)

Ich stelle mir vor, daß mein erkranktes Organ die Heilenergie aufnimmt wie ein Dürstender das rettende Wasser. Alle Zellen lasse ich von diesem Wasser des Lebens trinken. Sie verleiben es sich ein, baden vielleicht darin, und ich stelle mir intensiv vor, daß die schwachen Zellen Kraft bekommen, die kranken Zellen gesunden, während ausgeuferte und aus ihrer harmonischen Bahn geworfene Zellen (Krebs) weggeschwemmt werden.

Ich lasse nun diesen heilenden Strom sich in meinem ganzen Körper ausbreiten. Er fließt überall hin, erfüllt mich und hüllt mich ein. Ich sehe möglichst bildhaft vor mir, wie alle Organe in meinem Körper durch den heilenden Atemstrom die Kraft bekommen, in vollkommener Harmonie zu arbeiten, kraftvoll und stark zu sein. Ein tiefinneres Gefühl von absoluter Gesundheit durchdringt mich und macht mich sehr froh und glücklich.

Daraus erwächst mir ein großes Vertrauen in die schöpferische Urkraft, die ich in mich aufnehmen konnte. Und tiefe Dankbarkeit wächst in mir. Ich lasse sie sich ausbreiten in mir wie eine Woge von Energie.

Ich ruhe in dem, was mir wurde, so lange ich möchte. Dann gehe ich voll Dankbarkeit an mein Tagwerk und versuche, diese meine inneren Erfahrungen mit meiner äußeren Welt in Einklang zu bringen.

b) Reines Licht

Auch die nachfolgende Übung wird Ihnen helfen, in das Krankheitsgeschehen direkt durch gezielte Lenkung von heilender Energie einzugreifen. Probieren Sie aus, welche der Übungen – die letzte oder diese – Ihnen mehr liegt und üben Sie dann die von Ihnen bevorzugte häufig. Wenn Sie beide gleichermaßen gern haben, so können Sie immer wieder mal wechseln: einen Tag die Übung S. 194, den nächsten diese. Oder morgens die eine, abends die andere.

Wieder bringen Sie sich zuvor in einen entspannten Zustand (das geht von Mal zu Mal »schneller«) wie auf S. 191. Dann beginnen Sie wie folgt weiterzuüben:

Ich sammle mich eine kleine Weile auf die Stelle in meinem Körper, wo die Krankheit sitzt. Ich bin einfach nur dort, werde mir klar, was ich bereinigen möchte. Und ich beobachte so entspannt wie möglich, was sich dort tut.

Mein Bewußtsein gleitet dann in sanfter Weise auf meine Nase. Ich nehme sie zuerst einmal wahr als das Organ, mit dem ich einatme und ausatme. So beobachte ich, ohne den Atem im mindesten beeinflussen zu wollen, eine kleine Weile die feinen Ströme, die durch meine Nase ein- und ausgehen. Das übe ich eine Zeitlang.

Ich stelle mir dann ganz bildhaft vor, daß der Atem, der durch meine Nase in meinen Körper einfließt, eine heilende Energie aus reinem, schneeweiß-gleißendem Licht ist (ungefähr das weiße Licht, das entsteht, wenn Sonne auf ein Schneefeld fällt). Ich sauge dieses Licht ganz gesammelt ein und leite es durch meinen Körper zu der Stelle (zu dem Organ), die es am dringlichsten braucht. Dort wäscht das schneeweiße Licht gleichsam alles fort, was mir Verspannung, Schmerz, Krankheit verursacht. Es kann durch meine Haut hinaus wie dunkle Wolken oder wie schmutzig-dunkles Wasser.

Unaufhörlich fließt ein starker mächtiger Strom aus reinem, schneeweiß-schimmernden Licht in mich hinein und drängt all das Dunkle, Kranke, Ungeordnete und Schmerzhafte aus mir heraus. Ich übe das eine kleine Weile. So lange, bis die dunklen Wolken oder das dunkel-schmutzige Wasser langsam heller werden, bis sie schließlich dasselbe schimmernd-weiße Licht sind, das durch meine Nase einströmt.

Dann gebe ich das bewußte Hereinnehmen der Atemenergie auf und lasse meinen Atem gehen wie er will. Ich verweile dort an der Stelle in meinem Körper, in die ich das Licht geschickt habe und genieße das Helle, Weite oder eben das, was mir wurde. All dies lasse ich dann sich ausbreiten, sich ausweiten in meinen übrigen Körper hinein, in Seele und Geist. Ich tauche hinein in diese Welt von reinem Licht, das ich jetzt bin und verweile dort so lange ich möchte.

c) Kurze Heilmeditationen

Um die Heilübungen nicht nur auf eine bestimmte Zeit während des Tages zu begrenzen (Entspannungsübung plus Heilübung), ist es unbedingt nötig, im Laufe des Tages sich immer wieder der heilenden Energie bewußt zu werden. Erst dann wird langsam das Bewußtsein umgepolt ins Positive, erst dann wird langsam das tiefinnere Verständnis um die heilenden Zusammenhänge wach. Erst dann wird der Glaube an den inneren Arzt tief und unerschütterlich fest.

Deshalb einige Übungen für »zwischendurch«, die ohne jegliche Vorübung gemacht werden können. Günstig wäre natürlich eine ganz kurze Sammlung (das können einige Sekunden sein) ganz auf sich selbst, und günstig wäre auch ein ruhiger Ort. Aber die Übungen sind auch, erst einmal eingeübt, inmitten des alltäglichen Lebens möglich. Habe ich erst einmal gelernt, mich auf mich selbst zu besinnen, so kann ich den Ort der Stille überall finden. Denn letzten Endes ist er in mir (oder nirgends).

... Ich stelle mir möglichst bildhaft und möglichst intensiv (aber entspannt) vor, wie um die Stelle, wo meine Krankheit sitzt, ein Strahlenkranz aus hellem Licht entsteht. Ich gehe für einige Augenblicke in das Bewußtsein hinein, daß von diesem Strahlenkranz aus hellem Licht ein unaufhörlicher Strom von heilender Energie in mein erkranktes Organ strömt.
(Normalerweise ist es günstig, das Licht so hell und strahlend sein zu lassen wie irgend möglich. Es kann sich jedoch im Bewußtsein auch eine Farbe »einstellen«, z. B. ein Blau. Vielleicht brauche ich das dann (Entzündungen, Schmerz), und ich lasse das zu. Wenn Zweifel bestehen sollten, welche Farbe richtig ist, so sollte immer das strahlend helle Licht genommen werden.)

... Denselben Lichtkranz kann ich mir auch um meinen ganzen Körper herum denken. Einige Sekunden oder Minuten stelle ich mir bildhaft vor, daß um meinen physischen Leib ein strahlendes Licht ist, das mir von überall her heilende Energie zuführt. (Für die Farbe gilt das gleiche wie oben.)

... Ich stelle mich ganz auf meine Nase ein und auf den Atem, der dort ein- und auszieht. Die Luft, die ich einatme, stelle ich mir als ein schimmernd helles Elexier vor, gleichsam als eine Essenz von Leben, von heilender Energie, und lenke es auf meine erkrankte Stelle oder lasse es einfach durch meinen Körper hindurchfließen. Immer neu oben an der Nase »tanken« und die heilende Energie durch den Körper strömen lassen!
Ich kann in den Atem hinein auch Worte nehmen wie Ruhe –

Frieden – Stärke – Kraft – Heilung – Gelassenheit – Freude –, einfach das, was ich jetzt gerade brauche. Wenn ich so mit einem Wort arbeiten möchte, frage ich mich vor der kurzen Atemmeditation: »Was brauche ich jetzt ganz nötig?« oder »Was ist meine größte Sehnsucht jetzt?« und das nehme ich dann in den Atem.

. . . Auch die Übungen
Ruhevolle Kraft (sich mit Energie aufladen) auf S. 205,
Strom des Lebens (Reinigung) auf S. 210,
Schutzmantel (Schutz vor negativen Einflüssen) auf S. 213
eignen sich sehr gut für solche kurze Meditationen. Voraussetzung wird jedoch sein, daß sie schon verschiedentlich eingeübt sind.

Probieren Sie aus, welche dieser kurzen Heilmeditationen Ihnen am besten gelingt und hilft. Nicht alle hintereinander machen, sondern immer nur eine, diese jedoch voll gesammelt, voller Vertrauen und Zuversicht, voll Glauben an die energetischen Kräfte. Nach einer solchen kurzen Heilmeditation sollten Sie sich immer heiter und gelöst fühlen und gleichzeitig voll Kraft, die Dinge anzugehen, die angegangen werden müssen.

C.
STILLE-ÜBUNGEN

1. Die Kraft der Stille

Wenn es nur einmal so ganz stille wäre.
Wenn das Zufällige und Ungefähre
verstummte und das nachbarliche Lachen,
wenn das Geräusch, das meine Sinne machen,
mich nicht so sehr verhinderte am Wachen – :

Dann könnte ich in einem tausendfachen
Gedanken bis an deinen Rand dich denken
und dich besitzen (nur ein Lächeln lang),
um dich an alles Leben zu verschenken
wie einen Dank.

Rainer Maria Rilke

Ich wende mich nach innen – schweige – tauche tief hinein in die Stille. Alles, was mich daran hindert, still zu sein, das versuche ich zu lassen. Ich lausche nach innen – auf mich selbst. Was kann ich da hören? Ich schaue nach innnen – auf mich selbst. Was kann ich da sehen?

Nun bin ich ganz in mir. Ich spüre hinein in die Kraft der Stille. Ganz tief da drinnen erfahre ich, daß die Antworten auf all meine Fragen in mir schlummern. Ich muß nur horchen . . .

Ganz tief da drinnen erfahre ich, daß die Bilder des Lebens alle in mir sind – all die Schöpfung – alle Herrlichkeit. Ich muß nur schauen . . .

Ich tauche immer tiefer hinein in diese neue Dimension des Verstehens von mir selbst – erfahre mich wie ein großes Geheimnis, von dem der Schleier gezogen wird. Ich BIN.

Ich erfahre die Stille und die Kraft, die aus ihr kommt und verweile darin – weite sie aus, vertiefe sie. Und versuche dann das, was in mir wurde, einfach hinauszulassen, »an alles Leben zu verschenken wie einen Dank«.

2. Dienst am Höchsten

»Es gibt keine Tat der Liebe,
die nicht in dem, der sie tut,
Frieden und Seligkeit hervorriefe.«
(Vivekananda)

Die nachfolgende Übung ist vor allem für kranke Menschen gedacht, die viel oder gar ständig zu Bett liegen und dauernd die Dienste anderer Menschen in Anspruch nehmen müssen. Diese Kranken haben oft das Gefühl, »zu nichts mehr nütze zu sein« und verlieren von da her den Lebensmut und die damit verbundenen heilenden, inneren Kräfte.

Wenn Sie sich durch diese Zeilen eben angesprochen fühlten, dann machen Sie sich doch einmal klar, daß solche Gedanken und Gefühle wie »Ich bin zu nichts mehr mütze«, »Mein Leben hat ja gar keinen Sinn mehr« usw. große und starke Kräfte sind, die jedoch im Negativen festgehalten werden. Die Kräfte, die Energie ist da, sie müssen jedoch ins Positive umgepolt werden. Auch ein Kranker hat die Möglichkeit, und sei er äußerlich noch so schwach, sich vom dem Innersten seiner Seele ganz darauf einzustellen zu dienen, zu helfen, zu lieben. Was wäre es für alle, die mit Kranken umzugehen haben, eine Wohltat, wenn von da aus eine Woge von Frieden, Licht, Wärme ausgehen würde! Diese Einstellung bedarf jedoch der Übung, der täglichen, ja stündlichen Übung. Einige Gedanken dazu:

- Anstatt sich mit jedem Besucher über die eigene Krankheit, das Essen, all die Schwierigkeiten z. B. im Krankenhaus usw. ständig zu unterhalten, könnte das Gespräch sachte auf Bahnen gelenkt werden, die positiver sind. Interesse zeigen für die Welt »draußen«, für den Gesprächspartner und seine Nöte und Anliegen usw.
- Jedem Eintretenden, bevor noch ein verbaler Gruß ausgetauscht wird, einen positiven Gedanken senden, z. B. »Es ist schön, daß du kommst« – »Ich freue mich über dein Kommen« – »Frieden« – »Sei gesegnet« – »Danke, daß du mir helfen willst« oder einfach das, was Ihnen am Herzen liegt. Wieviel anders fühlt sich der Eintretende – und auch der Kranke!

So auch die nachfolgende Übung. Mit ihr kann jeder aus seinem Innersten her in die Welt hinaus Wellen von Licht, Liebe und Frieden senden, und so den Weg des Dienens gehen. Da alles auf den

Geber zurückkommt, kommt auch Licht, Liebe und Frieden zurück.

3. Sprache des Herzens
(Öffnung des spirituellen Herzens)

Ich schließe meine Augen und sammle mich ganz auf mich selbst.
Das Laute um mich herum, all das Machen und Tun,
ich lasse es für eine Zeit los.
Ich suche den Ort der Stille in mir auf
und ruhe mich in diesem Ort eine Weile aus . . .

Mein Bewußtsein geht dann sanft
in die Mitte meines spirituellen Herzens (Brustmitte).
Wieder ruhe ich dort eine kleine Weile.
Langsam lasse ich dort ein Licht entstehen.
Zunächst ist es klein, leuchtet warm
und erwärmt die Mitte meines spirituellen Herzens.
Ich freue mich an der Wärme und an dem Licht . . .

Langsam breiten das Licht und die Wärme sich aus,
strahlenförmig vom innersten Zentrum her.
Mein ganzer Körper beginnt von da her zu leuchten,
bis ich ein einziges Licht bin . . .

Das Licht geht über meinen physischen Körper hinaus,
über meine Aura,
die hell und strahlend sich mit erweitert.
Ich bin Licht außen und innen . . .

Und ich lasse es in die Welt hinaus,
das Licht der Liebe.
Möge es alle erreichen, die der Liebe bedürfen.
Mögen alle Wesen glücklich sein.

4. Wortmeditation

Eine geradezu ans Wunderbare grenzende heilerische Wirkung beinhaltet die Wortmeditation. In ihr kann ich eine tiefgreifende Wandlung, Um-Wandlung in Seele-Geist erfahren, die den Körper ebenfalls von dieser tiefen Ebene her heilt. In der Wortmeditation sammle ich mich auf ein Wort meiner Wahl, meines tiefsten Bedürfnisses, meiner Sehnsucht. Ich denke es, fühle es, lasse es in mir schwingen – bis ich es BIN. Das Wort durchdringt mich also bis in meinen tiefsten Seelengrund, von wo es mich hineinnimmt in eine neue Dimension des Erkennens und Erlebens, des Da-Seins überhaupt.

Wie komme ich zu meinem Wort? In einer stillen Stunde, die nur mir allein gehört, frage ich mich ganz da drinnen: Was ist meine tiefste Sehnsucht? Was wünsche ich mir am allermeisten? Kann ich diese tiefe Sehnsucht, diesen größten Wunsch in *ein* WORT fassen? Wie heißt dieses Wort? (Beispiele: Frieden – Licht – Freude – Ruhe – Kraft – Stärke – Mut – Heilung – Lassen – Gelassenheit – Eins-Sein – Liebe – Güte – Vertrauen – Glückseligkeit – Wachsen – Reifen – Geduld – Dienen.) Wenn ich dieses Wort meiner tiefsten Sehnsucht erst einmal weiß, so kann ich daran arbeiten, es zu *werden.* Zunächst einmal in der

Meditation: Ich setze mich an einen ruhigen Ort und lasse alles los, was mich daran hindert, still zu sein. Ich tauche hinein in die wahre Welt, die in mir ist, wie in ein ruhiges, stilles Gewässer oder wie in ein ruhiges, stilles Zimmer, in das ich einkehre wie in mein geistiges Zuhause. Dann beginne ich, mein WORT gleichsam in mir aufzusagen, zuerst vielleicht tastendfragend, dann immer sicherer und ruhig-fester. Ich kann das WORT auch in meinen Atem hineinnehmen: Ich atme es gleichsam ein und aus, ohne irgend etwas anderes zu denken oder zu fühlen als den Atem und das WORT, das ihn begleitet. So denke und fühle und atme ich z. B. das Wort FRIEDEN: Im Einatmen – Frieden. Im Ausatmen – FRIEDEN. Nichts als dies. Sollte irgendein anderer Gedanke mich dabei stören, sollte irgendein anderes Gefühl dabei aufkommen, so lasse ich bewußt den Gedanken oder das Gefühl los und kehre (spielerisch leicht) gesammelt zu meinem WORT und meiner Übung damit zurück. Im Einatmen – Frieden. Im Ausatmen – Frieden. Nichts als dies.

Am Anfang wird es vielleicht schwierig sein, ganz bei dem WORT zu bleiben, doch je öfter und je länger ich diese Übung mache, je größer meine Sehnsucht nach Verwirklichung des Wortes in mir ist, je tiefer das Verlangen nach dem, was es versinnbildlicht, um so leichter wird es mir gelingen. Und um so tiefgreifender wird meine Wandlung sein.

Ich bleibe in dieser Meditation solange, wie ich mir das wünsche oder solange ich Zeit dafür habe. Dann spreche ich meinen inneren Dank für diese Zeit der stillen Erfahrung, für die Zeit des Eintauchens in die Leere, in der die Fülle durch das Wort war, und wende mich meinen alltäglichen Arbeiten zu.

Im Alltag hat die Wortmeditation ihre tiefe Auswirkung, nicht nur während der stillen Zeit der eigentlichen Meditation, sondern vor allem im tagtäglichen Tun. Das WORT sollte in mir immer weiter klingen und schwingen, was immer ich auch tue. So kann ich z. B. morgens aufstehen mit meinem Wort FRIEDEN. Ich gehe mit ihm an meine Arbeit – begegne mit ihm den Menschen – schlafe abends damit ein – tue alles in diesem Hingewendetsein zu dem Wort FRIEDEN. Immer wieder während des Tages, und sei es mitten im Getriebe des täglichen Tuns, denke, fühle ich das Wort FRIEDEN. Das Wort FRIEDEN wird zu meinem Leitseil, zu meiner Führung, zum Weg meiner inneren und äußeren Wandlung hin zum Reifen und Wachsen.

So bringt mich die Meditation in der Stille mit dem WORT und das alltägliche Tun mit dem WORT letztendlich zurück zu dem Einen, dem Absoluten, dem grenzenlosen Weg, von dem ich hätte nicht abirren sollen. Das ist Heil-Sein im allertiefsten Sinn.

D.
BESONDERE HEILERISCHE ÜBUNGEN

1. Ruhevolle Kraft

(Aufladen von Energie im Stehen)

Ich stehe so, daß meine Füße parallel im Abstand von zwei bis drei Handbreit fest am Boden sind. Die Knie sind gerade, jedoch nicht durchgedrückt. Die Wirbelsäule ist locker aufgerichtet, der Scheitel zeigt nach oben (gerader Nacken).

Ich sammle mich eine kleine Weile einfach darauf, daß ich hier bin, jetzt, in diesem Augenblick. Jeden anderen Gedanken und jedes andere Gefühl lasse ich fallen.

Ich konzentriere mich dann einige Minuten lang auf meine Bauchmitte (Mitte des Beckenraumes) und gehe ganz in das Gefühl hinein, in meiner Mitte zu sein. Dort spüre ich den Atem kommen und gehen, ohne ihn beeinflussen zu wollen. Vielleicht erfahre ich schon nach kurzer Zeit des Übens, wie ein Gefühl von Ruhe, Sicherheit, Gelassenheit und Verwurzelung sich in mir ausbreitet. Ich versuche, diese Gefühle zu vertiefen. Dann lenke ich mein Bewußtsein auf meine Füße. Ich spüre die Füße voll und ganz, fest und sicher am Boden. Geradeso, als ob ich in den Boden hinein wollte. Nun fange ich an, mit meinen Füßen gleichsam

die Kraft von Mutter Erde (Yin)

hereinzusaugen in meinen Körper. Ich lasse diesen kraftvollen Strom
durch meine Fußgelenke,
durch meine Unterschenkel,
durch meine Kniegelenke,
durch meine Oberschenkel,
durch meine Hüftgelenke
bis in die Bauchmitte strömen. Ich sehe das bildlich vor mir: ein starker Strom, eine Woge von Sicherheit und Vertrauen, von Verwurzelung und Festigkeit, von Gelassenheit kommt mir von der Erde her zu. Ich gebe diesem Strom den Namen

R U H E.

Dieser ruhevolle Strom breitet sich in meinem ganzen Bauchraum aus und gibt mir in Körper, Seele und Geist große Ruhe und tiefes Vertrauen.

Mein Bewußtsein gleitet dann auf meinen Scheitel (oberster Scheitelpunkt, Tonsurstelle). Ich werde mir bewußt, daß mein Kopf zum Himmel hingeordnet ist (so wie mir bewußt wurde, daß meine Füße zur Erde hingeordnet sind). Dort schließe ich mich gleichsam an

an die Kraft von Vater Himmel (Yang)

und lasse diesen starken mächtigen Strom herein in meinen Kopf und hinunterfließen
durch den Kopf,
durch den Hals,
durch die Schultern,
durch die Arme, Hände, Finger,
durch den Oberkörper,
durch den Oberbauch
bis hinein zum Zentrum meiner Mitte. Wieder sehe ich das ganz bildhaft vor mir, wie dieser starke mächtige Strom unaufhaltsam von oben her durch mich hindurchfließt bis in meinen Bauch-Bekken-Raum. Ich gebe dem Strom den Namen

KRAFT.

In meiner Leibesmitte treffen sich nun die beiden Ströme: der ruhevolle Strom von Mutter Erde, der mir Festigkeit, Sicherheit, Ruhe und Gelassenheit gibt. Und der kraftvolle Strom von Vater Himmel, der mir alle Kraft zufließen läßt, die ich brauche. Ich lasse von meiner Leibesmitte aus diese beiden Ströme in meinen ganzen Körper hineinfließen und -fluten, in Seele und Geist. Ich lasse mich ganz und gar erfüllen

von ruhevoller Kraft,
von kraftvoller Ruhe

und bin bereit, sie in meinem Alltag zu verwirklichen.

2. *Zurechtkommen mit dem Schmerz*

»Schmerz ist der Schrei des Gewebes nach Energiedurchflutung«

(Dr. Voll)

Es gibt keine allgemeingültige Übung, mit dem Schmerz, sei er nun akut oder chronisch, fertig zu werden. Jeder Schmerz ist etwas höchst Individuelles. Und so kann der Mensch, der Schmerzen hat, auch nur selbst herausfinden, welche der nachfolgenden Übungen ihn am meisten anspricht und ihm am besten hilft.

Doch zuvor sollten Sie sich, wenn Sie viel Schmerzen haben, die vorab wichtigste Frage nach der Aussage des Schmerzes stellen: »Was für eine Botschaft bringt mir der Schmerz, *mein* Schmerz?« (S. 184). Denn wenn die Botschaft z. B. heißt, daß der Schmerz nur stellvertretend im Körper steht für die mich bedrückenden und erdrückenden emotionalen Konflikte, die ich nicht lösen kann oder will, so wird es wohl wenig Sinn haben, Übungen zu machen, die den Schmerz auflösen. Dasselbe gilt wohl, wenn die Botschaft heißt, daß ich durch den Schmerz die Anerkennung, Liebe, Rücksichtnahme meiner Familie und Freunde »erzwingen« will. In jedem dieser Fälle muß ich wohl, ob mir das nun gefällt oder nicht, an der Lösung meiner seelischen Konflikte arbeiten und nicht nur an dem Symptom Schmerz.

Die Übungen, mit dem Schmerz zu arbeiten (nicht gegen ihn!), sind sinnvoll für alle Arten von Schmerzzuständen, die von Enge herrühren. Alles, was mich eng macht, wie Angst, Furcht, Blockaden im physischen und psychischen Bereich, Streß, Festhalten jeder Art – das kann mir Schmerzen bereiten, auch dann, wenn keine organische Krankheit vorliegt (siehe auch S. 148 ff., besonders 150). Wenn wir es lernen, den »Schrei des Gewebes nach Energiedurchflutung« zu hören, wie Dr. Voll den Schmerz beschreibt, so können wir auch lernen, mit dem Schmerz umzugehen. Nicht, indem wir den Schmerz bekämpfen und wieder *gegen* ihn sind, sondern indem wir dem Gewebe, dem Organ das geben, was es braucht: Durchflutung, Energie, Weite, Licht, Helligkeit.

---

a) Ableiten des Schmerzes

Eine sehr gute Art, mit dem Schmerz umzugehen, ist, ihn abzuleiten. Ich denke mir einfach den Raum, in dem der Schmerz sitzt (Körperstelle, Organ) erweitert und lasse über diese Erweiterung den Schmerz abfließen. Das geht, ist es erst einmal gut eingeübt, ganz gut.

. . . *Im Stehen:* Ich fühle zunächst meine Füße gut zum Boden hin (Füße fest aufstellen, etwas Abstand voneinander, Knie nicht nach hinten durchgedrückt). Dann lasse ich in Gedanken meine Füße immer mehr in den Boden hinein, so als ob ich dort Wurzeln schlagen wollte. Den Schmerz, den ich in meinem Körper fühle, lasse ich dann sozusagen an mir hinunterfließen und in den Boden hinein. Mutter Erde nimmt alle Verspannung und allen Schmerz auf.

... *Im Sitzen:* Ich setze mich bequem auf einen Stuhl, achte jedoch darauf, daß meine Wirbelsäule locker aufrecht ist und meine Füße parallel fest den Boden berühren. Wieder sammle ich mich in sanfter Weise auf den Schmerz in meinem Körper und lasse ihn wie Wasser in mir hinabfließen, bodenwärts.

... *Im Liegen:* Da im Liegen eine große Auflagefläche des Körpers vorhanden ist, kann auch viel Spannung abgegeben werden. Die Lösung ist also besonders groß. Es kann die Grundübung für Entspannen im Liegen gemacht werden (S. 191). Vielleicht ist nach dieser Übung der Schmerz wesentlich reduziert oder gar verschwunden. Wenn nicht, sich wieder in die schmerzende Stelle gefühlsmäßig hineintasten und den Schmerz gleichsam herauslaufen lassen.

... *Im Liegen mit Tennisbällen:* Ist der Schmerz im Kopf, so lege ich einen Tennisball unter den Hinterkopf und lasse den Schmerz durch den Ball hindurch bodenwärts laufen. – Ist der Schmerz in den Schultern, dann lege ich unter die Schultern je einen Tennisball und fühle gleichsam durch die Bälle bodenwärts, immer in der Vorstellung, daß der Schmerz abläuft. – Ist der Schmerz in der Wirbelsäule, so lege ich einen Ball unter das Steißbein und lasse in der Vorstellung das Steißbein durch den Ball hindurch sich verlängern und den Schmerz in dieser Verlängerung ablaufen.

... *Im Stehen (oder gegebenenfalls im Sitzen) mit Tennisbällen:* Ich stehe fest auf einem Bein (Knie nicht nach hinten durchgedrückt) und lege einen Tennisball unter den anderen Fuß. Langsam und fühlsam drücke ich mit der Fußsohle den Ball und zwar so, daß die ganze Sohle durchgearbeitet wird. Ich stelle mir vor, daß ich allen Schmerz dort hineinlassen kann. Einige Minuten üben. Dann stelle ich den Fuß auf die Erde und vergleiche meine Füße und meine ganzen Körperseiten. Anschließend übe ich mit dem zweiten Fuß. (Diese Übung hat nicht nur den Vorteil der Schmerzableitung, sondern sie wirkt über die Aktivierung der Reflexzonen am Fuß auf den ganzen Körper wohltuend ein.)

b) Arbeit mit dem Schmerz über den Atem

... Ich sauge ganz bewußt den Atem durch meine Nase ein (wie den Duft einer Blume) und leite in meiner Vorstellung die Atemenergie zu der schmerzenden Stelle. Intensiv stelle ich mir vor, wie die starke Kraft des Atems den Schmerz aus meinem Körper hinaus»wäscht«.

. . . Ich stelle mir vor, daß das schmerzende Gebiet sich gleichsam öffnet und Atem hereinholt (als ob da die Nase säße). Der Atem umhüllt den Schmerz und trägt ihn im Ausatmen mit sich fort.

. . . Ich lege meine Hände auf die schmerzende Stelle. Meine Vorstellung geht dahin, daß der warme, sanfte Körperkontakt den Schmerz in meinem Innern besänftigt. Wenn ich spüre, daß der Schmerz stiller geworden ist, nehme ich meine Hände etwas vom Körper weg und halte sie über diese Stelle. Ich erweitere dann in meiner Vorstellung den Raum, in dem der Schmerz ist, bis zu den Händen.

. . . Ich denke mir, daß der Schmerz in meinem Innern die Form eines Balles annimmt, den ich dort aus meiner Haut hinauslasse (mit dem Ausatmen). Jedesmal, wenn der Ball hinausgeflogen ist, zerplatzt er draußen wie eine Seifenblase.

c) Arbeit mit dem Schmerz über die Vorstellung von Farbe

. . . Ich denke mir die schmerzende Stelle in meinem Körper ganz und gar mit blauer Farbe erfüllt. Dankbar spüre ich, wie das Blau den Schmerz besänftigt und immer stiller werden läßt.

. . . Ich stelle mir die Luft um mich herum wie ein blaues Lebenselexier vor, das ich einatme. Im Ausatmen lasse ich das Blau in die schmerzende Stelle gleiten und dort den Schmerz wieder besänftigen. Gleichzeitig heilt das Lebenselexier das, was mir Schmerz bereitet.

Wenn der Schmerz ganz verschwunden ist, so ist es am Ende der Übung mit Blau günstig, sich das ganze Gebiet mit einem hellen Strahlenkranz aus schimmerndem Weiß vorzustellen.

Sollte es schwierig sein, sich das Blau intensiv vorzustellen, so kann ein blaues Kleidungsstück oder Papier zur »Anregung« dienen. Dieses Blau einige Minuten anschauen, die Augen schließen und dann erst die Übung machen.

d) Umgang mit dem Schmerz aus spiritueller Sicht

. . . Ich danke für den Schmerz, den ich jetzt erleide. Weiß ich doch, daß er mich ein Stück weiter bringt auf dem Weg, der mein Leben ist. Ich besinne mich auf Meister Eckeharts Wort: »Das schnellste Roß, das mich zur Vollkommenheit bringt, ist Leiden. Nichts ist so gallebitter wie leiden und nichts so honigsüß wie gelitten haben.«

. . . Ich fühle mich ein in die Gemeinschaft der Leidenden auf dieser Welt. Als ein Teil von ihnen weiß ich meinen Schmerz leichter zu tragen. Mögen wir alle an unserem Leiden reifen und wachsen. Mögen wir glücklich sein.

... Ich nehme meinen Schmerz in beide Hände wie eine Gabe und opfere sie auf: für die Leidenden – für die Einsamen – für die Unglücklichen – für den Frieden auf dieser Welt.

... Ich gehe tief hinein in meinen Schmerz und leite dorthin alles, was mich an mir selbst stört. Alle meine Unzulänglichkeiten, alle meine Härten, all mein Festhalten, alle meine negativen Gedanken und Gefühle lenke ich dorthin und lasse es dort schmelzen wie in einem Schmelztiegel, wie in dem Feuer meiner eigenen Reinigung. Wenn das Feuer langsam abebbt und schließlich erlischt, tauche ich hinein in tiefen Seelenfrieden.

... Ich gehe tief hinein in meinen Schmerz und versuche, ihn in LIEBE umzuwandeln. Mag der Schmerz noch so in mir wühlen, ich wandle ihn um in ein starkes und helles Feuer der Liebe. Ich denke und fühle nichts als Liebe und strahle sie in die Welt hinaus. Mögen alle Wesen glücklich sein. Mögen alle Wesen von Liebe umhüllt sein.

3. Strom des Lebens

(Innere Reinigung)

Der Sinn der nachfolgenden Übung ist die Reinigung. Unseren Körper reinigen wir jeden Tag aufs neue, waschen und duschen ihn, nehmen Bäder und ölen ihn ein. An die innere Reinigung denken wir nicht oder kaum. Vielleicht macht der eine oder andere jährlich einmal eine Kur mit Kräutertees oder Säften, fastet oder hält eine bestimmte Diät ein. Doch an geistige Reinigung außen und innen denkt kaum jemand. Dabei ist es so einfach, das zu üben:

Ich ziehe mich in ein ruhiges Zimmer zurück (oder draußen in der Natur an einen stillen Platz) und stelle mich mit lockeren Knien so, daß meine Füße in etwas Abstand voneinander fest auf dem Boden sind (die Wirbelsäule ist aufrecht, die Arme hängen lose).

Ganz bewußt lasse ich alles, was um mich herum ist, los, auch alle Gedanken, die in mir sind, und sammle mich für einige Augenblicke ganz auf meine Füße. Ich fühle, daß sie da sind: die Fersen, die Sohlen, die Zehen. Immer mehr lasse ich mich auf meine Füße nieder und spüre, daß die Erde mich trägt. Ich gebe mich kurz dem Gefühl von Getragen-Sein hin.

Mein Bewußtsein gleitet dann leicht über meine ganze stehende Gestalt, nimmt sie wahr, und verharrt dann oben auf meinem Kopf. Ich nehme in mein Bewußtsein, daß dies mein anderer Pol ist. Der Kopf zeigt zum Himmel, die Füße zur Erde. Hineingegeben zwischen diese beiden Pole Himmel und Erde nehme ich mich so, wie ich jetzt da bin.

Ich stelle mir dann vor, daß ich unter einem Wasserfall stehe. Von dem Wasser weiß ich tief in mir, daß es eine reinigende, stark heilende Wirkung hat. Es ist die Quelle des Lebens. Ich stelle mir das Wasser in der Temperatur vor, wie es mir jetzt angenehm ist. Und auch, daß es nicht zu hart auf mich herunterprasselt, sondern so, wie ich es mag.

Das Wasser trifft auf meinen Kopf und fließt dann an meinem physischen Leib hinunter zu den Füßen und wird von der Erde aufgenommen. Überall, wo es an mir hinunterfließt, nimmt es alles Unreine mit sich. Alle Verspannungen, die irgendwo an mir sind, fließen mit dem Wasser ab, alles Festhalten, Schmerzen, alles, was mich stört.

(Ich achte darauf, daß das Wasser nicht nur vorne an mir hinunterrieselt, sondern auch seitlich und vor allem hinten: Hinterkopf, Schulter und Nacken, Rücken, Hinterseite der Beine.) So kann ich eine kleine Weile stehen und mich ganz dem Fließen des reinigenden und heilenden Wassers hingeben.

Dann tu ich mich in Gedanken gleichsam dem Wasser auf (am Kopf) und lasse es so, wie es gerade außen an mir hinunterrann, auch an den inneren Wänden hinunterfließen. Wieder achte ich darauf, daß es überall hinkommt und gebe mich auch da ganz dem reinigenden, heilenden Fühlen hin.

Nach einiger Zeit lasse ich das Wasser in meinen ganzen Körper hinein, also nicht nur an den äußeren und inneren Wänden entlang. Wenn ich nicht sehr viel Zeit habe oder mich nicht länger gut sammeln kann, so denke ich mir das einfach so, daß das Wasser innen in meinen Körperräumen von oben nach unten durchfließt, so wie Wasser durch Hohlräume fließt. Von oben nach unten reinigt es meinen Leib, und das Wasser, das das Dunkle oder Unreine mit sich fortnimmt, kommt unten zu den Füßen heraus und wird von der Erde aufgenommen. Dies kann ich einige Minuten lang üben und die Übung beenden, wenn ich das Gefühl habe, daß es jetzt gut ist.

Bin ich schon etwas geübter und habe mehr Möglichkeit der inneren Sammlung, so kann ich das Wasser etwas gezielter durch meinen Körper rinnen lassen. Es kommt in den Kopf hinein und ich spüre, wie es mein Gehirn durchspült – die inneren Ohren – die Augen – meine ganze Mund- und Rachenhöhle. Und ich stelle mir vor, daß das Wasser nicht nur reinigt, sondern auch überall seine heilende Wirkung hinterläßt. Das Nicht-Reine fließt immer nach unten ab, ich halte es nicht auf und nicht fest.

Das Wasser fließt dann vom Kopf in den Hals hinein. Da kann ich z. B. meine Mandeln gut durchspülen und umspülen lassen (wenn ich da Probleme habe) oder den Kehlkopf, die Schilddrüse. Es wäre auch gut, die Wirbelsäule vom ersten Halswirbel an einmal vom Wasser durchfließen zu lassen: ich lasse es oben hinein, die ganze Wirbelsäule hinunterfließen und unten am Steißbein wieder herauskommen. Sollte ich Probleme mit der Wirbelsäule haben, so kann ich das mehrmals wiederholen. Und ich gehe ganz in das Gefühl hinein, daß meine Wirbelsäule von allem gereinigt wird, was da stört, und daß sie heilende Energie empfängt.

Das Wasser fließt dann weiter in meine Schultern hinein. Es nimmt von da alle Verspannungen weg und nimmt sie in seinen Fluß. Durch meine Arme fließt das Wasser bis in die Hände und Finger hinein, und aus den Fingern tropft es hinaus. Ganz bewußt lasse ich aus den Schultern alles, was mich da belastet, über die Arme und Hände aus den Fingern hinausfließen. Ich stelle mir ganz bildlich vor, wie das Wasser aus meinen Fingern hinuntertropft auf den Boden und dort aufgenommen wird.

Das Wasser fließt weiter von den Schultern in meinen ganzen Leibraum hinein. Vielleicht möchte ich es irgendwo, wo ich besondere Probleme habe, besonders hinlenken und das Organ um- und durchspülen lassen. Wenn dem nicht so ist, so kann ich es von oben her mit meinem Bewußtsein begleiten und zusehen, wie es ein Organ nach dem anderen abwäscht und das Abgewaschene nach unten weitertransportiert. (An das Herz gehe ich ganz vorsichtig heran und prüfe erst einmal, ob mir das gefällt. Wenn nicht, so lasse ich das Wasser einfach weiterfließen. – Ganz wichtig wäre es auch, das Wasser an so wesentliche Organe zu lenken wie die Leber, die Nieren, die Därme). Immer wieder vergegenwärtige ich mir, daß das Wasser nicht nur eine reinigende, sondern auch eine heilende Wirkung hat, die all meinen Organen zugute kommt. Aus dem Becken fließt das Wasser schließlich in meine Beine hinein und spült sie durch. Wenn ich Probleme mit den Gelenken habe, so lasse ich das Wasser besonders da seine Arbeit tun (Hüft-, Knie- und Fußgelenke). Dann tritt es aus meinen Füßen aus und versickert in der Erde.

Schließlich bin ich ganz vom Wasser durchspült. Wie komme

ich mir vor? Bin ich reiner, klarer geworden? Fühle ich mich licht und frei und kann in das Gefühl hineingehen, daß eine heilende Energie durch mich geströmt ist und ihre Spuren hinterlassen hat? So öffne ich gleichermaßen Körper, Seele und Geist für diese Erfahrung und vertiefe sie.

Ich verweile ein wenig in diesem Gefühl (evtl. dazu hinlegen) und koste es aus. Dann sage ich meinen inneren Dank dem Wasser für seine Hilfe und der Erde, daß sie alles aufgenommen hat. Frisch und geklärt kann ich mich wieder meiner Arbeit zuwenden.

4. Schutzmantel

Diese Übung hat einen doppelten Sinn. Zum einen wird sie Ihnen helfen, die Aura (Bioplasma, Geistkörper), die sich rings um den physischen Körper befindet und die beim kranken Menschen gestört ist, wieder zu harmonisieren und aufzubauen. Zum anderen hilft sie Ihnen, sich gegen negative Einflüsse, denen ja jeder immer mal wieder ausgesetzt ist, abzuschirmen.

Die Übung kann im Liegen, Sitzen oder Stehen geübt werden. Sie kann auch ohne vorherige Entspannungsübung gemacht werden, z. B. mitten im Alltag. Das braucht je nach Eingeübtsein nur einige Minuten bis zu ein paar Sekunden.

Ich stelle mir vor, daß aus meinem Scheitel ein Licht hervorkommt. Welche Farbe hat dieses Licht? (Wenn ich nicht abwarten will, welche Farbe »entsteht«, wenn ich also mit einer ganz bestimmten arbeiten möchte, so nehme ich die zu meinem jetzigen Zustand polare Farbe. Beispiel: Ich bin müde und abgespannt – dann nehme ich ein leuchtendes Gelb (wie die Sonne) oder einen ins Orange-Rötliche gehenden Ton. Fühle ich mich dagegen unruhig, flattrig, hektisch, so nehme ich eine ins Blau gehende Farbe.)

Dieses Licht lasse ich von meinem Kopf herab sich ausbreiten um meinen ganzen physischen Körper herum. Ich hülle mich damit ein, nicht nur vorn, sondern auch den ganzen Hinterkopf, Rücken und die Rückseite der Beine. Mein ganzer Körper ist schließlich umhüllt von diesem Licht. Zuerst ist es dicht am physischen Leib. Dann lasse ich das Licht sich etwas in den Raum hinaus ausbreiten, wobei sich vielleicht seine intensive Farbe ein wenig aufhellt und »lichter« wird.

Ich stelle mir vor, daß ich in dieser Lichthülle wohlgeborgen bin. Nichts Negatives kann an mich heran, während alle positiven Schwingungen wie Liebe, Freundlichkeit, Frieden zu mir herein können.

Ich stelle mir auch vor, wie diese Lichthülle meinen physischen Körper von der seelisch-geistigen Seite her ordnet, harmonisiert, ihm Kraft gibt und ihn bis auf den Grund durchdringt mit positiven Lichtstrahlen. Ich fühle, daß ich selbst es bin, der strahlt und gleichzeitig bestrahlt wird.

Grenzenloses Vertrauen an die seelisch-geistigen Kräfte, die in mir sind und mich einhüllen, zieht durch mich. Ich gebe mich diesem Vertrauen hin . . .

Es genügt völlig, sich diese Lichtübung immer wieder einmal, z. B. einmal am Tag, zukommen zu lassen. Für besonders schwerwiegende Fälle könnten Sie das bisher Geübte noch erweitern:

Nachdem meine Lichthülle sich etwas in den Raum hinein erweitert hat, stelle ich mir etwas »normale« Luft um diesen Schutzmantel herum vor. Vielleicht 30 cm, vielleicht auch mehr.

Dann denke ich mir, daß um diese meine erweiterte Lichthülle ein schneeweißer, schimmernder Lichtdom entsteht, der jedoch im Gegensatz zur Lichthülle nicht aus mir selbst kommt, sondern seine Lichtbahnen und Kräfte gleichsam vom Himmel herab nimmt. Dieser weiß schimmernde Lichtdom hüllt mich nun zusätzlich ein und schirmt mich ab. Ich fühle mich darin wie »in Abrahams Schoß«: geborgen, sicher, voll schöpferischer Kraft – und glücklich. Ich fühle mich gewappnet gegen alles Negative da draußen und zutiefst gekräftigt in meinem Innern, in meiner Seele ebenso wie meinem Körper.

5. Umwandlung von Groll in Verzeihen

Wenn du siehst,
daß einer dich haßt
und dir Leid zufügt,
so sollst du dich stark machen
und ihn mehr lieben als zuvor.
Rabbi Pinchas

Wenn wir wirklich gesund werden wollen, in dem Sinne von Heil-Sein, so müssen wir verzeihen lernen. Das liest sich leicht – und tut sich schwer. Aber solange wir noch tiefen echten Groll gegen jemand hegen, ihn vielleicht sogar hassen für echte oder vermeintliche Zurückweisungen, Demütigungen, Vernachlässigungen, Lieblosigkeiten, Unrecht, solange werden wir nicht gesunden. Denn der tiefe Stachel dieses erlittenen Schmerzes steckt immer noch in uns – und wendet sich letzten Endes gegen uns selbst. Nicht so sehr gegen den anderen, den wir meinen zu treffen. Alle Gefühle des Grolls und des Hasses fallen auf den zurück, der sie hat und aussendet. Schon von da her ist es unerläßlich, eine Lösung anzustreben: Er-lösen wir uns! Wir können es am leichtesten tun, indem wir verzeihen, dem anderen Gutes wünschen, im Frieden leben mit uns selbst und mit anderen.

Falls nötig gehe ich in eine Entspannungsübung hinein (S. 191 oder 192) oder sammle mich eine kleine Weile auf mich selbst, so daß ich voll innerer Ruhe bin.

Ich frage mich dann, ob es jemand gibt, gegen den ich tief in meinem Innern Groll hege, den ich vielleicht sogar hasse. (Ist das ein Elternteil, Geschwister, Freund, Lehrer, Kollege, Nachbar oder wer auch immer?) Ich frage mich, warum das so ist. Was hat mir dieser Mensch angetan, daß ich solche Gefühle gegen ihn habe? Ich lasse mein Inneres auf diese Frage antworten.

Vielleicht möchte ich auch in einen inneren Dialog mit diesem Menschen gehen. Vielleicht möchte ich ihm sagen, wie sehr ich unter ihm gelitten habe, wie weh mir das tat, was er mir angetan hat. Ich horche auch auf das, was dieser andere mir darauf sagt. Vielleicht tut es ihm jetzt leid, und er möchte es gerne ungeschehen machen? Vielleicht hat er selbst das nie so lieblos empfunden und ist jetzt selbst erstaunt, daß dies so auf mich wirkte? Ich lausche dem anderen und versuche zu verstehen, indem ich mich einmal in seine Schuhe hineinstelle. Ist mir das möglich?

Wenn wir jetzt so miteinander gesprochen haben, ist mein innerer Groll vielleicht etwas weniger geworden. Wenn nicht, so wende ich mich dem anderen wieder voll zu. Ich sage ihm, daß ich ihm verzeihen möchte, daß mir das aber schwerfällt. Ich versuche, ganz von innen ein Gefühl des *verzeihenden Mitempfindens* zuzulassen: Ich möchte dir verzeihen – Vater – Mutter – Bruder – Schwester – Freund – Nachbar – denn ich weiß jetzt, daß wir ohne das Verzeihen des anderen nicht leben können, nicht wirklich. Auch ich bitte dich um Verzeihung, daß ich so viele Jahre diesen tiefen Groll (Haß) gegen dich hatte. Ich verzeihe dir – ich bitte dich um Verzeihung. Laß uns zusammen, du und ich, in dieses Gefühl des Verzeihens hineingehen.

Ich fühle mich jetzt viel besser. Es ist, als ob eine Last von meiner Seele genommen sei. Jetzt kann ich dir Gutes wünschen. Ich wünsche von Herzen, daß es dir gut geht, daß du Freude hast, daß du Frieden hast (vor allem Verstorbenen gegenüber) und daß du dich wandeln kannst zum Heil-Sein, so wie ich es versuche zu tun. Ich stelle mir möglichst bildhaft vor, wie der andere Gutes empfängt und sich zum Guten wandelt.

Ich fühle noch ein wenig in mich hinein. Wie sind meine Gefühle jetzt? Wie ist das Innerste meiner Seele jetzt? Ist da Frieden?

6. Seelenfrieden

Ich schließe meine Augen und sammle mich auf mich selbst. Ganz in meinem Innern suche ich den Ort der Stille auf und verweile dort eine Weile. Alles andere lasse ich an mir abgleiten und ruhe mich an diesem Ort aus, werde still.

Wenn ich ganz und gar still geworden bin und in diesem Fühlen eine Zeitlang weilte, stelle ich mich darauf ein, daß um mich herum große Energie ist. Ich atme sie ein, verleibe sie mir ein. Und ich denke mir, daß ich mit dieser Energie FRIEDEN zu mir hereinnehme. Ich atme Frieden ein und lasse ihn wie ein warmes Leuchten in mein Inneres. Dort, in meiner innersten Mitte gebe ich mich ganz dieser warmen, leuchtenden Helligkeit hin, die mit jedem Atemzug sich vermehrt.

Ich denke und fühle FRIEDEN und schaue zu, wie dieses warme Gefühl, diese Helligkeit, dieses leuchtende Strömen sich ausbreitet. Ist es vielleicht zuerst in mir ganz klein, so wird es im Laufe meiner Gedanken, meines Fühlens und meines Sehnens nach Frieden immer größer. Ein lichter heller Strom von Frieden breitet sich in mir aus. Er erfüllt meinen ganzen Körper, er umhüllt meinen Körper und erfüllt mir Seele und Geist. Weit öffne ich mich für die Erfahrung des Friedens in mir. Ich gebe mich ihr völlig hin. Es ist nichts als Friede in mir und um mich herum.

Ganz langsam lasse ich diesen Frieden, der in mir und um mich herum ist, in die Welt hinaus. Aus tiefstem Herzen wünsche ich Frieden für die Welt. Alles Geschaffene möge in Frieden sein.

Zuerst lasse ich Frieden nach unten, in die Erde, und ich wünsche zutiefst, daß die Mutter Erde und alle Lebewesen, die sie birgt und die aus ihr entstehen und von ihr die Lebenskraft beziehen, Frieden erhalten mögen. Bei diesem Wünschen verbleibe ich eine Weile.

Dann sende ich Frieden in alle vier Himmelsrichtungen. Möge Frieden zu allen Menschen hinströmen, zu allen Tieren und Pflanzen. Sehnsüchtig wünsche ich, daß Frieden sich ausbreitet und alle erfüllt. Auch in diesem Denken und Fühlen verbleibe ich eine Zeitlang.

Dann lasse ich meine Gedanken und meine Gefühle des Friedens nach oben wandern, dem Himmel zu. Aus tiefster Seele wünsche ich, daß alle Seelen in Frieden ruhen. Wieder verbleibe ich in diesem Wünschen eine Zeitlang.

Jetzt ziehe ich mich wieder zu mir selbst zurück. Ich tauche hinein in den Seelenfrieden, der jetzt in mir ist, in jene Seligkeit, die nur entsteht, wenn wir uns selbst vergessen und im Dienst am Höchsten uns verströmen. Ich verweile darin so lange ich kann.

7. Überwindung der Angst vor Tod und Sterben

An dem Tag, da der Tod an meine Tür klopfen wird, was werde ich ihm anbieten?
Ich will vor meinen Gast das volle Gefäß meines Lebens setzen –
Ich werde ihn nicht mit leeren Händen gehen lassen.

Rabindranath Tagore

O Herr, gib jedem seinen eignen Tod.
Das Sterben, das aus jenem Leben geht,
darin er Liebe hatte, Sinn und Not.

Rainer Maria Rilke

Ich lege mich auf den Boden oder auf mein Bett, decke mich gegebenenfalls warm zu und versuche, mich zu lösen, mich zu entspannen (Übung S. 191).

Dann stelle ich mir vor, daß mir jemand (Arzt, Familienangehöriger, Freund) sagt, daß ich bald sterben werde. Ich spüre in mich hinein und in die Gefühle, die diese Nachricht in mir auslöst. (Abwehr – Trauer – Verbitterung – Panik – Schmerz – Auflehnung – Einwilligung – Frieden – Freude – Erleichterung – Sehnsucht.)

Wenn diese meine Gefühle etwas abgeklungen sind, frage ich mich, mit wem ich jetzt über meinen baldigen Tod sprechen möchte. Will ich überhaupt mit jemand darüber sprechen? Oder möchte ich das für mich behalten?

Wenn ich mich entschlossen habe, mich jemand mitzuteilen, dann versuche ich, in diese Situation hineinzugehen: Wer ist dieser Mensch (oder sind es mehrere, z. B. meine Familie)? Wie reagiert er (sie) darauf? Welche Gespräche ergeben sich jetzt? Was kann ich bei dem (den) anderen an Reaktion erleben, an Gefühlen?

Ich stelle mir dann vor, daß der Tag und die Stunde meines Todes gekommen sind. Wen möchte ich bei mir, um mich haben? Wer soll meine Hand halten? Will ich überhaupt, daß jemand bei mir ist?

Wenn ich Abschied genommen habe, fühle ich, daß ich sterbe. Ich spüre, wie Seele-Geist auf leichte sanfte Weise meinen Körper verlassen. In diesen Ablösungsprozeß gehe ich tief hinein und erlebe, wie Seele-Geist wie ein Licht aus dem Körper heraustreten, vom Körper abheben und in einer Höhe, die mir jetzt angenehm ist, über dem Körper schweben. Von dort schaue ich gleichsam auf den Körper herab. Was für Gefühle habe ich dabei? Tut es mir leid, daß ich nicht mehr in der körperlichen Hülle sein kann? Oder bin ich froh darüber? – Kommt mir der Körper da unten armselig vor? Kann ich ihm Dank sagen für all die vielen Dienste, die er mir während meines Erdenlebens getan hat? Kann ich ihn jetzt so ablegen wie ein Schmetterling den Kokon?

Wie fühle ich mich in meinem jetzigen Zustand als Seele-Geist-Wesen ohne Körper? (Ohne Schmerz, frei, licht, weit oder wie auch immer?) Kann ich Seele-Geist für diese Erfahrung des Seins weit öffnen, bis zum Grund?

Wenn ich für eine kleine Weile in diese Gefühle hineingegangen bin, lasse ich das Leben, das ich mit diesem Körper gelebt habe, wie einen Film noch einmal an mir vorüberziehen (Lebenspanorama). Ich schaue mir gleichsam dieses mein vergangenes Leben noch einmal an: all die Stationen des Wachsens und Werdens, des Stagnierens, des Lernens, der Freude, des Schmerzes, der Verluste. All die Brennpunkte meines irdischen Seins schaue ich mir noch einmal an. Ich sehe die Menschen, die mit mir waren und unsere Beziehungen zueinander. Möglichst genau versuche ich zu erkennen, wo ich Fehler gemacht habe. Wo habe ich nicht genug Liebe gegeben? Wo hätte ich mehr tun können? Habe ich noch jemand zu verzeihen? – Was beinhaltet das Gefäß meines Lebens? Was also ist MEINE GABE?

Ich vergegenwärtige mir, daß ich wieder in meinen Körper zurück kann. Vielleicht bin ich jetzt sehr froh, daß es mir möglich ist, noch einmal zurückzukehren, um das zu erledigen, was mir in meinem Lebenspanorama als »unerledigt« aufgegangen ist (z. B. jemand zu verzeihen, mehr Liebe zu geben, nach mehr SINN zu suchen und ihn zu leben). Ich entschließe mich, mit Seele-Geist langsam wieder körperwärts hinabzuschweben, den physischen Leib zu umhüllen und dann in ihn einzuziehen, ihn wieder mit Seele-Geist auszufüllen. Wie fühle ich mich jetzt in meiner Haut, in meinem Körper? Kann ich mich dort wieder ganz zu Hause fühlen?

Was nehme ich jetzt aus dieser Übung mit in mein Leben? Welche Erkenntnisse? Vielleicht die Erkenntnis meiner eigenen körperlichen Sterblichkeit (Endlichkeit) und die Erfahrung der Unsterblichkeit (Unendlichkeit) von Seele-Geist? Die Erkenntnis, daß ich JETZT noch etwas tun kann, etwas bereinigen, verzeihen, den SINN suchen, ihn leben, lieben . . .

Bin ich dazu bereit?

Ich verweile in der Stille und in diesem Seelenfrieden so lange, wie ich mir das wünsche. Wenn ich die Übung beenden will, dehne ich mich dankbar und voller Freude durch und gehe in mein Leben hinein . . .

8. Zur Vertiefung: Gedenken an meinen Tod

Ich möchte ein wenig still sein,
in die Ruhe einkehren, schweigen
und meines Todes gedenken.
Es macht mich nicht traurig oder bitter.
Es macht mich heiter und fast glücklich
und läßt mich mein Leben besser leben.

Denn eines weiß ich sicher.
Ich werde sterben.
Vielleicht morgen, vielleicht in vielen Jahren?
Ich weiß es nicht. Es ist auch nicht so wichtig.
Wichtig ist nur, daß ich JETZT mich darauf vorbereite.
Jeden Tag neu.
Daß ich lebe: einfach, still, klar. Voller Liebe.
So, daß ich heute noch in Ruhe gehen könnte.

An dem Tag, an dem der Tod zu mir kommt,
werde ich WISSEN, daß er da ist,
gleichgültig, was man mir sonst auch sagen wird.
Ich werde ihn fühlen, den sanften guten Freund
aus vielen Erdentagen.
Weit werde ich meine Arme öffnen und mein Herz,
und ihn mit Freude willkommen heißen.

»Danke, daß du mich holen kommst«,
werde ich ihm sagen.
»Nimm mich in deine Arme.
Umhülle mich mit deinem Licht.
Trage mich nach Hause.
Ich bin glücklich, daß du da bist.
Doch laß mich noch Abschied nehmen von allem,
das ich liebe . . .«

Ich sage Adieu zu dem Geliebten,
der mich so viele Erdenjahre treu und voll Liebe geleitete.
Es fällt mir leicht, denn wir wissen beide,
daß es nichts gibt, das uns trennt.

Adieu zu den Kindern.
Auch das ist jetzt leicht.
Ich habe versucht, euch meine ganze Liebe zu geben.
Jetzt ist es an euch, dies zu leben.

Adieu zu den Freunden und allen,
mit denen ich arbeiten durfte.
Habt ihr gespürt, daß ich mich bemühte,
euch ein wenig von meinem Herzen zu geben?
Wenn es nicht so war, verzeiht mir.
Ich weiß, daß es manchmal hätte mehr sein können.

Adieu zur Sonne, zum Wind,
zu den Tieren, Pflanzen und Bäumen.
Ich liebte euch so sehr.
Habt Dank für alles, was ihr mir gegeben habt.
Für all die Ruhe, all die Stille, all die Kraft.

(Und wenn vieles nicht so war,
wenn ich die Erfüllung nicht gefunden habe
in diesem meinem Leben:
Ich weiß doch, daß alles seinen SINN hatte,
auch wenn mich gar manches schmerzt.
Ich durfte daran reifen und wachsen.
Dafür sage ich Dank.)

Ich nehme Abschied von meiner leiblichen Hülle.
Ich danke meinem Körper für alle Dienste,
die er mir getan hat und dafür,
daß ich mich in ihm verwirklichen konnte.
Sanft bette ich ihn in die stille Mutter Erde
und bitte sie,
diesen meinen Körper anzunehmen
und umzuwandeln
in meine letzte Gabe an alles Leben . . .

Jetzt bin ich bereit zu gehen.
Alles habe ich gelassen, auf leichte, nicht schmerzende Weise:
Die Lieben, die Freunde,
die Sonne, die Tiere, die Pflanzen,
den Besitz und den Körper.
Bruder Tod, du stiller, sanfter,
ich vertraue dir Seele und Geist an.
Nimm sie in das große Licht.
Geleite sie zu dem EINEN,
das ich erahne, ersehne.
Hin zu dem großen Licht der Unendlichkeit . . .

9. Geborgenheit (Lichtgestalt)

Nach der Entspannungsübung im Liegen (S. 191) oder Sitzen (S. 192) zu üben.

Ich lasse nun vor meinem geistigen Auge, ungefähr zwei Meter von mir entfernt, etwas erhöht, langsam

eine Lichtgestalt

entstehen. Eine Gestalt, die aus einer anderen, jenseitigen Welt zu kommen scheint. Ich nenne diese Gestalt meinen Geisthelfer, doch kann sie jeder nennen, wie er möchte (Schutzgeist, Schutzengel, Heilungsgeist, geistiges Wesen, geistiger Helfer oder wie auch immer) oder ihr auch einen wirklichen Namen geben. Für mich ist nur wichtig, daß ich unerschütterlich fest, ohne den Schatten eines Zweifels, daran glaube, daß ich stets von diesem unsichtbaren Helfer umgeben bin, auch wenn ich ihn im alltäglichen Leben vielleicht nicht sehen kann. Er ist immer bereit, mir zu helfen, mich zu leiten und zu führen.

Ich vertraue mich nun meinem Geisthelfer voll und ganz an. Ich schildere ihm meine Not. Und ich bitte ihn dann demütig und inständig, mir seine Hilfe zu gewähren. So wie ein Kind seine Mutter um Hilfe bittet, so bitte ich meinen Geisthelfer um seinen Beistand – immer wieder.

Vor meinem geistigen Auge sehe ich nun, wie mein Geisthelfer sich ganz langsam mir nähert und sich zu mir herunterbeugt. Ich bin ganz und gar geöffnet für ihn. Eine tiefe Sehnsucht nach dieser anderen wahren Welt, die er verkörpert, steigt in mir hoch. Wenn mein Geisthelfer sich zu mir herunterbeugt, spüre ich sein Wohlwollen, sein Mitgefühl und seine grenzenlose Liebe zu mir.

Ich spüre, wie mein Geisthelfer seine Hände auf die Stelle meines Körpers legt, wo ich am meisten der Hilfe bedarf (auf die Krebsgeschwulst – auf die Stelle, wo ich Schmerzen habe – auf die Operationsnarbe – auf die Wunde – auf den Bruch – bei seelischen Nöten auf den Solarplexus oder auf die Stirn).

Voller Glück nehme ich wahr, wie in demselben Moment, in dem mein Geisthelfer diese Stelle berührt, ein mächtiger Strom von heilender Energie aus seinen Händen in meinen Körper fließt. Ich spüre, wie diese Energie zunächst an der betroffenen Stelle verbleibt und sich dann strahlenförmig von dort ausbreitet, in meinen ganzen Körper hinein.

Ein wunderbarer heller, heilender Strom flutet ganz durch mich hindurch. Alle meine Zellen baden gleichsam in diesem Heilstrom. Sie saugen ihn förmlich in sich auf. Und mein Herz und mein Gemüt nehmen diesen Strom ebenfalls in sich auf. Ich werde ganz ruhig, sanft, harmonisch, und zugleich fühle ich mich voller Kraft und Energie.

Nun spüre ich, wie mein Geisthelfer seine Hände etwas von meinem physischen Körper nimmt und sie über ihn hält, ohne daß der Heilstrom abbricht. Ja, ich spüre, daß der Strom eher noch stärker wird. Wie Lichtbündel fließt die heilende, stark leuchtende Lebenskraft aus den Händen meines Geisthelfers in meinen physischen Körper, in Seele und Geist. Sie trägt einen unaufhörlichen Strom von

RUHE, FRIEDEN, HARMONIE und grenzenloser LIEBE

in sich, der aus diesen strahlenden Händen in mich hineinflutet. Ich gebe mich diesem Strom völlig hin. Ich tauche hinein in dieses Grenzenlose, Unsagbare wie in einen tiefen Ozean. Ich erfahre das absolute Sein.

Nach einer Weile tauche ich aus diesem Ozean wieder empor und danke meinem geistigen Helfer aus ganzem Herzen. Dann sehe ich vor meinem inneren Auge, wie sich seine Lichtgestalt sehr langsam, behutsam von mir entfernt. Ich bleibe zurück, dankbar und voll des tiefen Wissens, daß ein unsichtbares geistiges Band uns ständig miteinander verbindet. Und ich weiß, daß ich meinen geistigen Helfer überall, zu jeder Zeit, an jedem Ort um Hilfe und Führung bitten kann.

Ich ruhe in Dankbarkeit und Freude so lange, wie ich es mag.

Von guten Mächten wunderbar geborgen
erwarten wir getrost, was kommen mag.
(Dietrich Bonhoeffer)

10. Geistige Hilfen beim Einnehmen von Medikamenten

Jeder Mensch wird irgendwann in seinem Leben Medikamente zu sich nehmen müssen, um den inneren Arzt zu unterstützen. Es wäre heute sinnlos und nicht zu verantworten, grundsätzlich Medikamente chemischer Art abzulehnen. Doch möchten wir jedem Kranken empfehlen, sich sehr zu überlegen, welche Medikamente er einnimmt, zu was er ja sagen möchte. Je bewußter jemand lebt, um so bewußter wird er auch in diesem Punkt sein. Fast jede Krankheit läßt sich heute auch mit sanfteren biologischen, homöopathischen Mitteln angehen, bei denen die Nebenwirkungen vielfach leichter ausgeschaltet werden können als bei chemischen Mitteln (oder erst gar nicht vorhanden sind).

Was immer Sie jedoch einnehmen, das wichtigste ist sicher Ihre Einstellung zu dem Medikament. Wenn Sie sich z. B. dreimal am

Tag beim Einnehmen Ihrer Medizin sagen, wie giftig doch dieses Mittel ist, so ist es wohl kein Wunder, wenn es sich entsprechend auswirkt. Deshalb einige Gedanken und kleine Übungen, die helfen, sich dem Medikament gegenüber positiv einzustellen.

- Wann immer Sie etwas einnehmen, halten Sie die Tropfen oder Tabletten kurz in Ihrer Hand. Stellen Sie sich intensiv vor, daß die Energie, die in dem Medikament enthalten ist, wie ein Strahlenkranz aus weiß-schimmerndem Licht das Medikament umgibt. Sagen Sie sich, daß Sie sich diese Energie jetzt einverleiben und daß sie Ihnen hilft, gesund zu werden. Beim Schlucken stellen Sie sich vor, wie die weiß-schimmernde Energie in Ihren Körper hinabgleitet und dort hinfließt, wo sie gebraucht wird.
- Wenn Sie z. B. einen Kräutertee trinken oder ein Medikament aus Kräutern zu sich nehmen, dann nehmen Sie kurz geistigen Kontakt auf mit der »Urseele« der Pflanze. Stellen Sie sich vor, wie sie irgendwo in der Sonne steht, von ihr, von Erde und Regen ihre Kräfte aufnimmt und sie umwandelt in heilende Energie. Dann nehmen *Sie* diese heilende Energie in sich auf und sagen der Pflanze Dank dafür, daß sie sich und ihre Kraft für uns Menschen hingegeben hat.
- Wenn Sie ein Medikament für eine ganz bestimmte Krankheit einnehmen, dann sprechen Sie zuerst mit dem kranken Organ, mit den erkrankten Zellen. Sie könnten z. B. sagen: »Ich nehme jetzt gleich ein Medikament zu mir, das ganz und gar aus heilender Energie besteht. Ihr Zellen, bereitet euch schon darauf vor, gleich diese Energien aufzunehmen.« Während des Einnehmens stellen Sie sich dann ganz plastisch vor, wie die Zellen die heilende Essenz aufnehmen, sie aufsaugen und sie in Gesundheit umwandeln.
- Oft hilft es auch, das entsprechende Organ vor der Einnahme des Medikaments ganz zu entspannen. Sie könnten z. B. Ihre Aufmerksamkeit auf die kranke Stelle in Ihrem Körper lenken, dort sein und sich sagen: »Ich lasse mich in meinem Organ ganz los. Diese Stelle in meinem Körper ist ganz und gar locker und gelöst und bereit, heilende Energie aufzunehmen.« Dann erst nehmen Sie das Mittel ein und stellen sich vor, wie das entspannte Organ die gesundmachende Energie gleichsam in sich aufschlürft und umwandelt. Stellen Sie sich weiter vor, wie es ganz im Einklang mit der Natur ist.
- Gut ist es auch, sich nach dem Einnehmen eines Mittels vorzustel-

len, wie die kranke Stelle oder das kranke Organ sich in ein hellstrahlendes Licht verwandelt, das seine Strahlen in den ganzen übrigen Körper hineinschickt und sogar aus der Haut wie einen Strahlenkranz aussendet. Ganz aus Licht sein, strahlend hell, innen und außen.

SCHLUSSWORT

Am Ende dieses Buches sei Dank gesagt allen jenen – seien Sie »krank« oder »gesund« – , die nicht nur mit Worten, sondern in der Tat im Geist dieses Buches an sich arbeiten und dadurch die positiven, heilsamen Schwingungen und die aufbauenden geistigen Kräfte in dieser Welt stärken. Wer seinem ICH zu viel freien Lauf läßt, stört das Gleichgewicht der natürlichen Ordnung. Die Natur duldet aber keinerlei Störung ihres Gleichgewichts. Deshalb liegt die wahre Freiheit eines jeden Menschen in seiner nie endenden Bemühung, sich selbst freizumachen von den Fesseln seines kleinen ICH. Jeder, der an seinem ICH arbeitet und dadurch ein wenig friedvoller, harmonischer, freier wird, sorgt zu seinem kleinen Teil dafür, daß auch für den anderen Menschen und für die ganze Welt ein wenig mehr Frieden, Harmonie und Freiheit entsteht.

Wir leben alle auf dem gleichen Boden der »Mutter Erde« und über uns allen spannt sich das gleiche unermeßliche Gewölbe von »Vater Himmel«. Wir atmen alle die gleiche Luft. Kann es da für uns etwas Wichtigeres und zugleich Schöneres geben, als durch die Arbeit an uns selbst auch den anderen Menschen und dem großen Ganzen zu dienen und uns so im Sinn der großen Ordnung ein Stückchen Reifung und Vervollkommnung zu ver-dienen?

Die Verfasser dieses Buches geben Kurse nach den hier dargelegten Grundsätzen. Genaueres ist zu erfragen bei: Dr. A. und M.-L. Stangl, D-6121, Rothenberg (Odenwald).
Kassette »Hoffnung auf Heilung« mit verschiedenen Übungen im Sinne dieses Buches ist zu beziehen portofrei durch Einzahlung von DM 26,– incl. MWSt. auf Postgirokonto der Autoren Nürnberg 238744–858. Bitte gut leserliche Adresse.

ANMERKUNGEN

Hier nicht aufgeführte Titel finden Sie im anschließenden Literaturverzeichnis.

1. Seeger S. 50
2. z. B. van Aaken S. 96 und an anderen Stellen, ferner eine Reihe von Krebsautoritäten in vielen Vorträgen und Veröffentlichungen.
3. Laut Bericht in der WELT von 23. 9. 1982
4. Popp, s. Lit.-Verz.
5. Seeger, s. Lit.-Verz.
6. Oberbach, s. Lit.-Verz.
7. van Aaken, s. Lit.-Verz.
8. Seeger S. 53
9. Simonton S. 62 ff.
10. Zitiert nach Simonton S. 84–86
11. Simonton S. 98
12. Laut Times vom 21. 4. 1983
13. Beck S. 58 ff.
14. Laut FAZ vom 27. 4. 1983
15. Bachmann S. 228/229
16. Le Shan S. 32/35
17. Beck S. 101/102
18. Simonton S. 86
19. Simonton S. 63–67
20. Laut FAZ vom 27. 4. 1983 in der Beilage »Natur und Wissenschaft«
21. van Aaken S. 33 und 86
22. Simonton S. 67
23. Le Shan S. 42
24. Der Inhalt dieses und der folgenden Absätze wird (abgesehen von den systematischen Beobachtungen der Autoren) in vielen Kongreßreferaten und Veröffentlichungen einschlägiger Forscher bestätigt, im besonderen Le Shan S. 41/42, Simonton (mehrere Kapitel), Grossarth-Maticek (Lit.-Verz.), über dessen und anderer aufschlußreiche Forschungen in konzentrierter Form Bachmann besonders auf S. 239–242 und an anderer Stelle berichtet.
25. Bachmann S. 245/246
26. z. B. Le Shan S. 17/18
27. Le Shan S. 41
28. Grossarth-Maticek, s. Lit.-Verz.
29. Le Shan S. 57–78, besonders S. 71
30. Le Shan S. 70/71
31. Le Shan S. 77/78
32. Le Shan S. 42–45
33. Simonton S. 77/78
34. Bachmann S. 242/243
35. Le Shan S. 81–93
36. Le Shan S. 83
37. Evans, s. Lit.-Verz. und Simonton S. 81/82
38. Wilhelm Reich »Der Krebs« s. Lit.-Verz.
39. van Aaken S. 34
40. Anton Stangl »Heilen aus geistiger Kraft« S. 37–78, s. Lit.-Verz.

41. Anton Stangl »Die Sprache des Körpers – Menschenkenntnis für Alltag und Beruf«, s. Lit.-Verz. Hier hat der Verfasser im dritten, ganz auf die Praxis abgestellten Teil neben den anderen wesentlichen »Grundeigenschaften« auch die Vitalkraft aufgeführt mit sämtlichen für sie bedeutungsvollen Ausdrucksmerkmalen oder Körpersignalen.
42. Im ersten Teil des Buches »Lebenskraft« mit einer wichtigen Ergänzung zur ausdruckspsychologischen Seite im einleitenden Teil des Buches »Die Sprache des Körpers« S. 31–36.
43. Sie ist dem soeben letztgenannten Buch entnommen.
44. Laut Prof. Peter Sitte, Zellbiologe aus Freiburg, in einem Vortrag in Heidelberg gemäß Rhein-Neckar-Zeitung v. 9. 6. 1983.
45. In seiner Schrift »Vom Wesen des Rhythmus«, s. Lit.-Verz.
46. Wilhelm Reich »Der Krebs« S. 402
47. Bachmann S. 62/63
48. Le Shan 65/66
49. S. 32/33 bzw. im Taschenbuch S. 26/27
50. Beck S. 121 im größeren Rahmen des Kapitels S. 111 ff.
51. Le Shan S. 104–109
52. Anton Stangl »Heilen aus geistiger Kraft«, s. Lit.-Verz.
53. Im zweiten Buchteil
54. Simontons S. 43/44
55. Ludwig Klages »Die Grundlage der Charakterkunde«, 7. Kapitel
56. In ihrem Nachwort zu Beck, S. 162
57. Simontons S. 119
58. Laut FAZ vom 28. 7. 1983
59. Simontons S. 125
60. Beck S. 11
61. Laut FAZ vom 27. 4. 1983
62. Wie Anm. 61
63. Beck S. 72/73
64. Beck S. 49
65. Wie Anm. 61
66. von Weizsäcker, s. Lit.-Verz.
67. Laut verschiedenen Berichten auf dem 7. Weltkongreß für psychosomatische Medizin im Juli 1983 in Hamburg gemäß FAZ v. 20. 7. 1983
68. Simonton S. 115
69. Siehe Lit.-Verz. und Simonton S. 70/71
70. Zum Beispiel ist in der Schrift Friedrich Weinrebs »Vom Sinn des Erkrankens« dieser Gedanke treffend herausgearbeitet.
71. Simontons S. 71 – In »Psychologie heute« Nr. 7/1983 ist ein sehr bemerkenswerter diesbezüglicher Beitrag »Psychoschutz gegen Krankheit – Das Geheimnis des Immunsystems« von Alan Anderson, in dem u. a. über das Forschungsteam Marvin Steins vom Mount Sinai Center berichtet wird. Alle berichteten Forschungsergebnisse bestätigen im Detail (das hier zu weit führen würde) die Ausführungen dieses Buches.
72. van Aaken S. 97
73. Seeger S. 71–73 und Le Shan S. 93 ff.

74. Bachmann S. 228
75. Zitat aus einem Kongreßbericht der »Ärztlichen Praxis« vom 24. 8. 1982 laut Rhein-Neckar-Zeitung vom 8. 2. 1983 anläßlich eines Berichts über die Gründung der »Gesellschaft für biologische Krebsabwehr« in Heidelberg.
76. Bachmann S. 57/58
77. In dem eben erwähnten Gründungsbericht, Anm. 75.
78. In der ärztlichen Zeitschrift »Erfahrungsheilkunde« Nr. 5/1982 in dem Beitrag »Gegenwärtiger Stand der Zelltherapie«.
79a. Bachmann S. 165
79b. FAZ 24. 2. 1984
80. Laut FAZ v. 9. 6. 1982 in dem Beitrag »Mehr Krebs durch Streß? – Psychische Faktoren beeinflussen Immunreaktion«.
81. van Aaken S. 10/11, 33/34 und an anderen Stellen, sowie in vielen Veröffentlichungen namhafter Fachmediziner aufgewiesen.
82. Laut FAZ vom 8. 12. 1982
83. In dem Buch von Anton Stangl »Führen muß man können – Die psychologischen Probleme der Menschenführung« (im besonderen S. 60 – 66), das zugleich ein in der Praxis bewährter Helfer für die Problematik der Erziehung und Menschenbeeinflussung überhaupt ist.
84. »Die Funktion des Organismus« S. 226/227, Köln, 5. Aufl. 1971
85. Genaueres darüber in »Heilen aus geistiger Kraft« von Anton Stangl, wo diesem wesentlichen Punkt ein eigenes Kapitel gewidmet ist.
86. Friedrich von Schiller »Wallensteins Tod«, 3. Akt
87. Cousins S. 167 und S. 89
88. Cousins S. 143
89. Cousins S. 71/72
90. Cousins S. 57/58
91. Cousins S. 47, S. 51
92. Bachmann S. 264
93. Laut Bericht »Macht Arbeitslosigkeit krank?« in FAZ v. 29. 7. 1983
94. Le Shan S. 94/95
95. In seinem Buch »Streß beherrscht unser Leben«, Düsseldorf 1957
96. Cousins S. 153
97. »Deutsches Ärzteblatt« vom 10. 1. 1980
98. Bachmann S. 290
99. Siehe vorne S. 52 ff. – Genaueres dazu im Grundsätzlichen und in der praktischen Lebensbedeutung im 1. Buchteil eines der Bücher s. Anm. 42.
100. Le Shan S. 155 – 157
101. Nachzulesen bei Simonton S. 63/64
102. Siehe Lit.-Verz.
103. Beitrag (2. Kap.) im Buch von Elisabeth Kübler-Ross »Verstehen, was Sterbende sagen wollen«, s. Lit.-Verz.
104. S. Lit.-Verz.
105. Die Verfasser dieses Buches werden, nachdem sie schon seit Jahren in ihren Kursen immer wieder mit Spontanzeichnungen von Teilnehmern arbeiten, spezielle Kurse zur Anleitung interessierter und erfahrener Seminarteilnehmer abhalten.
106. So auch von Le Shan S. 144
107. Siehe das Buch A. Stangl »Heilen aus geistiger Kraft«.

108. In seinem Buch »Krankheit als Selbstheilung«, s. Lit.-Verz.
109. In ihrem Buch »Wieder gesund werden« S. 249–251.
110. S. 259–260
111. »Lebenskraft«, besonders im 3. und 4. Buchteil sowie auf den letzten Buchseiten
112. Wie vorige Anm. 111, 2. Buchteil »Die Einheit von Leib und Seele«, 3. und 4. Kap.
113. Wie Anm. 55, 8 bzw. 7. Kap.; letzteres auch nachzulesen an der eben bezeichneten Stelle (Anm. 112)
114. Simonton S. 133
115. In dem Buch s. Anm. 107
116. Seite 116
117. Rhein-Neckar-Zeitung 8. 2. 1983
118. FAZ 11. 8. 1982
119. Rhein-Neckar-Zeitung 18. 4. 1983
120. Le Shan S. 180
121. Entnommen dem Buch von Elisabeth Kübler-Ross (Herausgeberin) »Reif werden zum Tode«, S. 227, s. Lit.-Verz.
122. van Aaken S. 11
123. van Aaken S. 88/89
124. Simonton S. 136, 277–285
125. Bachmann S. 147–150
126. Seeger S. 56
127. Cousins, hier besonders S. 38 ff.
128. Bachmann S. 295
129. z. B. das Standardwerk von Prof. Werner Zabel, s. Lit.-Verz.
130. Genaueres bei Bachmann, insbesondere S. 82 und s. 143–156
131. Gemäß Prof. Warning in »Reform-Rundschau« 11/1983
132. Genaueres bei Bachmann S. 152/53
133. Simonton S. 53 und S. 286
134. FAZ 30. 6. 1982
135. van Aaken S. 89
136. Seeger S. 16, 22, 23
137. Laut FAZ v. 30. 6. 1982
138. Genaueres darüber in dem aufrüttelnden Buch von Bachmann, s. Lit.-Verz.
139. Gesellschaft für biologische Krebsabwehr e. V., Postfach 102549, 6900 Heidelberg
140. Laut Biovita Nr. 1/1983
141. s. auch Bachmann S. 159/160, im besonderen S. 170–176
142. Seeger S. 56–70
143. Seeger S. 38–40
144. An der angegebenen Stelle, s. Anm. 140
145. Reinhard Schneider, Ing.-Büro, Postfach 314, 6980 Wertheim/Main oder Dr. med. Ernst Hartmann, Adolf-Knecht-Str. 25, 6930 Eberbach/Neckar

LITERATURVERZEICHNIS

(Für die besonders interessierten Leser wird auf das ausführliche Literaturverzeichnis im Buch von Stangl »Lebenskraft« hingewiesen. Die im folgenden angegebenen Werke sind im wesentlichen nur Ergänzungen dazu hinsichtlich des besonderen Themas des vorliegenden Buches.)

van Aaken, Ernst: Ist das Krebsproblem nicht schon längst gelöst? Düsseldorf 1982.

Aronson, Elliot, Pines, Ayala M. und Kafry, Ditsa: Ausgebrannt. Vom Überfluß zur Selbstentfaltung. Stuttgart 1983.

Bach, Susan R.: Spontane Malen schwererkrankter Patienten. Ein Beitrag zur psychosomatischen Medizin. Basel 1966.

Bachmann, Christian: Die Krebsmafia, Intrigen und Millionengeschäfte mit einer Krankheit, 2. Aufl.. Monaco 1981.

Beck, Dieter: Krankheit als Selbstheilung. Wie körperliche Krankheiten ein Versuch zu seelischer Heilung sein können. Frankfurt/Main 1981.

Boros, Ladislaus: Phasen des Lebens. Wie der Mensch sein Dasein erfüllt. München 1971.

Cousins, Normann: Der Arzt in uns selbst. Anatomie einer Krankheit aus der Sicht des Betroffenen, die Geschichte einer erstaunlichen Heilung gegen alle düsteren Prognosen. Reinbeck 1981.

Dethlefsen, Thorwald und Dahlke, Rüdiger: Krankheit als Weg. Deutung und Be-deutung der Krankheitsbilder. München 1983.

Evans, Elida: A psychological study of cancer. New York 1926.

Groddeck, Georg: Krankheit als Symbol. Schriften zur Psychosomatik. Frankfurt/Main 1983.

Haas, Gisela: Ich bin ja so allein. Kranke Kinder zeichnen und sprechen über ihre Ängste, Ravensburg 1981.

Hampe, Johann Christoph: Sterben ist doch ganz anders. Erfahrungen mit dem eigenen Tod. 7. Aufl, Stuttgart 1977

Klages, Ludwig: Die Grundlagen der Charakterkunde. 7. und 8. Aufl., Leipzig 1936.

– : Vom Wesen des Rhythmus. Zürich 1944.

Kübler-Ross, Elisabeth: Interviews mit Sterbenden. Stuttgart 1977.

– : Was können wir noch tun? Antworten auf Fragen nach Sterben und Tod. Stuttgart 1977.

– : Verstehen, was Sterbende sagen wollen. Einführungen in ihre symbolische Sprache. Stuttgart 1981.

– : (Herausgeberin): Reif werden zum Tode. Stuttgart 1975.

Kurtz, Ron und Prestera, Hector: Botschaften des Körpers. Bodyreading: ein illustrierter Leitfaden. München 1979.

Le Shan, Lawrence: Psychotherapie gegen den Krebs. Über die Bedeutung emotionaler Faktoren bei der Entstehung und Heilung von Krebs. Stuttgart 1982.

Moody, Raymond A.: Leben nach dem Tod. Die Erforschung einer unerklärlichen Erfahrung. Reinbek 1977.

– : Nachgedanken über das Leben nach dem Tod. Reinbek 1978.

Oberbach, Josef: Feuer des Lebens, Grünwald 1980.

Popp, Fritz A. und Strauß, Volkward E.: So könnte Krebs entstehen. Biophysikalische Zellforschung – Hoffnunf für Millionen? Stuttgart 1977.
Reich, Wilhelm: Der Krebs. Die Entdeckung des Orgons. Köln 1974.
– : Die Funktion des Organismus. 5. Aufl., Köln 1971.
Riemann, Fritz: Grundformen der Angst. Eine tiefenpsychologische Studie. München 1961.
Samuels, Mike und Bennet, Hal: Das Körperbuch. Berlin 1978.
Sartory, Thomas und Gertrude und Cassian, Johann: Aufstieg der Seele. Freiburg 1981.
Seeger, Paul Gerhardt: Leitfaden für Krebsleidende und die es nicht werden wollen. Düsseldorf 1982.
Selye, Hans: Streß beherrscht unser Leben. Düsseldorf 1957.
Simonton, O. Carl, Matthews-Simonton, Stephanie und Creighton, James: Wieder gesund werden. Eine Anleitung zur Aktivierung der Selbstheilungskräfte für Krebspatienten und ihre Angehörigen. Reinbek 1982.
Spiegel, Yorick: Der Prozeß des Trauerns. Analyse und Beratung. 4. Aufl., München 1981.
Stangl, Anton und Marie-Luise: Lebenskraft, Selbstverwirklichung durch Eutonie und Zen. Düsseldorf 1974.
Stangl, Anton: Heilen aus geistiger Kraft. Düsseldorf 1980.
– : Die Sprache des Körpers. Menschenkenntnis für Alltag und Beruf. Düsseldorf 1977, als Taschenbuch – Knaur. München 3. Aufl. 1983.
– : Führen muß man können. Die psychologischen Probleme der Menschenführung. Düsseldorf 1979.
Stangl, Marie-Luise: Jede Minute sinnvoll leben. Vertrauen zu sich selbst gewinnen. Düsseldorf 3. Aufl. 1983.
– : Die Welt der Chakren. Düsseldorf 1984.
Tausch, Anne-Marie: Gespräche gegen die Angst. Krankheit – ein Weg zum Leben. Reinbek 1981.
Tausch, Reinhard und Anne-Marie: Wege zu uns. Menschen suchen sich selbst zu verstehen und anderen offener zu begegnen. Reinbek 1983.
Weinreb, Friedrich: Vom Sinn des Erkrankens. Gesundsein und Krankwerden. Bern 1979.
von Weizäcker, Victor: Körpergeschehen und Neurose. Stuttgart 1947.
– : Klinische Vorstellungen. Stuttgart 1943.
Zabel, Werner: Die innere Krebstherapie und die Ernährung des Krebskranken. Bad Homburg 1975.

Stephan Lermer

Immunkraft

Der mentale Weg zur Stärkung unserer Gesundheit

360 Seiten, gebunden, mit Schutzumschlag

Unser Immunsystem ist lernfähig und nicht allein von Außenfaktoren wie Umweltübeln, Streßauslösern und Viren abhängig. Was zählt, ist unsere innere Einstellung, unser mentales Rüstzeug. Stephan Lermer zeigt, wie man liebevoll konsequent mit seinen Abwehrkräften umgeht, sie also weder unterjocht noch überfordert. »Hier muß der Kranke selbst das Mittel finden« (Shakespeare, Macbeth). Lermer intregiert die neuesten Forschungserkenntnisse mit seiner Erfahrung als Therapeut. Mit Humor und großer Anschaulichkeit schärft er unsere Wahrnehmung für konkrete Richtlinien: Was schadet? Was hilft? Und vor allem: *wie?*
Die richtige Lebensweise kann bei Immunerkrankungen wie Virusinfektionen, Allergien, Rheuma, multipler Sklerose, Krebs und Aids zu merklichen Linderungen oder auch Heilungen führen. Sie bedeutet Schutz und Vorbeugung für Gesunde, und dies wird immer wichtiger: Warnende Stimmen aus Expertenkreisen gehen dahin, daß die Krankheitsabwehr unserer Bevölkerung bereits kollektiv geschwächt ist.
Wir sind für unsere Zukunft selbst verantwortlich. Neben Ernährung und Bewegung liegt unser natürliches Selbsthilfepotential in den drei Seelenkräften *Zuversicht, Gelassenheit und Heiterkeit.* Ein bewußteres Leben und damit mehr Lebensfreude ist gleichbedeutend mit besserer Immunkraft.

François-Albert Viallet
Einladung zum Zen
196 Seiten, broschiert

Dieses Buch ermöglicht einen unmittelbaren Zugang zum Zen. Die Zen-Meditationstechnik, die aus dem Buddhismus stammt, hat vor allem in den letzten Jahren eine immer größere Verbreitung auch in der westlichen Welt gefunden. Das Buch beantwortet die Fragen: Wie übt man Zen? Welche Möglichkeiten bietet Zen dem modernen Menschen des Westens? Es handelt sich um eine einfache und direkte Einführung in die »Werkstatt« des Zen, lebendig und informativ geschrieben.

François-Albert Viallet
Zen – Weg zum Andern
164 Seiten, broschiert

Konkrete Berichte über das Leben mit Zen, persönliche Bekenntnisse und die Interpretation alter und neuer Texte zeigen das Grundsätzliche einer neuen und zugleich uralten Erkenntnis- und Meditationsmethode. Dieses Buch gibt eine Antwort, eine erlebte Antwort, auf die Frage, was Zen uns bedeuten kann im Augenblick des Verlusts der Mitte, der Unsicherheit, der Suche nach einem inneren Ausweg.
Die belgische Zeitung »Le Soir« schrieb: »Es ist dies, soweit wir wissen, das klarste und einfachste Buch, der vollkommene Führer zum Zen für den Außenstehenden.«

Margot Scheufele-Osenberg

Atemschulung

Ein Weg zum seelischen und körperlichen Gleichgewicht

136 Seiten, broschiert

Atmen müssen wir alle. Atmen wir aber auch richtig? Wie können wir das Atmen üben? Mit zahlreichen praktischen Übungen wird in diesem Buch gezeigt, daß richtiges Atmen in engster Verbindung mit Geist und Seele gesehen werden muß und einen Weg zum seelischen und körperlichen Gleichgewicht darstellt.

Rammurti S. Mishra

Vollendung durch Yoga

Das grundlegende Lehrbuch des Raja-Yoga, der höchsten Form der Yoga-Praxis

240 Seiten, broschiert

Raja-Yoga, der »königliche Yoga«, ist die höchste Form des indischen Yoga. Dieses Buch ist ein Leitfaden für alle, die mit oder ohne Anleitung eines Yoga-Lehrers das Ziel des Raja-Yoga verwirklichen wollen: die Gesundung, Aktivierung und Höherentwicklung von Körper, Geist und Seele.

Gerhard Leibold

Isometrische Gymnastik

Zeitsparende Muskel- und Entspannungsübungen

128 Seiten, zahlreiche Abbildungen, broschiert

Isometrische Gymnastik ist ein einfaches Muskeltraining, das leicht erlernt und mit wenig Zeitaufwand ausgeführt werden kann. Es ist für Kinder, Erwachsene, alte und auch kranke Menschen gleichermaßen geeignet. Isometrische Übungen sind nicht aufwendig und können daher fast an jedem beliebigen Ort durchgeführt werden. Die Muskel- und Entspannungsübungen dienen unter anderem dem Abbau von Übergewicht, guter Körperhaltung und der Steigerung der Muskelkraft.

Gerhard Leibold

Heilerde

Wirkungen, Heilanzeigen und
richtige Anwendung

120 Seiten, zahlreiche Abbildungen, broschiert

Erde ist ein uraltes Heilmittel, das bei vielen Erkrankungen, wie Magen-, Darm-, Haut-, Knochen- und Muskelerkrankungen, wirksam Erleichterung verschafft und auch völlig heilen kann, wenn es, wie in diesem Buch beschrieben, richtig angewandt wird. Abgerundet wird der Ratgeber durch ein Verzeichnis fertiger Arzneimittel mit Heilerden für den Hausgebrauch.

ECON Taschenbuch Verlag
Postfach 30 03 21 · 4000 Düsseldorf 30

Hans Ewald

Akupressur für jeden

112 Seiten, zahlreiche Abbildungen, broschiert

Akupressur ist keine Geheimwissenschaft, sondern eine Methode, die für jeden zugänglich und anwendbar ist. Akupressur ist einfach, sicher und völlig schmerzfrei in der Anwendung, sie wirkt durch Fingerdruck von Daumen und Zeigefinger. Akupressur hilft bei Krankheiten, behebt Funktionsstörungen, beseitigt organische Folgen von Hetze, Angst und Überlastung, sie lindert Schmerzen und bringt die Nerven wieder ins Gleichgewicht. Dieses Buch bietet eine umfassende Einführung in die Technik der Akupressur.

Hans Ewald

Akupunktur für jeden

Eine Anleitung in Bildern

112 Seiten, zahlreiche Abbildungen, broschiert

Akupunktur ist eine einfache medizinische Methode, die jeder erlernen und anwenden kann und deren erstaunliche Heilerfolge keiner mehr anzweifelt. Anhand von rund 90 Abbildungen und Zeichnungen erläutert der Autor die Meridiane und Punkte des Körpers, die für die Akupunktur wesentlich sind. Innerhalb kurzer Zeit kann der Laie die Selbstbehandlung durch Akupunktur lernen und rasch herausfinden, bei welchen Erkrankungen Akupunktur wirksam ist.